Ravensburger Freizeit-Taschenbücher
Band 228

Victor S. Sussman

Die vegetarische Alternative

Otto Maier Verlag
Ravensburg

Originalverlag Rodale Press, Emmaus, USA
Die deutsche Erstausgabe erschien unter dem Titel »Die vegetarische Alternative«
im Hörnemann Verlag (ISBN 3-87384-462-1)

Übersetzung: Marianne Wischmeier

Umschlaggestaltung: Werner Fichtner, Stuttgart

Gesamtherstellung: Ebner Ulm
Printed in Germany

86 87 88 89 90 5 4 3 2 1

ISBN 3-473-43228-8

Inhalt

1 Einführung

Ich wurde Vegetarier wegen eines weißen Kaninchens. Es hieß Lora und war der verwöhnte Liebling der Erstkläßler, die meine Frau unterrichtete. An Wochenenden und in den Ferien konnte Lora jedoch nicht in der Schule bleiben. Deshalb wurde sie ein häufiger Gast in unserem Haus. Es kam soweit, daß Lora uns mehr bedeutete als den Schulkindern, die sich sowieso bald den Seeanemonen und Einsiedlerkrebsen zuwandten.

Viele Leute behaupten, daß Kaninchen dumm und unsauber seien und keine Persönlichkeit hätten. Aber Lora war mindestens so gescheit wie die meisten Hunde (und einige Menschen), die ich kenne. Sie hatte ausgeprägte Launen und Vorlieben und war so sauber wie eine Katze. Als sie sich endgültig bei uns häuslich niedergelassen hatte, lief sie frei in unserer Wohnung herum.

Wenn ich abends heimkam, empfing sie mich an der Tür und begrüßte mich durch lautes Klopfen mit einem Hinterfuß. Dann hoppelte sie herbei und schmiegte sich an meine Beine. Sie schlief normalerweise am Fußende unseres Bettes. Aber wir wachten oft auf und fanden sie schnarchend auf den Kissen über unseren Köpfen. Außerdem entwickelte sie eine Vorliebe für Plätzchen und riß einem knurrend die Schachtel aus der Hand, wenn man ihr nicht schnell genug eines gab.

Lora war anhänglich, starrköpfig und manchmal verdreht. Oft rannte und hüpfte sie aus purem Übermut im ganzen Haus herum. Wie kein anderes Tier vor oder nach ihr zeigte sie mir, daß es engstirnig ist, andere Lebewesen nach unseren eigenen beschränkten Maßstäben und Gewohnheiten zu beurteilen.

Lora war erst zwei Jahre alt, als sie während einer Mainacht in meinen Armen starb. Sie hatte einen Darmkatarrh gehabt, und meine Frau und ich hatten zwei Monate um ihre Gesundung gekämpft. Da sie nicht fressen konnte, hatten wir sie viermal täglich mit einer vom Tierarzt verschriebenen Nährstoffpaste zwangsernährt. Flüssgkeiten bekam sie mit einem Soßenlöffel. Lora erholte sich und schien einen Monat lang die alte zu sein. Dann wurde sie wieder krank und starb rasch.

Am Abend nach ihrem Tod setzten wir uns betrübt zu Tisch. Ich blickte auf das Stück Fleisch, das auf meinem Teller lag, und plötzlich sagte ich zu Betsy: »Ich glaube, ich kann das nicht essen.«

»Ich weiß, was Du meinst«, sagte sie und schob ihren eigenen Teller zur Seite, »mir ist schon das Kochen schwergefallen.«

Wir aßen an diesem Abend alles außer dem Fleisch, machten am nächsten Abend Nudeln mit Käse und begannen uns zu fragen, ob man ganz ohne Fleisch auskommen könnte.

Keiner von uns beiden hatte zuvor ernstlich daran gedacht, Vegetarier zu werden. Wir waren mit Fleisch und Kartoffeln groß geworden. Doch die Zeit mit Lora und ihr Tod hatten etwas in uns ausgelöst. Ich neige nicht zu übermäßiger Gefühlsduselei bei Tieren. Ich wußte, daß Lora »nur ein Kaninchen« war – so wie wir »nur Menschen« sind. Aber ich wußte auch, daß dieses zerbrechliche Geschöpf uns Freude bereitet hatte. Und es hatte uns zu tieferem Nachdenken über den Sinn und den Wert des Lebens, der Liebe und des Mitgefühls angeregt.

Weil Loras Leben uns so tief bewegt hatte, fanden wir es unpassend, nach ihrem Tod weiterhin Tiere zu essen. Trugen die anderen Tiere nicht die gleiche Lebendigkeit in sich, die wir an Lora so geliebt hatten? Diese Hemmung, Fleisch zu essen, und unsere bereits ausgeprägte Vorliebe für natürliche Lebensweise und naturbelassene Nahrungsmittel trieb uns zum Experimentieren mit fleischlosen Mahlzeiten.

Wir änderten unsere Ernährungsweise langsam und vorsichtig, denn wir waren uns bewußt, daß unsere neue Richtung hauptsächlich auf intuitiven, noch unklaren Regungen beruhte. Wir erkannten bald, daß unsere Kenntnisse über Ernährung sehr lückenhaft waren. Wir hingen noch weitgehend dem an, was Frances Moore Lappé »die große Steak-Religion Amerikas« nennt. Der Abfall von der gewohnten Ernährungsform fiel uns nicht leicht. Wir mußten die bedeutenden gesundheitlichen und wirtschaftlichen Vorteile einer vegetarischen oder fleischarmen Ernährung erst kennenlernen. Wir waren auch nicht gerade versessen darauf, uns Vegetarier zu nennen.

Die meisten denken, Vegetarier seien leicht verrückt. Es ist etwas anderes, wenn man seinen Freunden und engeren Angehörigen sagt, man schränke aus finanziellen Gründen den Fleischverbrauch ein oder der Arzt habe eine vernünftige Diät ohne Rindfleisch, Milchfett und Eier verordnet.

Das wird akzeptiert.

Man wird Ihnen sogar abnehmen, daß Sie keinen Fisch essen, weil Sie den Anblick seiner glasigen Augen verabscheuen. Aber beobachten Sie einmal, was geschieht, wenn Sie Ihrer Umwelt mitteilen, daß Sie *allem* Fleisch, Geflügel und Fisch abgeschworen haben, daß Sie keine Nahrung tierischen Ursprungs mehr essen, daß Sie beschlossen haben, *Vegetarier* zu werden.

Das Wort allein hört sich schon fremdartig und bedrohlich an. Seine abgehackten Konsonanten klingen nach Ideologie und Fanatismus. Auch wenn Sie es noch so milde aussprechen, tönt es schrill, wirkt wie eine erhobene Faust, warnt vor Ihnen, dem Ernährungsbolschewisten, der gleich den Eßtisch umstoßen und die Gäste mit ihren eigenen fettbespritzten Servietten erdrosseln wird. Werden Sie Vegetarier, und die Neugierigen werden Sie beim Mittagessen umringen. »Ja, was es-

sen Sie denn dann?« werden sie fragen. Sie werden in die hintersten Winkel Ihres Brotbeutels hineinschauen, seine Geheimnisse zu ergründen suchen und ihre Nasen rümpfen, als enthielte er frischen Kuhmist oder lebende Schlangen. »Was ist *das*?« werden sie fragen und sich tief über Ihr belegtes Brot beugen. »Schmeckt es gut?«
»Ja. Aber treten Sie sich die Schuhe ab, ehe Sie hineinspringen.«
Freunde und Bekannte werden peinlich genau fragen, was und wie Sie essen und warum Sie es tun. Sie werden sich um die Gesundheit Ihrer Kinder sorgen. Unbekannte werden Sie im Fahrstuhl oder auf Parties ansprechen, um Ihren Glauben zu prüfen:
»Ich habe gehört, Sie essen kein Fleisch.«
»Das stimmt.«
»Aber Sie tragen Lederschuhe.«
»Stimmt. Leder esse ich auch nicht.«
Was ist denn nun ein Vegetarier? Jeder stellt sich darunter etwas anderes vor.
Ein Vegetarier ist ein Kauz, ein ständiger Kunde im Reformhaus, ein Fanatiker, der Flugblätter verteilt wie *Schließt die Schlachthäuser* oder Ansteckplaketten trägt wie *Liebe die Tiere – iß sie nicht.*
Ein Vegetarier ist ein alter Mann mit ledriger Haut, der im Park Liegestützen macht und unaufhörlich erzählt, wie gesund er ist und wie seine Tante von Krebs geheilt wurde, weil sie Karottensaft trank.
Ein Vegetarier ist ein Freak des Wassermannzeitalters, dessen Credo lautet: »Weißt du, Vegetarismus ist die einzige Möglichkeit, mit dem eigenen Karma ins reine zu kommen.«
Ein Vegetarier ist ein gesundheitsbewußter und mitfühlender Mensch, der es ablehnt, beim unnötigen Töten unschuldiger Geschöpfe mitzumachen. Stimmt das alles?
Und trotz all dieser verrückten Vorurteile über den Vegetarismus gewinnt diese Bewegung schneller Anhänger als die glückseligsten Gurus mit ihren Heilsversprechen. Ob jung oder alt, reich oder arm, die Anziehungskraft des Vegetarismus durchbricht alle sozialen Schranken. Anhänger werden auf den verschiedensten Ebenen und durch vielerlei Argumente gewonnen: ethische, ökologische, wirtschaftliche, religiöse, gesundheitliche, ästhetische. Es ist erstaunlich. Eine Bewegung, die von den Massenmedien noch immmer als Novum behandelt wird, hat sich sichtlich Zugang zu einer Gesellschaft von Fleischessern verschafft. Sogar strohdumme Filmsternchen schwatzen davon, daß Vegetarismus *die* Ernährungsform von heute sei. Zukunftsforscher weisen mahnend darauf hin, daß es sich um eine Ernährungsweise zum Überleben handele. Konsumkritiker sprechen sich für den Vegetarismus als billige und nahrhafte Ernährungsmethode aus. Zeitungskolumnen überschütten uns mit fleischlosen Rezepten, damit wir die hohen Fleischpreise umgehen

können. Vegetarische Sportler werden aus der Versenkung geholt und enthüllen ihre Liebe zu Kräutern. Das Fernsehen zeigt Porträts von Persönlichkeiten, die vegetarisch leben. Konservative Ernährungswissenschaftler und medizinische Experten, die den Vegetarismus vielleicht vor Jahren noch als Spinnerei abtaten, deuten jetzt an, daß eine vernünftige fleischlose oder fleischarme Ernährung die Häufigkeit des Auftretens von Krebs, Herzkrankheiten, hohem Blutdruck und anderen Störungen herabsetzen könnte. (In der Bundesrepublik Deutschland ist es bis jetzt noch nicht zu derartigen Auswüchsen gekommen, aber die Entwicklung könnte ähnlich verlaufen.)

• Was essen Vegetarier wirklich?

Sie essen Fisch.
Sie essen keinen Fisch.
Sie essen Eier und trinken Milch.
Sie verwenden keinerlei tierische Produkte.
Sie leben von Vollkornreis und Kräutertee.
Sie essen nur rohes Gemüse.
Nichts davon trifft zu.

Was soll man also glauben? Eltern und Erzieher sind verwirrt und sorgen sich um junge Leute, die den Vegetarismus mit einem Eifer angenommen haben, den sie sonst nur bei Rocksängern und Skateboards zeigen. Ein Beispiel aus einem Brief: »Mein Sohn kam aus der Schule, und als er am Mittagstisch saß, warf er dem Braten einen verächtlichen Blick zu und verkündete, daß er Vegetarier geworden sei... Wir sagten dem Jungen, er solle mit den Albernheiten aufhören und sein Fleisch essen. Er antwortete, daß nur gefühllose Menschen mit groben Sinnen... Fleisch essen würden. Er wollte nur etwas Reis und Nüsse oder Bohnen. Gibt es eine Möglichkeit, seine Einstellung zu ändern?«

Ein Grund, weshalb ich dieses Buch schrieb, waren die vielen irregeleiteten Vegetarier, die ich als Lehrer am College kennenlernte. Während meiner Zeit als Lehrer traf ich scharenweise junge Leute, die entweder auf Fleisch verzichtet oder sich dies vorgenommen hatten. Die meisten stürzten sich in ihre Art Vegetarismus hinein und machten sich darüber weniger Gedanken als beim Kauf einer neuen Jeans. Die Ablehnung von Fleisch wurde bei ihnen meist durch Mitleid mit anderen Geschöpfen, ein oft verworrenes Interesse an asiatischen Geheimlehren oder den Wunsch, die Lebensweise des Establishments abzulegen, genährt. Ihre von diesen oder ähnlichen Ideen bestimmte Ernährungsweise war reich an gutem Willen, aber sichtlich arm an Nährstoffen: Sie gaben Speisen mit Fleisch, Milch, Käse und Eiern auf und ersetzten sie durch Erfrischungsgetränke, Süßigkeiten und wertlose Nahrungsmittel. Knabbereien und Pepsi Cola erschienen ihnen kulturell weniger bedrohlich als Hamburger und Pizza.

Ich begegnete vielen, mit denen man keine Reklame für den Vegetarismus machen konnte: fette oder hagere, blasse, schwache oder kränkliche Vegetarier. Ich sprach mit Eltern (meist waren es Kollegen), die fürchteten, ihre Kinder eines Tages auf der Intensivstation wiederzufinden. Und ich traf Dutzende von gescheiterten Vegetariern. Sie hatten Wochen, Monate oder Jahre hindurch das ausprobiert, was sie für vegetarische Ernährung hielten und sie schließlich aufgegeben, weil sie krank, schwach oder einfach ständig hungrig waren. Viele waren entmutigt, weil sie es nicht geschafft hatten, eine Ernährungsform anzunehmen, die von Persönlichkeiten wie da Vinci, Thoreau, Gandhi, Schweitzer und anderen als gut empfohlen worden ist. Ich traf viele, die aus innerer Überzeugung oder aus Verlangen nach besserer Gesundheit Vegetarier geworden waren, und dann wurden ihr Mitgefühl und ihr Interesse durch Krankheit und Abgespanntheit bestraft. Bestürzt stellten sie fest, daß man von Tugend und guten Absichten allein nicht leben kann.

Wie jede Ideologie, die von begeisterten Anhängern zu schnell aufgegriffen wird, leidet der Vegetarismus an lückenhafter Sachinformation. Allzuviele Vegetarier, angehende Vegetarier und ihre Kritiker haben sozusagen den Kopf voller Bohnen, weil sie irrtümlich meinen, bereits eine Dose Bohnen täglich könne das Fleisch ersetzen, und weil Märchen und irrige Meinungen über den Vegetarismus als Tatsachen weitererzählt werden.

Ist vegetarische Ernährung gut, schlecht, gesund, ungesund, stärkend, schwächend, billig oder gar notwendig? Macht fleischlose Ernährung dünn, dick, blutarm, lebensfroh, sexuell anziehend, impotent, sanftmütig oder aggressiv? Jeder hat eine andere Meinung. Es herrscht totale Verwirrung.

Immer mehr vegetarische Kochbücher kommen auf den Markt. Die Rezepte darin sind mal fade, mal großartig.

Doch die meisten Kochbücher zeigen nur, wie man Speisen zubereitet. Sie behandeln nicht das, was angehende Vegetarier wirklich wissen müssen:

- Was essen Vegetarier?
- Kann ein Vegetarier gut ernährt sein?
- Verändert vegetarische Ernährung Körper und Seele?
- Kann man Kinder und Jugendliche gefahrlos vegetarisch ernähren?
- Welches ist die ethische Grundlage der fleischlosen Ernährung?
- Wie soll man zu dieser Ernährungsweise übergehen, allmählich oder von einem Tag auf den anderen?

Dieses Buch soll die Grundlagen einer *vernünftigen* vegetarischen Ernährung aufzeigen. Es behandelt Fragen der Ernährungslehre, Gesundheit, Ethik und die Grundlagen der vegetarischen Küche. Es ist ein Leitfaden für alle, die einfach der in der westlichen Welt üblichen Verschwendung von Fleisch und tierischen Fetten den Rücken kehren wollen und nur gelegentlich Fleisch essen. Das Buch ist ebenso geeignet für potentielle Vegetarier, die überlegen, wie sie den Übergang zu einer fleischlosen Kost am besten bewältigen können, für verzweifelte Eltern, deren Kind die üblichen Speisen nicht essen will, und für bereits gefestigte Vegetarier, die gern wissen möchten, wie sie die ewigen Fragen anderer über ihre Ernährung und Weltanschauung richtig beantworten.

Was ist ein Vegetarier?

Mit diesem Wort hat man schon viel umschrieben, von Ernährungsfanatikern und Asketen bis hin zu den hungernden Völkern der Erde. Ich bin Menschen begegnet, die mir sagten, sie äßen Fisch, aber kein Fleisch. Andere essen Schwein und Huhn, aber kein Rindfleisch. Oder sie essen weder Fleisch noch Geflügel noch Fisch, nehmen jedoch Eier und Milch zu sich. Einige essen keinerlei Speisen tierischen Ursprungs, andere essen Fleisch gelegentlich oder bei geselligen Anlässen. Und jeder dieser Menschen hielt sich für einen Vegetarier.

Nun, entweder umfaßt das Wort Vegetarier alles, was irgend jemand damit ausdrücken will – dann bedeutet es gar nichts –, oder die exakte Wortbedeutung ist irgendwann in Vergessenheit geraten. *Websters drittes internationales Wörterbuch* definiert Vegetarier als »vegetable + arian«. Da das Anhängsel »-arian« (auf Deutsch »-arier«) im Englischen für einen Anhänger oder Befürworter einer Sache steht, wäre ein Vegetarier jemand, der sich für den Verzehr von Gemüse einsetzt. Danach wären Vegetarier so etwas Ähnliches wie Mitglieder einer Lobby. Weiterhin definiert Websters Wörterbuch Vegetarismus als »Theorie oder Praxis einer Ernährung ausschließlich auf der Grundlage von Gemüse, Obst, Getreide und Nüssen«. Beide Definitionen sind falsch. »Vegetarian« ist kein zusammengesetztes Wort aus »vegetable + arian«, sondern vielmehr ein Kunstwort, das von einer Gruppe von Menschen eingeführt wurde, um eine korrekte Bezeichnung für eine neue Sache zu schaffen. Geoffrey L. Rudd, der ehemalige Sekretär der Britischen Vegetarischen Gesellschaft, erklärt: »Die englischen Vegetarier hielten die beiden Ausdrücke ›Gemüsekost‹ und ›fleischlose Kost‹ für unzureichend und irreführend... deshalb schufen sie 1842 das Wort *vegetarian.*« (Die gleichen Leute gründeten 1847 die nach wie vor einflußreiche Britische Vegetarische Gesellschaft.)

»Vegetarian« wurde nicht aus *vegetable* (Gemüse) gebildet, obwohl die beiden Wörter eine gemeinsame sprachliche Wurzel haben. Das Wort *vegetable* ist ein Lehnwort aus dem Mittel-Lateinischen, das im Mittelalter ins Englische übernommen wurde. Das lateinische *vegetabilis* heißt wachstumsfähig (wie die Pflanzen), und *vegetare* heißt wachsen. Das Wort »vegetarian« kommt jedoch vom lateinischen *vegetus,* das »ganz, gesund, frisch oder lebendig« bedeutet, zum Beispiel in dem alten lateinischen Ausdruck *homo vegetus* – ein körperlich und geistig starker Mensch. Die englischen Vegetarier wollten also etwas über die philosophische und moralische Seite der von ihnen angestrebten Lebensweise aussagen. Sie setzten sich nicht etwa einfach für Gemüse auf dem Speisezettel ein.

2

Vegetus, Vegetabilis, Vegetarier

Die Britische Vegetarische Gesellschaft legt Wert auf die Feststellung, daß die Bedeutung von »vegetarian« nicht von den *Meinungen* der Leute abhängt, sondern vom ursprünglichen Inhalt. Die Schöpfer des Wortes definieren einen Vegetarier folgendermaßen: »Er verzichtet auf Fleisch, Fisch und Geflügel und kann nach Belieben Milch, Eier und Käse zu sich nehmen.«

Ein Vegetarier, der Milch verwendet, wird Lakto-Vegetarier oder Laktarier genannt. Wer sowohl Milch als auch Eier verwendet, wird als Lakto-ovo-Vegetarier oder Laktovarier bezeichnet. Ißt ein Vegetarier keinerlei Speisen tierischen Ursprungs, so bezeichnet man ihn als Vegan, bzw. als reinen oder totalen Vegetarier.

Wer also den Vegetarier für einen Gemüseesser mit einem eintönigen Speisezettel aus Gemüse und Obst hält, irrt sich nicht nur, sondern geht auch am Wesentlichen vorbei. Leider begeht die nicht-vegetarische Öffentlichkeit sehr oft diesen Fehler. Sogar auf anderen Gebieten beschlagene Ärzte, Ernährungswissenschaftler und Lexikonredakteure tun dies. Und da Gemüse fast immer als Beilage zu einem Hauptgericht aus Fleisch, Geflügel oder Fisch gilt, wird jeder Mensch, der anscheinend von Gemüse und anderen Pflanzenprodukten (mit oder ohne Eier und Milch) lebt, schnell als Kauz, Sonderling oder Fanatiker abgetan.

Natürlich hat der Vegetarismus wie jede Lebensform seine Verrückten und Fanatiker. Sie lassen sich leicht karikieren, deshalb werden sie von den Medien üblicherweise als Vertreter einer skurrilen Subkultur dargestellt. Doch während die asketischen oder auffälligen Vegetarier von den Medien beachtet werden, bleibt die Gruppe der gemäßigten Vegetarier weitgehend unbekannt. Diese Gruppe ist gesundheitsbewußter als die allgemeine Öffentlichkeit und beschäftigt sich mehr mit richtiger Ernährung und vollwertigen Nahrungsmitteln. Der Vegetarismus ist für sie weniger eine selbstsüchtige Marotte als ein freiwillig gewählter Lebensstil. Sie beziehen ihre Nahrung aus vielerlei Quellen, genießen ihre Mahlzeiten und wundern sich ständig, warum die Öffentlichkeit sie für Büßer hält.

Es ist nichts Verrücktes dabei, wenn jemand überzeugt ist, daß der Mensch von den untersten Gliedern der Nahrungskette und mit höchsten ethischen Werten gesund leben kann. Wenn man nach der eigentlichen Bedeutung geht – nicht nach den vagen Vorstellungen der öffentlichen Meinung –, dann ist Vegetarismus keineswegs eine beschränkte und krankhafte Lebensweise. Wir wollen einmal untersuchen, aus welchen Gründen Menschen Vegetarier werden.

Ethik und Moral

Die ethische Ablehnung des Fleischverzehrs ist wahrscheinlich die älte-

ste Form des Vegetarismus. Empfindsame Menschen haben schon seit Jahrhunderten über das moralische Problem des Tötens anderer Geschöpfe nachgedacht. »Warum soll man Tiere töten, um sie zu essen?« fragen sie und verweisen auf die Fülle anderer Nahrungsmittel, die uns zur Verfügung steht. Diese ethische Einstellung kann religiös begründet sein wie im Hinduismus, Dschainismus und Buddhismus. Die meisten ethischen Vegetarier sind jedoch gegen jede unnötige Zerstörung von Leben, gleichgültig ob sie religiös gebunden sind oder nicht.
Zahlreiche religiöse Bewegungen praktizieren den Verzicht auf Fleisch, dennoch ist der Vegetarismus *als solcher* eine diesseitige Idee. Man geht davon aus, daß die Tiere wie die Menschen Mitgefühl und Achtung verdienen. Das Gerede über den gesundheitlichen Wert oder den Nährstoffgehalt des Fleisches interessiert die ethischen Vegetarier überhaupt nicht. Sie essen einfach keine Tiere (die Vegans essen außerdem keine tierischen Produkte), gleichgültig auf welche Weise die Tiere gehalten, gefüttert oder getötet wurden.
Wer aus humanitären Gründen zum Vegetarier wird, hält die ethische Ablehnung des Tötens anderer Geschöpfe für den Kernpunkt des Vegetarismus. Das Mitgefühl mit dem Lebendigen ist unabhängig vom Fleischpreis, von den Herstellungsmethoden und vom gesundheitlichen Wert des Fleisches, das auf den Markt kommt.

Ästhetische Gründe

George Bernard Shaw war ein ästhetisch orientierter Vegetarier, obwohl auch gesundheitliche und wirtschaftliche Argumente ihn beeinflußten. Shaw empörte sich nicht besonders gegen das Töten von Tieren und Menschen aus verschiedenen Gründen, doch für ihn war Schluß, wenn es um das »Essen von Leichen« ging.
Wie Shaw werden einige Menschen Vegetarier, weil der Gedanke, die Körper anderer Geschöpfe zu essen, ihnen Unbehagen bereitet. Vegetarier aus ästhetischen Gründen weisen darauf hin, daß eine Schale mit Früchten von Natur aus erfreulich für das Auge sei und den Mund wässrig mache, während der Geruch und Anblick toter Tiere den meisten Menschen zuwider sei. Frische Gemüse und Früchte haben keine Verschönerung nötig, während der Kadaver einer Kuh oder eines Schweines der geschickten Hand des Fleischers bedarf, um sein wahres Aussehen zu verbergen. Selbst die Fachausdrücke für Fleischstücke, z.B. Kotelett oder Lendenstück, beschönigen und verschleiern die Herkunft des Fleisches oft noch mehr. (Der 1. Preis auf diesem Gebiet gebührt wohl den Rocky-Mountain-Austern, die Schweinehoden sind.)
Ästhetische Gesichtspunkte spielen bei der Nahrungsauswahl eine große

Rolle. Viele Menschen würden kein Fleisch mögen, wenn sie selbst töten und schlachten müßten. Und viele, die selbst schlachten, geben zu, daß es unangenehm ist.

Gesundheit

Gesundheitliche Bedenken wurden seit jeher als Gründe für eine fleischlose Ernährung angegeben und beschäftigen heutzutage immer mehr Menschen, weil wir mehr über die Wirkung giftiger Chemikalien in Nahrung und Umwelt herausfinden. Die vegetarische Bewegung in England und den Vereinigten Staaten, die nach 1840 begann, gründete sich auf die Ernährungslehren von drei Menschen: Reverend Sylvester Graham, den Erfinder des Grahambrotes, Ellen White, Mitbegründerin der Gemeinschaft der Siebenten Tags-Adventisten und Dr. John Harvey Kellog, der für das Frühstück aus Getreidezubereitungen berühmt wurde. Wie White und Kellog waren viele Konvertierte und Reformer des neunzehnten Jahrhunderts Adventisten.

Sie hielten sich an das Wort der Bibel vom menschlichen Körper als »Tempel Gottes«. Deshalb wollten sie den Körper nicht durch ungesunde Speisen, Fleisch, Alkohol, Tabak und andere Anregungs- oder Genußmittel verunreinigt sehen. Auch heutzutage setzen sich die Adventisten auf der ganzen Welt für Lakto-ovo-Vegetarismus und Gesundheitsbewußtsein ein. (Ihnen geht es mehr um gesundheitliche und theologische Fragen als um das ethische oder ästhetische Problem des Tötens von Tieren zu Nahrungszwecken.)

Mitte der achtziger Jahre wurde die Ernährungsreform oder Bewegung für gesunde Nahrung mit dem Vegetarismus verknüpft. Ernährungsreformer glaubten, was gesundheitsorientierte Vegetarier auch heute glauben: daß vegetarische Kost natürlicher und gesünder ist als Fleischkost. Sie warnten vor dem Fleischverzehr, der zu Krankheiten, Verdauungsstörungen und Verschlechterung des Allgemeinbefindens führt. Viele Vegetarier von heute stimmen dem zu. Sie weisen darauf hin, daß Fleisch aus Mastbetrieben von Schädlingsbekämpfungsmitteln, Hormonen, Antibiotika und Giften aller Art bis hin zu schädlichen Bakterien und Viren eine Menge fremder Stoffe enthält.

Die größte organisierte Gruppe gesundheitsorientierter Vegetarier besteht aus den Anhängern der Naturheilkunde. Ihr Zentrum liegt in Chikago, und ihre Mitglieder leben überall auf der Welt. Sie legen Wert auf regelmäßiges Fasten, eine vegane Ernährung mit rohem (oder kurz gedämpftem) Gemüse, Obst, Säften und Samenkörnern, außerdem auf regelmäßige Darmreinigung (Einläufe) und Körperübungen zur inneren Reinigung. Viele Anhänger behaupten, sie hätten durch ihre Ernährung und Lebensweise ihre Gesundheit wiederhergestellt und sogar Krebs, Arthritis und andere Krankheiten geheilt.

Ökologie und Wirtschaft

Dies sind zwei modernere Gründe für den Verzicht auf Fleisch. Das ökologische Argument überzeugt diejenigen, die sich an die unteren Glieder der Nahrungskette halten möchten. Sie wollen nicht an der landesüblichen Nahrungsmittelproduktion beteiligt sein, weil man dort immer mehr Land zerstört und Wasser, Luft und Energie verschwendet. Sie sind der Meinung, daß Pflanzennahrung für unsere bedrohte Umwelt besser ist als eine Gemischtkost, die von einer hochtechnisierten Fleisch- und Ackerbauindustrie abhängig ist.

Wirtschaftliche Überlegungen konzentrieren sich auf die Tatsache, daß die handelsübliche Fleischproduktion sehr wenige Menschen auf Kosten vieler ernährt. Das Getreide, das den Menschen selbst ernähren könnte, wird statt dessen an Vieh verfüttert. Der Körper des toten Tieres liefert nur einen Bruchteil des Eiweißes, das dem Tier im Futter gegeben wurde; so essen die Reichen von den Nährstoffreserven der Welt mehr als ihnen zusteht.

Man kann aus einem dieser Gründe oder aus allen Vegetarier werden. Manchmal braucht man eine Tabelle, um einen Vegetarier einzuordnen. Vegans meiden, wenn sie können, jedes tierische Produkt. Gesundheitsvegetarier dagegen haben oft keine Bedenken gegen tierische Nebenprodukte wie Leder. Einige Lakto-ovo-Vegetarier lehnen diese Produkte ab. Es gibt sogar »Früchteesser« mit ethischen Motiven, die sich Gedanken über das »Bewußtsein der Pflanzen« machen. Sie essen keine Gemüse, deren Ernte das Leben der ganzen Pflanze vernichtet, zum Beispiel Möhren, Rüben und Rote Beete. Sie essen Früchte wie Tomaten, Äpfel und Melonen, auch Hülsenfrüchte.

Ein anderes Extrem stellen jene Vegetarier dar, die ab und zu in Zeitungsmeldungen oder als Kuriositäten am Ende von Nachrichtensendungen auftauchen: die »Keimlingsesser«, bei denen gekeimte Samen von Alfalfa, Weizen, Bohnen und einem Dutzend anderer Pflanzen im Mittelpunkt der Ernährung und des Lebens stehen; »Vitarianer«, die Getreide, Nüsse und Samen nicht anrühren, weil sie sie aus philosophischen und religiösen Gründen für nicht menschengemäß halten; und die sogenannten »Breathatarians«, die behaupten, nicht nur tierische Nahrung, sondern *jede* Nahrung aufgegeben zu haben. Man nimmt an, daß sie von Sonnenlicht, reinem Wasser und sauberer Luft leben – eine edle Bestrebung.

Aber das sind Extreme. Die meisten Vegetarier sind irgendwo in der Mitte angesiedelt. Sie ernähren sich laktarisch, laktovarisch oder auf verschiedenste veganische Weise. Damit kommen wir zu dem, was ein Vegetarier *nicht* ist. Die Anhänger der makrobiotischen Ernährung werden oft als Vegetarier bezeichnet. Sie sind keine. Makrobioten essen oft Fisch und möglicherweise auch Fleisch und Geflügel, während sie die verschiedenen Stufen ihres Ernährungsplans durchlaufen. Für Makrobioten sind die spirituellen Eigenschaften bestimmter Speisen, Substanzen und Zubereitungsarten wichtiger als das ethische Problem des Tötens oder die gesundheitlichen Vorzüge einer fleischlosen Ernährung.

Das makrobiotische System teilt die Nahrungsmittel in zwei Gruppen ein, die auf dem uralten Gesetz von Yin und Yang basieren. Es geht um das Gleichgewicht der weiblichen Yin- und männlichen Yangkräfte im Universum. Das Ziel der Makrobiotik besteht darin, ein persönliches Gleichgewicht von Yin und Yang zu schaffen, um mit dem Kosmos, der bereits harmonisch ist, in Einklang zu kommen.

Es gibt viele Kritiker der Makrobiotik. Sie sagen, daß dieses System gegen die meisten üblichen Ernährungsregeln verstößt und daß seine Anhänger Blutarmut und Skorbut, ja sogar den Tod durch Fehlernährung riskieren. Am meisten wird die siebte und höchste Ernährungsstufe der Makrobiotik kritisiert, während der man ausschließlich von Getreide und etwas Wasser lebt.

Diese Ernährung ist sicher fleischlos, aber es wäre ungenau, sie als vegetarisch zu bezeichnen, denn der Schwerpunkt liegt auf dem makrobiotischen System als solchem, und der Verzicht auf Fleisch ist nicht der eigentliche Zweck. Die Anhänger der Makrobiotik und anderer ungewöhnlicher Ernährungsweisen glauben, daß höhere Gesetzmäßigkeiten als die der modernen Naturwissenschaft und Ernährungslehre über das Wohlergehen eines Lebewesens entscheiden. Sie essen eher nach kosmischen Prinzipien als nach ärztlichen Vorschriften.

Es gibt gesunde und tüchtige Menschen, die von seltsamen Speisen leben. Dies beweist wieder einmal, daß die Menschen mit ihrer Anpassungsfähigkeit an verschiedene Ernährungsformen einzigartig dastehen und daß die Ernährung ebenso eine Kunst wie eine Wissenschaft ist. Das Äußere kann auch trügen. Manche Mangelkrankheiten brauchen Jahre oder Jahrzehnte, ehe ihre Symptome auftreten. Ein begeisterter Missionar von heute kann morgen krank sein. Dieses Buch jedoch soll zeigen, daß eine gut geplante, ausgeglichene vegetarische Ernährung nichts Extremes oder Gefährliches an sich hat. Das ist vernünftiger Vegetarismus.

Was ist nun mit den Teilvegetariern oder Halbvegetariern, die Fleisch selten oder bei geselligen Anlässen essen? Die ursprüngliche Definition des Vegetariers verwendet das Wort Enthaltung, das bedeutet freiwilligen *ständigen* Verzicht auf Fleisch. Ein Abstinenzler verzichtet auf Alkohol, und man kann jemanden, der nur an Wochenenden trinkt, nicht als Halbabstinenzler bezeichnen. Vegetarismus ist strenggenommen ein »Alles-oder-nichts«. Entweder man ist enthaltsam oder nicht.

Doch für viele Menschen ist es eine lange Entwicklung bis zum Vegetarismus oder Veganismus, während der sie die Fleischspeisen allmählich oder in Schüben aufgeben. Ein guter Freund von mir ißt daheim weder Fleisch noch Fisch, noch Geflügel, doch wenn er bei seinen Eltern ißt, nimmt er alles, was auf den Tisch kommt, auch den Truthahn am Erntedankfest. Er ist von den Fragen des Vegetarismus – Ethik, Gesundheit, Entschlackung – angerührt worden, aber noch nicht zu einer Ernährung ganz ohne Fleisch bereit.

Auf ähnliche Weise haben viele Menschen ihre Fleischmengen drastisch vermindert, aber sie essen gelegentlich noch Fleisch. Sind sie »Teilvegetarier«? Zwar sind einige Vegetarier in Vereinen organisiert, doch der Vegetarismus selbst ist etwas Anarchistisches. Außer den Verpflichtungen nach seiner ursprünglichen Definition kennt er keine Regeln und Vorschriften. Meiner Ansicht nach kommt es darauf an, mehr Sinn für unsere ethische Beziehung zur Natur zu entwickeln. Wir wollen stärker darauf achten, wie, warum und was wir essen, und schließlich das Fleischessen aufgeben.

Wenn die Vorstellung vom Halbvegetarismus auch sprachlich und historisch gesehen falsch ist, so hat dieses Konzept doch einigen praktischen Wert. Sollte die Bezeichnung »Teilvegetarier« es Ihnen erleichtern, aufmerksamer für die genannten Probleme zu werden und von Fleischspeisen loszukommen, dann nennen Sie sich ruhig so. Letztlich kommt es nicht auf den Namen an, sondern auf das, was man tut.

Einigen hilft es, wenn sie die Probleme, denen sie begegnen, benennen können. Bezeichnungen wie Vegetarier, Umweltschützer oder natürliches Leben helfen uns oft, unsere Weltanschauung im Auge zu behalten. Sie helfen uns auch, wenn wir uns von der Masse abheben wollen. Sie sind ein kurzes Signal, das unseren Nächsten mitteilt, wie wir zu einem Thema stehen. Vegetarismus wird heute leichter anerkannt als je zuvor, doch indem man sich als Vegetarier oder Halbvegetarier bezeichnet, wird man in unserer Frikadellengesellschaft immer noch ein bißchen auffallen – falls Sie das möchten.

Falls Sie jedoch Schubladen hassen, weil diese Ihrer Meinung nach einengen und Vorurteile in anderen Menschen wecken, dann geben Sie sich gar keinen Namen. Meine Großmutter pflegte zu sagen:

»Nun iß und halt' den Mund.«

Schlecht Ernährte oder an Eiweißmangel Leidende werden zuweilen als Vegetarier bezeichnet. Das ist so unzutreffend und unverantwortlich, als würde man behaupten, hungernde Menschen hielten eine Diät ein. Vegetarische Ernährung beruht auf Überlegungen und Entscheidungen, sie ist nicht das Ergebnis einer durch die Wirtschaft oder die Umwelt aufgezwungenen Armut. Man wird nicht aus Mangel zum Vegetarier. (Viele Menschen essen kein Schweinefleisch, doch nicht jeder von ihnen ist koscher, d.h. rein im Sinne der jüdischen Speisevorschriften.)

Selbst fleischlos lebende Tiere werden manchmal Vegetarier genannt. Es ist aber richtiger, sie Pflanzenfresser oder Fruchtfresser zu nennen – oder gar Phytophagen (Blattfresser), wenn Sie gern angeben. Eine Kuh *verzichtet* ebensowenig auf den Verzehr anderer Kühe wie ein Löwe seine blutige Fleischnahrung freiwillig *wählt.* Nur der Mensch hat genug Verstand, um weltanschauliche Entscheidungen zu treffen.

Vielleicht hält jemand es für Haarspalterei, sich mit Wortbedeutungen aufzuhalten. Doch warum sollte man ein Buch über ein so verzwicktes Thema wie den Vegetarismus anbieten, ohne die verwendeten Ausdrücke genau zu definieren? Das richtige Verständnis der Wörter »Vegetarier« und »Vegetarismus« ist wichtig, denn fast alle Einwände gegen den Vegetarismus beruhen auf ungenauen oder umständlichen Definitionen dieser Wörter. Deshalb sollte man beim Lesen dieses Buches folgende Voraussetzungen im Kopf haben:

Vegetarismus ist eine freiwillige, selbstgewählte Ernährungsform. Ein Vegetarier *verzichtet* auf den Verzehr von Fleisch, Geflügel und Fisch.

Vegetarier verwenden möglicherweise Milch, Eier oder Käse oder keines dieser Produkte.

Vegans meiden alle Nahrung tierischen Ursprungs.

Es gibt diese allgemeingültigen Grundsätze, aber es gibt nicht den typischen Vegetarier. Da kein starres Dogma und keine für alle zuständige Autorität vorhanden sind, kann kein Vegetarier die ganze Gruppe vertreten. Vegetarier haben ebenso viele verschiedene Charaktere, Schwächen und Besonderheiten wie andere Menschen auch. Es gibt vegetarische Vielfraße und vegetarische Feinschmecker, die stets auf der Jagd nach exotischen Zutaten sind; vegetarische Asketen, die mit einer bescheidenen Auswahl von Obst und Hülsenfrüchten auskommen, und »ausgeflippte Puddingvegetarier«, die das Fleisch vom Speisezettel gestrichen und durch einen Einkaufswagen voller Kuchen und Erfrischungsgetränke ersetzt haben. Dieses Buch jedoch handelt von *vernünftigem* Vegetarismus: *fleischlose Kost (mit oder ohne Milch und Eier) auf der Grundlage abwechslungsreicher, unverfälschter Naturprodukte im Einklang mit allgemein anerkannten Ernährungsregeln.* Wir wollen weder ausschließlich von Sojabohnen und Vollkornreis leben noch uns mit Fertigmahlzeiten, gezuckerten Frühstücksflocken und Blätterteigteilchen vollstopfen. Das wäre kein vernünftiger Vegetarismus – es wäre wohl sowieso nichts Vernünftiges.

Der Schwerpunkt dieses Buches liegt auf dem Lakto- oder Lakto-ovo-Vegetarismus und auf den ethischen Argumenten gegen den Fleischverzehr. Für die meisten Menschen ist es sowohl vom Gefühl als auch von den Nährstoffen her leichter, mit dem Verzicht auf alles, was direkt mit dem Schlachten zu tun hat, zu beginnen (Fleisch, Geflügel und Fisch) und weiterhin Milchprodukte und Eier zu essen. Und die Mehrheit der Vegetarier bleibt anscheinend bei der Lakto-ovo-Ernährung. Veganismus mag das Ideal sein, vor allem für Vegetarier mit ethischen Motiven, aber er ist ein fortgeschrittenes System. Man sollte erst dann vegan leben, wenn man einige Kenntnisse und Erfahrungen und genügend Ernährungsbewußtsein als Lakto- oder Lakto-ovo-Vegetarier erworben hat.

Die Vorurteile gegen eine vegetarische Alternative sind schwer auszurotten. Etablierte Ernährungswissenschaftler und Regierungsstellen geben jetzt wenigstens zu, daß Vegetarismus nicht so schlimm wie Lepra ist, aber sie tun es zähneknirschend. Die Nationale Akademie für Naturwissenschaften zum Beispiel sagt in einem Bericht: »vegetarische Kostformen können ausreichend sein.« Der Bericht bestätigt diese Tatsache auf seltsam zweideutige Weise, indem er ausführlich die Möglichkeit der Mangelernährung und andere Gefahren behandelt. Der Ton des Berichts erweckt den falschen Eindruck, daß vegetarische Ernährung möglich, aber riskant sei.[1]

Eine Studie des USDA-Instituts für Verbraucherfragen und Lebensmittelökonomie offenbart eine ähnliche Einstellung. Der Bericht erweckt den Eindruck, daß Vegetarier etwas Absonderliches seien und eine Herausforderung für den Ernährungslehrer darstellten. Danach sollen diese den Vegetariern helfen, »ihren oft begrenzten Speisezettel zu verbessern.«[2] Noch bedrohlichere Andeutungen enthält eine private Verbraucherschrift. Sie bezeichnet Vegetarismus als »selbstauferlegte Einengung der Nahrungswahl« und betont, daß »viele vegetarische Kostformen ernste Mängel aufweisen... Gewöhnlich sind die Speisen reich an Masse. Wenn der größte Teil der benötigten Kalorien durch Vollkorngetreide, Hülsenfrüchte, Nüsse und nußähnliche Samen zugeführt wird, müssen zusätzlich viele verschiedene Gemüse, vor allem grüne Blattgemüse, und eine Menge Obst verzehrt werden.«

Was ist so schlecht an einer Nahrung, die reich an Faserstoffen und naturbelassenen Lebensmitteln ist, an »vielen verschiedenen Gemüsen... und einer Menge Obst«? Das erklärt der Artikel nicht. Er fährt wie folgt fort:

»Die vegetarische Kost erfordert Mühe. Man muß mit komplizierten Angaben über Nahrungsbestandteile vertraut sein, alles sorgfältig studieren und anwenden... Sie kostet mehr Zeit und Mühe, als viele Menschen aufbringen wollen.«[3]

Der Artikel schließt mit einer Aufzählung der schlimmen Folgen des Veganismus und versäumt mitzuteilen, daß die beschriebenen Schrecknisse sich leicht verhindern lassen.

Jeder dieser Berichte lügt durch Auslassung. Sie definieren nie genau, was sie unter »vegetarisch« verstehen. Sie geben nie zu, daß fleischlose Kost ausgezeichnet und befriedigend sein kann und nicht nur ausreichend. Sie sprechen von Einengung der Nahrungswahl, als würden sich die Vegetarier die meisten wertvollen und wohlschmeckenden Speisen versagen. Sie weisen auf Krankheiten und Mangelerscheinungen hin und berücksichtigen nie die Angaben über die hervorragende Gesundheit verschiedener vegetarischer Gruppen, die in den letzten

3

Die Krönung der Tafel und andere Märchen

Jahrzehnten untersucht wurden. Außerdem wecken die Berichte Schuldgefühle durch ihre Art, den Vegetarismus mit anderen Strömungen zu koppeln. Der Bericht der Nationalen Akademie für Naturwissenschaften wurde von deren Ausschuß für Fehlinformationen in Ernährungsfragen erstellt, einer Studiengruppe, die die Moden und Irrtümer in den Eßgewohnheiten erforscht. Der USDA-Bericht erschien im Rahmen einer Serie, die radikale Schlankheitskuren, makrobiotische Ernährung und andere Extreme anprangerte. Vegetarismus hat damit nichts zu tun. Daß er dazugezählt wird, beweist, wie sehr er von vielen Ernährungsspezialisten noch immer als Schwindel oder Mode angesehen wird.

Es *gibt* auch auf diesem Gebiet Quacksalber und mangelhaft Ernährte, doch das gilt auch für Fleischesser. Ein Bericht des Zentrums für Naturwissenschaften im Dienste der Öffentlichkeit sagt über diese Unterstellungen, die für Gegner des Vegetarismus typisch sind: »Sie reden davon, daß es möglicherweise für Vegetarier problematisch sei, ihren Eiweißbedarf zu decken, aber sie erwähnen nie, daß viele Amerikaner das Zwei- bis Dreifache der empfohlenen täglichen Eiweißmenge verzehren... daß die typisch amerikanische Kost alles andere als ideal ist und daß Vegetarier tatsächlich gesundheitliche Vorteile haben können.«[4]

Der Vegetarismus ist nicht so schlecht, wie die allgemeine Vorstellung davon vermuten läßt. Natürlich spielen bei jedem Lebensstil Abneigungen und Verbote eine Rolle. Wir alle ziehen irgendwo eine Grenze, sei es bei der Ernährung, bei der Moral, bei der Kleidung oder bei unseren zwischenmenschlichen Beziehungen. Als Vegetarier ist man jedoch besonders eingeschränkt, denn die anderen sind meist so eifrige Fleischesser, daß jeder, der keine Koteletts oder Hamburger verschlingt, etwas Besonderes für sie ist. Vielleicht ist er ihnen sogar ein bißchen verdächtig.

Aber auch Fleischesser grenzen sich ab, oder? Nicht jeder Fleischesser ißt jede Art Fleisch. Amerikaner sind besonders wählerisch. Sie beschränken sich auf eine geringe Auswahl. Fleisch von Kühen, Bullen und Schweinen wird mehr gegessen als das anderer Tiere. Man ißt Steaks, Koteletts, Braten und Hackfleisch lieber als Innereien. Völkische und rassische Minderheiten essen vielleicht Herz, Hirn, Augäpfel, Innereien und Haxen; doch die meisten Nordamerikaner erbleichen beim bloßen Gedanken daran.

Vom Geflügel ist das Hähnchen am beliebtesten. Die Amerikaner essen fünfmal soviel Hähnchen wie Truthahn, ihr zweitliebstes Geflügel. Und Meerestiere, das Vielseitigste an Fleischkost, werden von allen tierischen Hauptnahrungsmitteln am seltensten gegessen. Der USDA hat errechnet, daß der Durchschnittsamerikaner jährlich etwa folgendes verzehrt:

42,2 kg Rindfleisch
26 kg Schweinefleisch
20 kg Geflügelfleisch
4 kg Truthahn
5,7 kg Meerestiere[5]

Die Vergleichszahlen
aus der Bundesrepublik (1978):

24,2 kg Rindfleisch
49,0 kg Schweinefleisch
9,8 kg Geflügelfleisch
10,3 kg Meerestiere

1977 aßen die Amerikaner pro Kopf und Jahr rund 70 Kilogramm Rind, Kalb, Lamm und Schwein. Sie verzehrten sehr wenig Ziegen, Pferde, Kaninchen, Tauben, Hunde oder Katzen, obwohl man diese Tiere reichlich und verhältnismäßig billig bekommen kann. Wie wurde diese begrenzte Auswahl an Fleisch zubereitet? In den Vereinigten Staaten ist es üblich, Fleisch, Geflügel oder Fisch als Hauptgericht oder ersten Gang zu servieren mit Gemüse als Beilage. Selbst die Gemüse sind nach Auskunft des USDA fast immer die gleichen. Möhren, Mais, Erbsen und Kartoffeln stehen Jahr für Jahr an der Spitze, obwohl bequeme vorgekochte Fertiggerichte und Knabbereien schnell an ihre Stelle treten könnten. Aber Beilagen sind schließlich nicht so wichtig, oder? Das Fleisch ist das Entscheidende. Deshalb konnte der Verband der Rinderzüchter von Iowa in seiner Radiowerbung fragen: »Wenn kein Rindfleisch auf dem Tisch steht, ist das überhaupt ein richtiges Essen?«

Unsere Urahnen genossen nie den Luxus, das Fleisch so leicht zu erwerben, wie sie Beeren pflückten oder Wurzeln gruben. Die Jagd mit primitiven Waffen war für den Jäger ebenso gefährlich wie für das Wild. Die jagenden Urmenschen waren geschickt und mutig und kannten ihre Beute genau. Die gejagten Tiere waren nicht bloß theoretische Begriffe. Sie waren Wesen mit Eigenschaften wie Tapferkeit, Charakter und List. Tiere wurden angebetet und gefürchtet. Man beobachtete sie, zeichnete ihre Lebensgewohnheiten auf und gab das gesammelte Wissen durch Lieder, Geschichten und Sagen an die Horde weiter.

Stellen Sie sich die irrwitzige Raserei primitiver Jagd vor: Lohfarbenes Fell huscht vorüber, Hufe und Hörner schlagen und stoßen nach den Peinigern, Staub nimmt einem den Atem, kehlige Stimmen gröhlen, Steine fliegen und Speere stoßen zu, Blut bespritzt Jäger und Beute, man hört Todesschreie und Siegesgeheul. Vergleichen Sie dies mit den heutigen »Jägern«, die in den Kühltruhen des Supermarktes nach Sonderangeboten stöbern. Über gekühlte Schaukästen gebeugt, wählen sie gelassen Lendenstücke, Bauch und Bein, in Plastikfolie verpackt und mit Computerpreisschildern versehen. Dann werfen sie ihre Beute gedankenlos in den bereitstehenden Einkaufswagen. Nur hin und wieder dringt ein Tropfen Blut durch die Verpackung und beschmutzt einen Finger oder den Rock; näher kommt der moderne Fleischesser nie mit der Schlachthofwirklichkeit in Berührung.

Nach Ansicht unserer Vorfahren entschied bei der Jagd nicht nur die körperliche Tüchtigkeit. Die verborgenen Kräfte und geheimen Regeln, die den Erfolg oder Mißerfolg einer Jagd bestimmten, konnte man nur durch sorgfältige Beobachtung und durch Riten und Zeremonien begreifen. Mit der Zeit verliehen diese unsichtbaren Mächte dem Fleischessen mehr Bedeutung als jeder anderen Speise.

Die Jagd auf Tiere und der Verzehr ihres Fleisches wurden zu magischen Handlungen, Vorläufer der Religion und der Wissenschaft. Mit einem Mundvoll rohem Hirn oder Herz glaubte der Esser, den Geist des erschlagenen Geschöpfes in sich aufzunehmen. Wer den Knochen aufbrach und das Mark des Tieres aß, wurde eins mit der Kraft der Bestie. Das Fleischessen war eine Möglichkeit, die Kraft, die Geheimnisse und den Verstand eines anderen Wesens zu verschlingen.

Selbst als der aufblühende Ackerbau viele Menschen von der Unsicherheit und Unbeständigkeit des Nomadenlebens befreite, vertraute man weiterhin auf die geheimnisvollen Kräfte des Fleisches. Babylonische Priester wollten durch Untersuchung der Schafsleber die Geheimnisse ihres Gottes ergründen. Die Priester glaubten, daß die höheren Mächte gerade dieses Organ zum Spiegel des Schicksals gemacht hätten. Die zivilisierteren Griechen riefen später Demeter, die Erdmutter, um eine reiche Ernte an. Sie bestachen sie, indem sie mit der Saat kleine Stücke Schweinefleisch ausstreuten, wobei sie selbst ein paar Hände voll davon als Sakrament zu sich nahmen. Im fünften Jahrhundert vor Christus warnten Buddha und andere indische Religionsstifter ihre Schüler vor den karmischen Gefahren des Tötens und Verzehrens von Tieren, während im damaligen China Konfuzius genaue Anweisungen für die richtige Zubereitung von Fleisch, Geflügel und Fisch gab.

So ging es weiter. Zu allen Zeiten und in jeder Gesellschaft entwickelten die Menschen gegensätzliche Gesetze, Sitten und Einstellungen in bezug auf ihre Speisen. Fleischspeisen zogen sehr viel Symbolismus und Volksbrauchtum an. Je nach Gesellschaft oder Subkultur galt (und gilt) Fleisch als Notwendigkeit, Luxus, Perversion, Tabu, Medizin oder Gift. Mark Graubard zeigt in seinem Buch, daß man keine Fleischsorte unversucht gelassen hat: »Affen, fleischfressende und pflanzenfressende Vierbeiner, Schlangen, Reptilien, Schildkröten und Frösche, Vögel aller Art, alle Fische der Flüsse und Meere, Meeressäugetiere, Insekten, Spinnen, Schalen-

tiere, Muscheln und Tintenfische... alles Lebendige wurde gegessen, ob es lief, kroch, kletterte, flog oder schwamm... jedes Fleisch wurde verzehrt, ohne Rücksicht auf sein Aussehen und seine Beschaffenheit oder die Lebensgewohnheiten des Tieres.«[6]
Zu »jedem Fleisch« zählt natürlich auch Menschenfleisch. Man aß es sowohl aus rituellen Gründen als auch wegen seines Geschmacks. (Ein Kannibalenstamm im Südpazifik nannte seine menschliche Beute »lange Schweine«.) Die mythischen Vorstellungen über Fleisch blieben erhalten und wurden an die Nachfahren weitergegeben, gleichgültig ob die Gesellschaft sich nun von der Jagd oder vom Ackerbau ernährte.
In unserer relativ wohlerzogenen Gesellschaft von heute sind die Fleischspeisen von Romantik umgeben, von Sagen umwoben und ebenso anziehend wie für eine jagende Urmenschenhorde. Fleisch ist in den Vereinigten Staaten eine heilige, eine traditionsreiche Speise. Wer das Fleisch aufgibt, verzichtet auf ein Stück Amerika: das Steak, drei Zentimeter dick und innen noch rosig, schön mit Fett durchwachsen, die Hamburger und heißen Würstchen, der Truthahn zum Erntedankfest und der Osterschinken, der Duft gebratenen Frühstücksspecks, der durch die Dielenritzen bis ins Schlafzimmer aufsteigt, Schweinshaxen, Kutteln, Eisbein, Hühnerleber, gefillte Fisch, Kalbfleisch, Schweinefleisch süßsauer, Lammkoteletts und Bachforellen, die in der Pfanne brutzeln.
Die meisten Menschen glauben immer noch, daß man nur durch den Verzehr von Fleisch irgendwelcher Art eine gesunde Ernährung und einen gesunden Körper garantieren könne. Sportmannschaften stopfen ihre Kämpfer mit Rindfleisch voll und benennen ihre Teams nach Fleischfressern: Tiger, Löwen, Bären. (Es gibt auch Teams mit weniger furchterregenden Namen, aber bestimmt trainieren die »Kardinalvögel« und »Pirole« keineswegs mit Sonnenblumenkernen.)
Der Mythos beginnt schon in der Kindheit. Mütter geben ihren Babies passiertes Fleisch von Rind, Huhn und Fisch in dem Glauben, daß diese Beigaben unentbehrlich für rechtes Wachstum seien. Wenn das Kind heranwächst, wird seine Lebensqualität an Frikadellen, Roastbeef und Kalbfleisch gemessen.
Als gesellschaftliches Symbol ist das Fleisch in den Vereinigten Staaten sogar noch wichtiger als der Besitz teurer Autos oder großer Häuser. Man kann mit einem kleinen Auto, einer kleinen Wohnung auskommen, aber kein Fleisch auf dem Tisch – das bedeutet Armut, Erniedrigung und lauernden Hunger. Die oberen Zehntausend essen die Symbole ihres Erfolges: Filet mignon, Hummer, Kaviar. Die Ärmsten der Armen essen Futter für Katzen und Hunde.

Die Tatsache, daß Haustierfutter von einigen Armen, vor allem von älteren Leuten, gegessen wird, beweist den Einfluß des Fleischmythos und der Werbung. Die Botschaft von der *Lebensnotwendigkeit* der Fleischkost ist so mächtig, daß diese armen Menschen ihr bißchen Geld für Hunde- und Katzenfutter ausgeben und an den billigeren, nährstoffreicheren Bohnen und dem Reis im nächsten Regal vorübergehen. Unwissenheit, nicht Hunger, leitet sie bei dieser falschen Wahl. Doch was können wir anderes erwarten? Sie haben in einer Gesellschaft gelebt, die ihnen immer wieder sagte:

Zu einem richtigen Essen gehört Fleisch.

Von Fleisch kriegt man etwas auf die Rippen.

Fleisch ist blutbildend.

Sie leben in einer Gesellschaft, die das Fleisch auf dem Tisch schwärmerisch als »Krönung der Tafel« verehrt, wie Thomas P. Ziegler es in seinem Buch beschreibt:

»Es übertrifft alle anderen Gerichte an Aroma, läßt das Wasser im Mund zusammenlaufen und versetzt den Magen, die größte Ausbuchtung des Verdauungskanals, in hitzige Erregung. Es ist ein psychologisches Anregungsmittel, das Speichel und Magensaft zum Fließen bringt und so das Speisezimmer unseres Körpers auf den königlichen Gast vorbereitet. Und es enttäuscht uns nicht, es verschafft Befriedigung... Wenn wir seine saftigen Fasern zwischen echten oder falschen Zähnen zermalmen, beginnt das Vergnügen... Unsere Augen strahlen Zufriedenheit aus. Wir handeln und reden liebenswürdiger, klarsichtiger und vernünftiger.«[7]

Wie sollte ein Vegetarier eine Lobrede auf Linsen oder Sellerie gegen solch eine ekstatische Bewunderung setzen können? Man beachte aber, daß der Anbeter das Fleisch nicht wegen seiner konkreten Inhaltsstoffe – Eiweiß, Vitamine und Mineralstoffe –, sondern wegen seiner interessanten Struktur und seiner sinnlichen Vorzüge preist. Er ist vernarrt in das »Zermalmen« und die »saftigen Fasern«. Wer vermag gegen poetische Bilder logisch zu argumentieren?

Oft werden aber auch die wissenschaftlichen Argumente für die Notwendigkeit des Fleischessens sprachlich gleichermaßen verschwommen gefaßt, manchmal sogar von Menschen, die es besser wissen müßten.

Als ein erfahrener und fähiger Arzt erfuhr, daß meine Frau sowohl schwanger als auch Vegetarierin war, wurde er ganz unruhig. »Sie sollte *ein bißchen* Fleisch essen«, sagte er zu mir.

»Warum?«

»Weil tierisches Gewebe als Nahrung für Menschen natürlich ist.«

»Pflanzen sind es ebenfalls«, sagte ich, »warum halten Sie Fleisch für notwendig?«

»Der Mensch ist immer ein Jäger gewesen. Fleisch ist die naturgegebene Nahrung für...«

»Gehen Sie auf die Jagd?«

»Das tut nichts zur Sache. Tatsache ist, daß das Fleisch immer ein Hauptbestandteil der menschlichen Kost war. Eine schwangere Frau sollte jeden Tag ein kleines Stück Fleisch bekommen.«

»Wieviel ist ›ein kleines Stück‹? 30 Gramm? 60 Gramm? Was für eine besondere Macht steckt in so einem Fetzchen Fleisch? Sie sprechen vom Fleisch wie von einem Zaubermittel.«

Er wurde ärgerlich. »Hören Sie«, sagte er, »ich halte es einfach nicht für richtig, wenn eine schwangere Frau nicht wenigstens ein *bißchen* Fleisch zu sich nimmt.«

Wir waren wieder beim Anfang angelangt, und das Gespräch brach damit ab. Ich weiß noch immer nicht, welche geheimnisvollen Kräfte in einem »kleinen Stück« Fleisch am Werk sind oder wodurch das Fleisch über seine auch in anderen Nahrungsmitteln enthaltenen Nährstoffe hinaus als lebensnotwendig für den Menschen gilt. Weder Naturwissenschaft noch Ernährungslehre können die entscheidende Antwort geben. Die Verehrung des Fleisches ist einfach ein Relikt aus der Vergangenheit. Das Fleisch ist Bestandteil unseres kollektiven Unbewußten. Ein Mensch kann noch so gebildet und informiert sein, der Gedanke, ohne jedes Fleisch auszukommen, ruft bei den meisten Menschen Besorgnis und ein vages Schuldgefühl hervor, als würden sie gegen ein uraltes Tabu verstoßen.

Bei aller Fleischvergötterung würden die meisten Fleischesser doch lieber nichts von den wahren Hintergründen der Fleischkost erfahren. Sie halten lieber ihre Illusionen aufrecht und denken sich das Fleisch als leblosen, abstrakten Stoff. Jeder von uns hat schon einmal die Kadaver überfahrener Katzen, Hunde und Wildtiere am Straßenrand liegen sehen. Die meisten wenden sich beim Vorüberfahren ab und machen mit ihrem Auto einen Bogen um diese Kadaver voller Fliegen, als würde eine zweite Verstümmelung den toten Körper beleidigen.

Doch die gleichen empfindsamen Seelen, denen beim Anblick eines verunglückten Hasen schlecht wird, können sehr gut zum Supermarkt fahren und einen Glaskasten voller Fische mit glasigen Augen aufsuchen. Mit flüchtigem Blick sehen sie, wie ein Angestellter im weißen Mantel ihre Mahlzeit geschickt ausweidet und zu Filets schneidet, wobei er die schlüpfrigen Eingeweide achtlos in eine Tonne wirft. Dann verweilen unsere Käufer vielleicht an der Fleischtheke, um etwas Hühnerleber, Rinderniere und ein Päckchen Zunge mitzunehmen.

Wenn sie auf der gleichen Strecke zurückfahren, werden sie wieder über die verstümmelte Kreatur fahren und sorgfältig darauf achten, daß ihre Autoräder den Kadaver nicht berühren. Falls ein Kind mitfährt, wird ein lautes »Ii!« die Fahrt über die Leiche begleiten. Dann werden alle heimgehen und zu Mittag essen. Ist es nicht widersinnig, daß Fleischesser über einen toten Körper auf der Straße entsetzt sind, aber nichts dagegen haben, einen solchen zu Mittag zu essen? Einige Vegetarier lieben es, in Restaurants, bei Einladungen zum Essen und in vollen Bussen auf diesen Widerspruch, oft mit lauter Stimme, hinzuweisen. Das macht Vegetarier nicht gerade beliebt. Es grenzt an ein Wunder, daß nicht mehr von ihnen auf der Straße bei den Hasen und Eichhörnchen tot aufgefunden werden.

Ein Freund von mir war bei seinen Schwiegereltern zum Essen. Als frischgebackener Vegetarier aß er einen Makkaronisalat, während seine Schwiegermutter ihm gegenübersaß und ein Steak bearbeitete. Es war vorauszusehen, daß das Gespräch auf Essen und Eßgewohnheiten kam. Mein Freund sagte etwas über die Amerikaner, »die hauptsächlich Muskelfleisch essen«. Seine Schwiegermutter schürzte angewidert die Lippen und sagte: »Muskeln? Wer ißt denn Muskeln?«

»Was glaubst denn *du* zu essen?«

»Steak«, sagte sie.

»Aber Steak ist der Muskel einer Kuh.«

»N-nein«, sagte sie verdutzt und starrte auf ihren Teller, »Steak ist... *Steak.*«

Selbst jene, die wegen der Herkunft des Fleisches ein ungutes Gefühl haben, klammern sich vernünftelnd an den Gedanken, Tiere seien unseretwegen da. Und während die meisten Stadtmenschen nichts töten könnten, das größer als eine Maus ist (wenn überhaupt), kaufen und essen sie doch ohne mit der Wimper zu zucken das Endergebnis der Roheit des Schlachtens. Einmal interviewte ich eine Frau, die eine große Organisation zur Rettung wilder Tiere leitete. Wir sprachen eine Stunde lang über die Not der Wale, die Todeskämpfe vergifteter Coyoten und die Einzigartigkeit des kalifornischen Kondors. Als sie sich so für das Leben der Präriehunde und der schwarzfüßigen Frettchen einsetzte, erinnerte sie mich an Schwester Theresa, die für die Leprakranken und Bettler von Kalkutta Zeugnis ablegt. Sie war so erfüllt von der Unantastbarkeit des Lebens und der Freiheit der Tiere, daß ich sie einfach für eine Vegetarierin hielt.

»O nein«, sagte sie mir, »ich esse Fleisch.«

»Aber macht es Ihnen nichts aus, daß jedes Jahr Millionen von Kühen, Schweinen, Hühnern und Lämmern geschlachtet werden?«

»Nein«, sagte sie, »diese Tiere werden zum Töten aufgezogen.«

Sie würde Rind essen, aber keinen Wal, Hähnchen, aber keinen Weißkopfadler, Schwein, aber kein Wildpferd. Ihr Mitleid war wählerisch. Sie war gegen die mutwillige

Tötung seltener und gefährdeter Tiere. Das Schlachten und Töten *als solches* störte sie nicht.
Vegetarier machen keine bequemen Unterschiede dieser Art. Es ist gleichgültig, ob ein Kadaver in der Kühlkammer eines Fleischers hängt oder am Straßenrand hingestreckt liegt. Es geht nicht darum, ob ein Tier häufig vorkommt, zum Töten aufgezogen wurde oder am Aussterben ist. Ob die Masse nun Steak, Haxe oder Pansen genannt wird, für einen Vegetarier heißt sie immer noch Muskeln, Bein und Magen.
Die plötzliche Erkenntnis, daß Fleisch vom Körper eines Tieres stammt, macht manche Menschen fast augenblicklich zu Vegetariern. Wenn Kinder und Erwachsene den Zusammenhang richtig erfassen, daß Fleisch nicht nur eine abgepackte Masse aus dem Supermarkt ist, daß Steak nicht einfach Steak ist, geben sie das Fleischessen augenblicklich auf, manchmal fürs ganze Leben. Eine meiner Bekannten erlebte als junges Mädchen eine plötzliche Bekehrung dieser Art. Eines Abends setzte sie sich mit ihrer Familie zum Truthahnessen. Plötzlich dämmerte es ihr, daß jene goldbraunen Schlegel »verdammte Truthahn*beine*« waren, wie sie es ausdrückte. Von diesem Augenblick an schwor sie der Fleischkost ab, worüber ihre Familie sehr bestürzt war. Noch nach Jahren bettelte ihre Mutter: »Iß wenigstens ein bißchen Thunfisch, damit du nicht krank wirst.«
Ich erinnere mich, wie ich als Kind erkannte, daß das Fleisch auf meinem Teller zuvor ein lebendes Hähnchen gewesen war. Wir hatten kürzlich einen Bauernhof besucht, und meine Eltern, die Tiere liebten und die Jagd verabscheuten, hatten mich mit Bossy und Henny-Penny bekannt gemacht. Einige Tage später fand ich beim Abendessen Henny-Penny ganz braun und mit Soße begossen auf einer Platte. Ich bat meine Eltern um eine Erklärung für diesen Widerspruch. Warum war es falsch für uns, zu jagen und zu töten, wenn wir Tiere essen durften, die jemand anderes getötet hatte?
»Das ist etwas anderes«, erklärten sie, »diese Tiere werden zum Essen gezüchtet. Sie geben uns ihre Körper.«
Irgendwie befriedigte mich diese Erklärung. Ich habe wohl geglaubt, daß Kühe und Hühner sich wie »Shmoos« verhalten. Shmoos sind plumpe, liebenswerte Tiere, erfunden von dem Zeichner Al Capp. Sie erscheinen regelmäßig in der Zeitschrift L'il Apner's World, wo sie mit Freuden tot umfallen, sobald jemand daran denkt, sie zu essen. Sie geben auch Eier, Milch (in Literflaschen) und alles, was der Mensch begehrt. Shmoos leben ausschließlich zur Befriedigung unserer Bedürfnisse und springen fröhlich in die Bratpfanne oder den Kochtopf. Jahrelang akzeptierte ich die Shmoo-Theorie der Haustierhaltung für alle Tierkörper und ihre Teile,

die im Supermarkt angeboten werden. Ich lebte in der Vorstellung, daß Tiere zu diesem Zweck gezüchtet würden, daß humane Schlachtmethoden vieles gutmachten und daß Fleisch ein unersetzliches Grundnahrungsmittel sei. Erst als ich aufs College kam (ironischerweise war dieses Institut überschwemmt von Hamburgern mit Käse, heißen Würstchen und Wurstbroten) begann ich, den Sinn und Wert des Fleischessens in Frage zu stellen.

Doch solche Bekehrungen und Einsichten am Eßtisch sind selten in einem Land, wo Speisen und andere Dinge gedankenlos in den Schlund des Massenmenschen gekippt werden wie Kohle in ein Kellerloch. Fleisch ist Fleisch. Die meisten haben es immer gegessen und werden es immer essen.

Ein tief verwurzelter Glaube an die Überlegenheit der Fleischgerichte hält die meisten Menschen davon ab, die möglichen Vorzüge vegetarischer Gerichte zu erkennen. Man schlage einem durchschnittlichen Fleischesser vegetarische Lebensweise vor, und er sieht sofort seinen Abendbrotteller vor sich: Salat, Kartoffelbrei und Erbsen. Er sieht, wie der Damm aus Kartoffelbrei birst und die Soße sich auf die Erbsen ergießt. Doch wo das Fleisch liegen sollte, ist ein großer leerer Platz. Kein Fleisch? Kartoffeln, Erbsen und schlappe Salatblätter, und das Tag für Tag? Er schüttelt den Kopf, gibt einen verächtlichen Pfeifton von sich und sagt: »Junge, so könnte ich nicht leben.« Auch die Vegetarier leben nicht unbedingt »so«, aber woher sollte er das wissen?

Denken Sie einmal nach. Hat ein Vegetarier weniger Auswahl als ein Fleischesser? Von den mehr als zwei Millionen Tierarten auf der Welt werden nur etwa 250 gezüchtet und gegessen. Unter den Säugetieren und dem Geflügel liefern nur neun Arten das gesamte Fleischeiweiß der Welt: Rinder, Hühner, Enten, Gänse, Ziegen, Schweine, Schafe, Truthähne und Wasserbüffel. Und wenn man vom Geflügel absieht, liefern Rind und Schwein zu etwa gleichen Teilen 90 Prozent des Fleisches auf der Welt.

Betrachten wir jetzt das Pflanzenreich. Es gibt etwa 250 000 verschiedene Gemüse und Früchte. Davon werden 600 gezüchtet und gegessen, unter anderem 50 Gemüsearten, zwei Dutzend verschiedene Bohnen und Erbsen, 9 Getreidearten und mehr als ein Dutzend verschiedene Sämereien und Nüsse. Von den Hunderten nahrhafter und eßbarer Pflanzen sind viele in den westlichen Nationen verbreitet und relativ billig. Das größte Problem beim Vegetarismus ist also nicht der Mangel an Nahrungsquellen, sondern der Mangel an Verstand.

Die Fleischesser starren weiterhin auf jenen leeren Fleck auf dem Teller. Sie sagen zu Vegetariern: »Ich bewundere Ihren Mut«, als bedeuteten fleischlose Gerichte den ständigen Zwang zu einem Leben voll Leid und Entsagung. Als ob Vegetarier jeden Tag die Fingernägel in die Handflächen pressen müßten und um Seelenstärke beten, damit sie wieder einmal ihre karge Einsiedlermahlzeit überstehen.

Die meisten merken nicht, daß Vegetarier gar nicht leiden. Im Gegenteil: Vegetarier sind nicht mehr an das Fleischgericht als Mittelpunkt des Speiseplans gebunden. Deshalb können sie leckere, gesunde Gerichte erfinden. Ein Koch, der immer an das Fleisch als Hauptgang denken muß, kann sich nicht vorstellen, wie viele Zubereitungs- und Kombinationsmöglichkeiten es für Vegetarier gibt. Die vegetarische Küche kann so schnell und einfach sein wie das Kochen mit Fleisch und ebenso nährstoffreich, vielleicht sogar nährstoffreicher, wenn man die Eßgewohnheiten der meisten in der westlichen Welt damit vergleicht.

In Wahrheit ist Fleisch weder für den menschlichen Speisezettel noch für die Versorgung mit Nährstoffen nötig. Wir können nicht nur ohne Fleisch »auskommen«, sondern wir können als Vegetarier gesund leben, Geld sparen, die Rohstoffvorräte unseres Planeten schonen und uns in dem Bewußtsein zu Tisch setzen, daß unser Anteil am unnötigen Leiden und Sterben unserer Mitgeschöpfe geringer geworden ist. Wenn das Fleisch die »Krönung der Tafel« ist, dann sind Vegetarier kulinarische Anarchisten, und sie sind froh darüber.

»Wie werde ich Vegetarier?«
»Legen Sie Ihre rechte Hand auf diesen Sack Kichererbsen, und sprechen Sie mir nach...«
Um Vegetarier zu werden, muß man keinen formalen Enthaltsamkeitsschwur leisten. Da ein Vegetarier jemand ist, der weder Fleisch noch Fisch noch Geflügel verzehrt, scheint die Antwort auf die Frage: »Wie werde ich einer?« zunächst einfach zu sein. Man hört mit dem Fleischessen auf. Das wäre richtig, aber sehr übergangslos. Wenn man seit Jahrzehnten Fleischesser war, sind der Körper, die Geschmacksknospen und -empfindungen vielleicht auf ganz bestimmte Düfte, Geschmacksnoten und Gewebestrukturen eingestellt. Eine plötzliche Änderung kann für den Organismus einen unangenehmen Schock bedeuten. Manche Menschen werden durch leidenschaftliche Gefühle, die aus ihrer ethischen Grundhaltung entspringen, so beflügelt, daß sie alle Nahrungsmittel tierischen Ursprungs radikal aufgeben und mit ihrer Entscheidung glücklich sind. Doch im allgemeinen sind derartig plötzliche Änderungen des Speiseplans nicht ratsam. Die meisten haben mit einem allmählichen, vernunftgemäßen Absetzen von Fleischspeisen mehr Erfolg. Dadurch gewinnen sie Zeit für die körperliche und seelische Umstellung auf die neue Kost. Ehe man alle Fleischgerichte vom Speisezettel streicht, sollte man sich vergewissern, daß man die Grundregeln gesunder Ernährung kennt. (Sie werden später in diesem Buch behandelt.) Gute Absichten und Mitleid mit Tieren ernähren Ihre Seele, aber nicht Ihren Körper. Vegetarier brauchen keine besonderen Kenntnisse über Ernährung, wie viele Kritiker behaupten, aber sie sollten über die Grundlagen Bescheid wissen. *Die wichtigste Ernährungsregel heißt: Essen Sie vielerlei verschiedene Nahrungsmittel.* Verlassen Sie sich nicht auf ein oder zwei, die all Ihren Nährstoffbedarf decken sollen.
Frischgebackene Vegetarier machen oft den Fehler, das Fleisch wegzulassen, ohne ihren Speisezettel an anderer Stelle zu erweitern, um so die fehlenden Nährstoffe zu ersetzen. Es mag von der Theorie her sehr gesund sein, das Fleisch wegzulassen, doch immerhin muß man dadurch eine ganze Gruppe von Speisen aufgeben, wozu bei der Vegan-Kost auch Milchprodukte und Eier gehören. Wer ohne tierische Nahrungsmittel auskommen will, muß durch die Vielfalt anderer Speisen für gute Ernährung sorgen. Leider erwecken schlecht informierte Kritiker des Vegetarismus den Eindruck, als sei dies undurchführbar. Ich werde in diesem Buch zeigen, daß dem nicht so ist. Es gibt hunderterlei preiswerte, wohlschmeckende Nahrungsmittel in Supermärkten, in Läden für Ausländer, in Delikatessengeschäften, in Naturkostläden und auf Märkten. Und es gibt einige vegetarische

4

Kein Vegetarier braucht sich mit Bohnen vollzustopfen

Kochbücher, die genau angeben, wie man diese zahlreichen fleischlosen Speisen zubereitet.
Klingt das verwirrend wie das Lernen einer neuen Sprache? Dann sollten Sie jede Woche nur ein neues Nahrungsmittel oder Rezept einführen. Nach sechs Monaten werden Sie eine Sammlung von erprobten fleischlosen Rezepten haben, die neben Ihrem bisherigen Speisezettel ohne weiteres bestehen kann. Fleisch und Kartoffeln mag man als ständiges Gericht bald satt haben, aber Reis und Bohnen oder Hüttenkäse und Erdnußbutter ebenfalls. Das Fleisch aufgeben sollte nicht bedeuten, daß Sie in eine Einbahnstraße der Ernährung einbiegen. Während man langsam immer mehr Speisen und Rezepte kennenlernt, werden die Mahlzeiten zu immer neuen kulinarischen Entdekkungen und garantieren gleichzeitig die Deckung des Nährstoffbedarfes. (Ernährungswissenschaftliche Fragen werden in den folgenden Kapiteln abgehandelt.)
Vielleicht möchten Sie das Fleischessen allmählich aufgeben, indem Sie in der ersten Woche ein oder zwei fleischlose Tage einführen, an denen es Gerichte mit Eiern und Käse oder Getreide und Hülsenfrüchte gibt. In der folgenden Woche gehen Sie zu noch mehr fleischfreien Tagen über und setzen dies fort, bis Sie gar kein Fleisch mehr essen. Dies hat den Vorteil, zwischen Fleischkost und fleischlosen Gerichten abwechseln zu können. Der Gaumen kann sich an die neue Speisenfolge gewöhnen. Ein langsames Aufgeben der Fleischkost ist auch für eine Familie leichter als plötzliche Veränderungen, die oft zu Empörung und Aufruhr am Eßtisch führen.
Für einen frischgebackenen Vegetarier aus ethischen Motiven fallen die Nachteile dieser Umstellungsmethode jedoch schwer ins Gewicht. Die Erkenntnis, daß man das Fleisch geschlachteter Geschöpfe ißt, trifft einige Menschen hart und schreckt sie aus ihrer Behaglichkeit auf. Da sie nun einmal wissen, was sie essen, wollen sie nicht einige Tage enthaltsam sein und am nächsten Tag Fleisch essen. Wer so eingestellt ist, bevorzugt vielleicht die Methode, die meine Frau und ich wählten.
Wir waren von der ethischen Grundlage des Vegetarismus überzeugt, doch als wir erstmals an die Umstellung dachten, wußten wir kaum etwas über die ernährungswissenschaftlichen und gesundheitlichen Aspekte einer Lebensweise ohne Fleisch. Uns beschäftigten viele Fragen, die in diesem Buch beantwortet werden. Wie bekommen wir genug Eiweiß? Werden wir krank davon? Muß man mit körperlichen oder seelischen Veränderungen rechnen? Vor unserem geistigen Auge tauchten Vegetarier mit käsigen Gesichtern auf.
Man hatte uns die Vorstellung von

der herkömmlichen Bedeutung des Fleisches in der Ernährung so tief ins Bewußtsein gesenkt, daß wir halb im Scherz davon sprachen, während des »Experiments« mit unserem Hausarzt in Verbindung zu bleiben. Wir wollten dem Vegetarismus eine Chance geben, aber den Marsch durch das unbekannte Gelände anhand eines Speiseplans vorausbestimmen.

Mehrere Tage lang durchsuchten wir vegetarische und andere Kochbücher nach Rezepten, die uns zusagten. Dann entwarfen wir einen Speisezettel für eine Woche mit Frühstück, Mittagessen und Abendbrot. Wir schrieben uns auch ein paar gesunde Knabbereien für Zwischenmahlzeiten auf. Dann gingen wir einkaufen und besorgten alle nötigen Zutaten auf einmal. Wir stopften die Küche für einen einwöchigen Versuch voll.

Die Gerichte, die wir zusammenstellten, waren nichts Besonderes. Sie waren praktisch, einfach und (so hofften wir) schmackhaft. Es folgt ein grundlegender Speiseplan für drei Tage ohne detaillierte Rezeptangaben, der auch die Verwendung von Milch und Eiern einschließt.

Frühstück
Apfelsaft (oder Saft einer Zitrone in einer Tasse mit heißem Wasser)
Joghurt mit kaltem, gekochtem Vollkornreis und zerkleinerten Früchten und Nüssen
Mittagessen
Gemüsesuppe
Vollkornbrötchen oder -brot
Obstsalat mit Sonnenblumenkernen
Abendessen
Reisbratlinge
Gedünsteter Winterkürbis
Grüne Bohnen
Mit gehackten Nüssen und Rosinen angemachter grüner Salat

Frühstück
Grapefruitsaft
Warmes oder kaltes Vollkornschrotmüsli mit Obst und Milch oder Joghurt
Vollkornbrot, leicht getoastet, mit Erdnußbutter, Tahini (Sesambutter) oder Margarine
Mittagessen
Brot mit Sojapaste,
Tomatenscheiben und Salatblatt
Gemüsesalat mit Essig und Öl
Joghurt
Abendessen
Nußauflauf
(Nüsse, Eier, Hüttenkäse, Gemüse, Zwiebeln, Haferflocken usw.)
Gedünsteter Lauch
oder Blumenkohl
Gedünstete oder frische Tomaten
Obstsalat

Frühstück
Orangensaft
Vollkornpfannkuchen
mit naturbelassenem Joghurt
Äpfel oder anderes Obst

Mittagessen
Keimlingsalat (Luzernenkeimlinge, Linsenkeimlinge, Mungbohnenkeimlinge, auch Lunja genannt, gemischt mit geraspelten Möhren, Tomaten usw. und Salatsoße)
Hüttenkäse und Obst (falls Sie immer noch Hunger haben)

Abendessen
Gebackener Tofu (Sojaquark)
Gekochter Vollkornreis
In der Pfanne gerührtes Mischgemüse (Kohl, Tomaten, Knoblauch, Zwiebel, Keimlinge, Zuckererbsen oder grüne Bohnen)
Apfelmus

Die täglichen Mahlzeiten sollten regelmäßig folgendes enthalten: Getreide, Sämereien, Nüsse, Bohnen, Erbsen und Linsen; Milch, Käse, Joghurt und Eier; Blatt-, Stiel- und Wurzelgemüse sowie Obst. (Weiteres über Grundnahrungsmittel für Vegetarier folgt später.)

Dies sind offensichtlich nur knappe Richtlinien. Ich habe nichts über Gewürze, besondere Zutaten und die Zubereitung gesagt, denn das erprobt man am besten in der eigenen Küche. In den Kapiteln 5 und 6 finden Sie spezielle Angaben über Nährstoffe. Einige Menschen mögen den obigen Speiseplan zu spartanisch finden. Andere werden durch soviel Essen zunehmen.

Nehmen Sie sich die Zeit, einen Grundstock aus leckeren Gerichten aufzubauen, deren einzelne Zutaten Sie bereits gern essen. Man soll experimentieren, aber in der ersten Woche nicht zu viele neue Nahrungsmittel einführen und zunächst nur wenige kompliziertere Rezepte ausprobieren. Es geht darum, ohne Mühe zur fleischlosen Kochkunst überzugehen und so wenig wie möglich gegen bestehende Geschmacksgewohnheiten zu verstoßen.

Diese Methode hatte Erfolg bei uns. Da jede Mahlzeit im voraus geplant wurde, blieb nichts dem Zufall überlassen. Man aß nicht aufs Geratewohl etwas im letzten Augenblick Zusammengerührtes. Wir brauchten nicht dazustehen, in den Kühlschrank zu gucken und zu fragen: »Was sollen wir heute abend essen?« Der Speiseplan gab uns ein sicheres Gefühl.

Fast jedes Gericht erwies sich als eine erfreuliche und für uns ungewöhnliche Kombination von Geschmacksnoten und Zutaten. Wir waren beide dazu erzogen worden, zwei- bis dreimal am Tag Fleisch zu essen, und hatten uns daher an eine geringe Zahl regelmäßig wiederkehrender Gerichte gewöhnt. Unser Speiseplan war deshalb nahrhaft und stellte zugleich unsere vorgefaßten Meinungen in Frage. Unsere Woche begann mit Opfergedanken, doch bereits Mitte der Woche gratulierten wir einander zu jeder Mahlzeit und genossen das große Abenteuer sehr. Wir sahen jeder Mahlzeit erwartungsvoll entgegen. Für Askesegedanken gab es keinen Platz mehr. Die Gaumenfreude an den Speisen nahm uns zu sehr in Anspruch.

Am Ende der Woche verglichen wir unsere Aufzeichnungen. Jeder von uns hatte ein paar überflüssige Pfunde verloren. Keiner fühlte sich bei dieser »kargen« Ernährung schwach oder schlecht ernährt. Wenn wir überhaupt einen Unterschied wahrnahmen, dann fühlten wir uns leichter und energiegeladener als vorher. Und wir entdeckten einige erfreuliche Seiten der vegetarischen Küche:

1. Sie war sauberer: Wenig oder gar kein Fett auf Töpfen, Herd, Backofen oder Küchentischen.

2. Es ging ebenso schnell wie die Zubereitung von Mahlzeiten mit Fleisch als Hauptgang.

3. Wir fühlten uns gesättigt, aber nicht vollgestopft.

4. Keiner von uns beiden hatte während dieser Woche je die Fleischspeisen vermißt.

Wir erklärten das einwöchige Experiment für erfolgreich und beschlossen, es mit einem neuen Speiseplan zu wiederholen. Die zweite Woche wirkte sich ähnlich aus. So wurden Betsy und ich Vegetarier. Eine Woche mit Speiseplan folgte auf die andere, die Wochen wurden zu Monaten und dann zu Jahren. Wir schworen niemals Enthaltsamkeit. Wir litten nie unter Entzugserscheinungen. Wir ließen einfach zu, daß die neue Kost an jedem einzelnen Tag Gestalt annahm, und eines Tages wurden wir uns bewußt, daß wir Vegetarier waren. Das ist vielleicht der beste Weg zur Veränderung – mehr Evolution als Revolution.

Selbst unsere Methode mag drastisch erscheinen, weil alle Fleischspeisen auf einmal aufgegeben werden; doch in Wirklichkeit ist es ein sanfter Weg. Der Verzehr kleiner Mengen Eier, Käse und Milch während der ersten Wochen erleichtert die Umstellung beträchtlich. (Man muß – und soll – das Fleisch keineswegs Gramm für Gramm durch Milch und Eier ersetzen.) Vielleicht vermissen Sie anfangs ein paar Geschmacksnoten und die Beschaffenheit des Fleischgewebes, doch der Fettgehalt und die Vertrautheit der genannten Speisen wird Sie vor deutlicherem Unbehagen bewahren. Viel hängt natürlich davon ab, wie ernst es einem mit der fleischlosen Kost ist. Je stärker man die Änderung wünscht, und je mehr Zeit man der Gestaltung des Übergangs widmet, desto leichter wird es sein.

Einige haben von Entzugserscheinungen während dieser Phase berichtet; allerdings wird dabei oft übertrieben. Auf Fleisch zu verzichten ist nicht so schwer, wie das Rauchen oder Nägelkauen aufzugeben. Spielt das Fleisch in Ihrer bisherigen Ernährung die Hauptrolle, so hat es natürlich besondere Wirkungen auf Körper und Seele. Wenn es vom Speisezettel gestrichen wird, kann das eine Reaktion hervorrufen. Einige Vegetarier berichten, daß sie sich während der ersten Wochen schlapp fühlten. Dieser Zustand kann psychisch bedingt sein. Wer in den Vereinigten Staaten Steaks und Koteletts aufgibt, ist wie ein Atheist im Vatikanstaat. Man kann noch so überzeugt sein, die wirklichen und eingebildeten gesellschaftlichen Folgen eines solchen Verzichts lasten schwer auf dem Gemüt. Das genügt, um einen zu ermüden.

Müdigkeit kann sich auch dadurch einstellen, daß einem die anregenden Stoffe aus dem Fleisch fehlen. Es ist nicht bekannt, ob die anregende Wirkung vom Fettgehalt des Fleisches, von den aufgenommenen Hormonen (natürlichen und künstlichen) oder vom Verhältnis zwischen Nährstoffmenge und Flüssigkeitsmenge abhängt. Nicht bei jedem kommt es durch Entzug zu Müdigkeit, doch da viele vegetarische Neulinge davon berichtet haben, sollte man sich langsam und unter Beachtung der ernährungswissenschaftlichen Regeln umstellen. Andere haben das Gegenteil erlebt: die Empfindung enormer körperlicher und seelischer Kräfte, Begeisterung, ein natürliches Hochgefühl. Könnte das psychisch bedingt sein, da man die uneingestandenen Schuldgefühle wegen des Fleischverzehrs losgeworden ist? Oder körperlich, da der Körper von zu großen Mengen tierischer Fette und Giftstoffe befreit wurde? Noch weiß niemand etwas Sicheres darüber, doch beide Zustände, Müdigkeit und Überschwang, sind vorübergehend. Bei den meisten stellt sich nach einiger Zeit ein Gefühl der Ausgeglichenheit ein, vorausgesetzt, sie waren es vorher ebenfalls.

Etwas anderes ändert sich sofort und für immer, wenn jemand das Fleischessen aufgibt: Er wird vielleicht beobachten, daß sein Körpergeruch schwächer wird. Obwohl nicht jeder diese Erscheinung bemerkt, gibt es eine wissenschaftliche Erklärung dafür: Fleischfett enthält Buttersäure. Diese Substanz wird durch die Poren ausgeschieden und verleiht starken Fleischessern einen intensiveren Körpergeruch als Menschen, die wenig oder gar kein Fleisch essen.

Eine der häufigsten Veränderungen, die man bei frischgebackenen Vegetariern beobachten kann, ist ein Zustand, den man *vegetarianus evangelicus* nennt. Diese Krankheit kann jeden vom Jünglingsalter an befallen, doch am häufigsten kommt sie im Studentenalter vor. Die Symptome sind: Hochmut und ein Gefühl der Erhabenheit, laute Debatten mit fleischessenden Gästen, Gespräche über weltanschauliche Fragen mit

Fremden in Naturkostläden und ein Drang, unaufhörlich über Eiweiß und Ernährung zu reden. Diese Krankheit wird geheilt durch die Zeit und ein paar sanfte Tritte unter dem Eßtisch. Wenn man das Fleisch wegläßt, kann Hunger eine Folge sein – bei manchen reißender Hunger. Es ist eine normale und vorübergehende Erscheinung. Etwas Ähnliches erleben einige nach einem chinesischen Essen. Sie nehmen ein großes Mahl mit mehreren Gängen ein, und fünfzehn Minuten später sind sie wieder hungrig. Die chinesischen Gerichte, die von den meisten geschätzt werden, bestehen hauptsächlich aus Gemüse und Reis. Das Fleisch macht oft nur ein Viertel der gewohnten Menge aus. So nahrhaft diese Gerichte auch sind, können sie doch bei einem Fleischesser, der normalerweise das Gefühl eines wohlgefüllten Magens hat, die Empfindung hervorrufen, er sei nur halb satt. Die Reaktion auf vegetarische Gerichte kann ähnlich ein, vor allem während der ersten ein bis zwei Wochen der neuen Kostform. Eine Kost mit vielen tierischen Fetten ist außerdem kalorienreicher als eine Ernährung auf pflanzlicher Grundlage. Es kann sein, daß Sie nach Fortfall des Fleisches einen Teil dieser Kalorien ersetzen müssen. Man sollte dies nicht durch den Verzehr leerer Kalorien ausgleichen. Vermeiden Sie zusätzlichen Zucker, gleichgültig ob er weiß, braun oder als Tafelsirup angeboten wird. Man sollte nicht denken, daß brauner Zucker besser sei als weißer. Brauner Zukker ist mit Melasse gefärbter weißer Zucker. Auch sollte man Zucker nicht durch Honig ersetzen. Dem Gericht etwas Honig zuzugeben ist gut, aber Zucker bleibt Zucker.

Meiden Sie Fertigmahlzeiten und hochgradig verfeinerte Produkte. Manchem fällt der Verzicht auf Naschereien und Erfrischungsgetränke schwerer als der Verzicht auf Fleisch. Vollkorngetreide, Vollkornbrot, Hülsenfrüchte, Gemüse und Obst sollten die Hauptnahrungsmittel sein. Als Zwischenmahlzeit oder zum Knabbern nimmt man frisches oder getrocknetes Obst, ungesalzene Nüsse oder Naturjoghurt mit zerkleinerten Früchten. Nehmen Sie lieber häufig kleinere Mahlzeiten ein statt drei große. Wer den ganzen Tag knabbert, vermeidet Hungergefühle und hält seinen Energiepegel gleichmäßig hoch. (Erzählen Sie das Ihrem Chef, wenn er fragt, warum auf Ihrem Schreibtisch Sonnenblumenkerne herumliegen.)

»Augenblick mal«, sagen Sie jetzt vielleicht, »sehen Sie doch die vielen Kohlenhydrate! Bohnen, Früchte, Nüsse, Brot. Ich werde aufgehen wie ein Ballon!« Haben Sie Übergewicht? Schlanksein und Schlankwerden sind zu neuen Mythen der westlichen Welt geworden. Aber der Vorwurf, daß vegetarische Kost dick mache, trifft nicht zu.

Weder die Kohlenhydrate noch die sogenannten dickmachenden Nah-

rungsmittel sind das Entscheidende.* Die Ernährungswissenschaftler werden Ihnen sagen, daß kein bestimmtes Nahrungsmittel dick macht. Der Fehler, lieber Brutus, liegt bei uns und nicht bei den Nahrungsmitteln. Wer mehr Kalorien aufnimmt, als er verbrennt, wird zunehmen. Woher diese Kalorien kommen, ist im Grunde unwichtig.
Leider sind die Ursachen der Fettleibigkeit etwas komplizierter. Nur eine grundlegende Änderung des Lebensstiles und der Einstellung kann einen wirklich fit und gesund halten. Viele Menschen mit Gewichtsproblemen brauchen hierzu verschiedene Formen der Therapie und Verhaltensänderung, die den Rahmen und Zweck dieses Buches übersteigen. Es ist also nicht gerecht, die vegetarische Kost als dickmachend zu verdammen. Ebenso irreführend ist die Annahme, daß man als Vegetarier automatisch an Gewicht verliert. Unabhängig von der Kostform sind Gewichtsveränderungen abhängig von der Nahrungsmenge, der körperlichen Bewegung und der Aktivität des Stoffwechsels. Eine vernünftige, gesundheitsbewußte vegetarische Kost, fettarm und frei von Süßigkeiten und vorgefertigten Speisen, wird immer nützlich sein, wenn man abnehmen oder sein Gewicht halten will. Doch letzten Endes bleibt die Lösung des Gewichtsproblems und vieler anderer Gesundheitsprobleme dem einzelnen überlassen.
Bei der Umstellung sind Ruhe und Geduld mit sich selber am wichtigsten. Der Vegetarismus soll die Lebensweise eines Menschen vereinfachen und ihn von überflüssigem Ballast befreien. Wenn Sie also nach den ersten Versuchen mit fleischloser Kost ein etwas leeres Gefühl haben, dann genießen Sie dies. Es dient der schlanken Linie.
Ob der Vegetarismus einen nun körperlich verändert oder nicht, er wird bestimmt Einfluß auf Ihr gesellschaftliches Leben haben. Die Zahl der Einladungen zum Abendessen kann abnehmen, wenn Ihre Mitmenschen von der neuen Vorliebe erfahren. Kurz nach unserer Ernährungsumstellung rief ein alter Freund an und lud uns zum Abendessen ein.
»Gerne«, sagte Betsy, »aber wir sind jetzt Vegetarier.«
»Oh, das ist dumm«, sagte unser Freund, »wir sind noch Fleischesser.«
Heute ist die Situation etwas besser, da das Ernährungsbewußtsein der Öffentlichkeit zugenommen hat und der Vegetarismus aufblüht. Auch haben die hohen Fleischpreise viele Familien dazu gezwungen, fleischlose Tage einzuführen; vielleicht werden Sie an diesen Tagen eingeladen. Sie können ihren Freunden helfen, indem Sie Rezepte anbieten,

* Es besteht jedoch ein Unterschied zwischen den oft schädlichen *isolierten* Kohlenhydraten in überfeinerten Speisen und den vollwertigen Kohlenhydraten in Getreide, Hülsenfrüchten und Gemüse (mehr darüber in Kapitel 6).

Kochbücher schenken oder sie zum Abendessen einladen.
Sehr gesellige Menschen und jene, die häufig auswärts essen oder aus beruflichen Gründen nicht zu Hause essen können, werden eine vegetarische Ernährung vielleicht schwierig finden, wenn sie keine Zugeständnisse machen. (Vegetarische Restaurants sind jedoch heute häufiger als noch vor wenigen Jahren. Die meisten Großstädte und Universitätsstädte haben Naturspeisehäuser oder vegetarische Restaurants, und laufend werden neue eröffnet. Diese Orte haben vielleicht nicht die Atmosphäre eines erstklassigen französischen Restaurants, doch die geringere Profitgier, die guten Speisen und die im allgemeinen freundliche Bedienung entschädigen einen für die schmucklose Umgebung.)
Aber selbst teure Restaurants führen fleischlose Gerichte. Nur darf man nicht alles glauben, was auf der Speisekarte steht. Wenn man seine Neigungen nicht ausdrücklich zu verstehen gibt, kann es geschehen, daß die Spaghetti mit einer Fleischsoße auf den Tisch kommen oder die Eierstichbrühe vom Huhn stammt. Fragen Sie. Einmal bestellte ich in einem kleinen exklusiven Restaurant Bohnensuppe. Ich erklärte der Kellnerin in aller Ruhe, daß ich Vegetarier sei, und sie versicherte mir, die Suppe bestehe »nur aus Bohnen«. Als die Suppe kam, guckten zwischen den Bohnen ein paar rosa Stückchen heraus. Ich erkundigte mich. Der Geschäftsführer identifizierte sie als Schweinespeck.
»Aber ich habe der Kellnerin gesagt, daß ich Vegetarier bin.«
»Ja und?« fragte der Geschäftsführer ahnungslos, »ich bin auch Vegetarier und esse diese Suppe oft.«
»*Was* sind Sie?« stotterte ich, »und *was* essen Sie?«
Das Ende der Geschichte habe ich nie erfahren. Mein Tischgenosse, ein nichtvegetarischer Redakteur, der peinliche Situationen nicht ertragen konnte, sah mich an, als wollte er sagen: »Womit habe ich das verdient?« Ich wäre am liebsten im Erdboden versunken und bestellte einen Salat. Merken Sie, was ich mit Anpassung meine? Die eigene Vorstellung vom Vegetarismus stimmt nicht immer mit der des anderen überein.
Die meisten beginnen anscheinend lieber als Lakto-ovo-Vegetarier, und die Mehrheit bleibt dabei. Einige schreiten jedoch weiter zum Veganismus und meiden alle Nahrungsmittel tierischen Ursprungs, auch Milch, Eier, Gelatine und Honig. Wer diesen Weg wählt, sollte langsam gehen. Eine rein pflanzliche Kost bedeutet nach der üblichen Ernährungsweise eine gewaltige Umstellung. Um vegan zu werden, muß man sich eingehender mit Ernährungslehre und Nahrungswahl beschäftigen. Eine rein pflanzliche Ernährung ist nahrhaft und gesund, wenn man bereit ist, an sich zu arbeiten und bewußt zu essen.

Ein Vegan, der vielerlei vollwertige Nahrungsmittel verzehrt, wird kaum Probleme mit seiner Eiweißversorgung haben, doch könnte reine Pflanzenkost arm an Kalzium, Riboflavin und Vitamin B_{12} sein. Als Vegan kann man Kalzium aus angreicherter Sojamilch, angereicherter Bierhefe, ungeschältem Sesam, Tahini (Sesampaste oder -butter), Sonnenblumenkernen und bestimmten Blattgemüsearten erhalten (Gemüse ohne Kalzium bindende Oxalsäure, z.B. Kohlgemüse, Lauch und Löwenzahnblätter). Riboflavin ist in Blattgemüse, anderem Gemüse, Weizenkeimen, Mandeln und Bierhefe enthalten. Vitamin B_{12} kann man bei veganer Kost durch Vitamintabletten, angereicherte Bierhefe, angereicherte Sojamilch und andere Sojaprodukte zuführen.

Ein frischgebackener Veganesser tut gut daran, sich einen Speiseplan für mehrere Wochen auszuarbeiten. Im allgemeinen halten sich Menschen, die im Veganismus eine befriedigende und gesunde Lebensweise sehen, an die Regeln gesunder Ernährung. Eine *wahllose* Veganernährung kann gefährlich sein, vor allem für Kinder und Schwangere.

Wie ergeht es vegetarisch lebenden Kindern? Zu bestimmten Zeiten können Kinder und Heranwachsende durch Drüsenveränderungen, Stimmungsschwankungen oder den Einfluß der Gleichaltrigen unnatürliche Eßgewohnheiten entwickeln. Auch ohne eine Umstellung der Familie auf vegetarische oder vegane Kost ist es oft schwierig genug, Halbwüchsige zu richtigem Essen zu erziehen. Ihre Kameraden machen sich über Vegetarismus wahrscheinlich lustig. Und leider sind bei manchen Erwachsenen, die Vegetarier werden, deren Kinder die Verlierer. Im allgemeinen sorgen Amerikaner für ihre Autos besser als für ihre Körper. Während Erwachsene eine Zeitlang entsprechend zu leben vermögen, haben Kinder einen bestimmten Nährstoffbedarf, da sie sich sehr rasch entwickeln und ohne jene Nährstoffe nicht normal heranwachsen. Natürlich ist nachlässige Ernährung kein typisches Vegetarierproblem. Die meisten Untersuchungen über schlecht ernährte Kinder, ob arm oder reich, betreffen Kinder, die das in den USA übliche Essen mit zuviel Zucker und verschiedenen tierischen Eiweißen bekamen. Trotzdem sind Vegetarier in besonderem Maße für ihre Kinder verantwortlich.

Erstens werden Erwachsene im allgemeinen aus Mitleid mit den Geschöpfen zu Vegetariern. Wäre es nicht Liebe am falschen Platz, wenn jemand zwar um das Wohlergehen von Kühen und Schweinen besorgt ist, nicht aber um das seiner Kinder? Zweitens: Eine fleischreiche Kost kann gefährlich sein (oder zumindest ungesünder als vegetarische Kost). Trotzdem liefern tierische Nahrungsmittel bestimmte wichtige Nährstoffe, die in der Pflanzenkost

vielleicht fehlen, wenn man die Wahl der Pflanzen dem *Zufall* überläßt.
Drittens sind die Augen der Mehrheit stets kritisch auf jeden gerichtet, der vom Üblichen abweicht. Deshalb müssen Vegetarier ihren Kindern und der Gesellschaft beweisen, daß sie sich nur im Dienste des Guten auflehnen. Welchen Wert hätte eine Weltanschauung, die den Unschuldigen bestraft?
In den letzten Jahren hat sich der Vegetarismus mit verschiedenen esoterischen Weltanschauungen vermischt. Viele meinen anscheinend, daß die »guten Schwingungen«, die die vegetarische Kost mit sich bringt, den Körper auf magische oder kosmische Weise schützt. Das führt zu Nachlässigkeit in der Ernährung. »Der Kosmos wird schon dafür sorgen« ist eine schöne Losung, nach der sich aber nicht die Eßgewohnheiten eines Kindes richten dürfen. Kinder, die ihre Mahlzeiten ohne Anleitung durch einen Erwachsenen, der sich in Ernährungsfragen auskennt, zusammenstellen, sind nichts weiter als vernachlässigte Kinder.
Ein Großteil der Kritik am Vegetarismus bezieht sich nur auf das Verhalten von Eiferern, die ihre Überzeugung wichtiger nehmen als die eigene Gesundheit oder das Wohlbefinden ihrer Kinder. 1971 wurden einige hundert Vegetarier, Fruchtesser und Makrobioten aus der Subkultur von Berkeley in Kalifornien untersucht. Man konzentrierte sich auf die »besser ernährten Gruppen, die genügend Geld für ein Restaurantessen hatten und meistens gut aßen«. Doch der Forscher berichtete: »Die Kleinkinder, die ich untersuchte, bekamen gewöhnlich wäßrigen Getreidebrei oder unpasteurisierte Fertigmilch aus Pflanzenstoffen. Das macht sie anfällig für Skorbut und begünstigt allgemeine Mangelerscheinungen.«[1]
Die Harmonie mit dem Kosmos wird fälschlicherweise oft mit Nichtstun gleichgesetzt. Vegetarier können es sich nicht leisten, gleichgültig in Ernährungsfragen zu sein, vor allem, wenn sie Kinder haben.

Das vegetarische Baby

Kinderpflege beginnt im Mutterleib. Gute Kost ist entscheidend für die normale Entwicklung des Ungeborenen. Ist die Ernährung der Mutter mangelhaft, vor allem zwischen der zweiten Woche und dem zweiten Monat der Schwangerschaft, so kann das ungeborene Kind auf Dauer geschädigt werden. Der Fötus entwickelt sich in dieser Zeit ziemlich schnell und braucht ständig alle lebenswichtigen Nährstoffe.
Gute Geburtsvorsorge ist eine Pflicht. Eine schwangere Vegetarierin sollte einen Frauenarzt oder eine Hebamme finden, die den gesundheitlichen Wert vernünftiger vegetarischer Kost grundsätzlich anerkennen. Glauben Sie niemandem, der Ihnen sagt, man müßte Fleisch oder

Fisch essen, um ein gesundes Kind zu bekommen. Man braucht gute Nahrung, kein Fleisch. Und weder die Mutter noch das Kind brauchen die Hormone, Pestizide, Lebensmittelzusätze und Verfälschungsmittel, die man in den meisten Fertiggerichten, ob mit oder ohne Fleisch, vorfindet. Die Tragweite der Auswirkungen schädlicher Rückstände auf den Embryo und dessen Erbanlagen ist noch unerforscht. (Es wäre klug, zumindest während der Schwangerschaft auch das Rauchen, Alkoholgenuß und Langzeitfasten aufzugeben sowie auf die Einnahme von Medikamenten zu verzichten, es sei denn, sie sind ausdrücklich vom Arzt verordnet.)

Eine Schwangerschaft erhöht den Eiweißbedarf. Der empfohlene Tagesrichtwert für Eiweiß beträgt bei einer Gemischtkost von Pflanzen und Tierprodukten etwa 30 g mehr als bei Nichtschwangeren. Das gilt auch für Lakto-ovo-Vegetarier. (Für eine 116 Pfund schwere Frau, die 19 oder älter ist, beträgt der Richtwert 46 g pro Tag. Bei Schwangerschaft steigt der Richtwert auf 76 g.)

Das bedeutet nicht, daß man ins Geschäft laufen und eine Dose Proteinzusatz kaufen muß, wenn man schwanger ist. Solche Zusatzmittel sind nicht nur teuer, sondern ihnen fehlen meistens so gut wie alle anderen Nährstoffe. Es ist besser, den Eiweißbedarf auf andere Weise zu dekken. Laktovarier können einfach mehr Milch und Eier verwenden. Magermilchpulver ist billig und fettarm und kann mit fast jedem Gericht oder Getränk eingenommen werden. (Milchpulver, nicht sofort löslich, enthält pro Vierteltasse etwa 8 g verwertbares Eiweiß.) Ein paar Gramm Käse machen ebenfalls viel aus. (Eine halbe Tasse magerer Hüttenkäse enthält etwa 25 g verwertbares Eiweiß und deckt damit fast schon den Zusatzbedarf einer Schwangeren.)

Man kann auch Vollfett-Sojapulver (nicht Sojamehl) in Mixgetränke, Getreidespeisen, Brot, Suppen und Pfannengerichte mischen. Sojamehl kann den Eiweißgehalt von Brot und Gebäck erhöhen. Neben Getreide, Hülsenfrüchten und Nüssen gibt es noch andere Eiweißquellen, zum Beispiel Bierhefe (50% verwertbares Eiweiß und reichlich Vitamine und Mineralstoffe) und Tofu oder Sojabohnenquark (ein unendlich vielseitig verwendbares Nahrungsmittel mit 65% Eiweiß, sehr gut verdaulich).

Über die Gewichtszunahme während der Schwangerschaft sollte man sich nicht allzu viele Sorgen machen. Nicht so sehr durch Wenigessen, wohl aber durch Einschränkung der Nahrungswahl kann man den Embryo in seiner Entwicklung schädigen. Eine Gewichtszunahme bis zu 24 Pfund ist während der Schwangerschaft nicht ungewöhnlich.

Vegan lebende Schwangere brauchen ebensoviel Nettoprotein (30 g

zusätzlich) wie Nichtvegetarier und Laktovarier, aber sie müssen mehr Nahrungsprotein insgesamt zu sich nehmen, weil dieses in Pflanzenprodukten nicht so konzentriert vorkommt. (Kapitel 5 beschäftigt sich eingehender damit.) Sojapulver, besonders eiweißreiches Brot, Gerichte aus Getreide mit Hülsenfrüchten oder Getreide mit Sämereien, Bierhefe und Tofu helfen vegan lebenden Schwangeren, den Fehlbedarf mühelos auszugleichen. (Man braucht wohl nicht zu sagen, daß die »leeren« Kalorien von Naschereien und überfeinerten Lebensmitteln zumindest während der Schwangerschaft gemieden werden müssen.)
Vielleicht möchten Sie einige Tage lang Ihre Eiweißaufnahme kontrollieren. Hüten Sie sich aber davor, zu hungern oder sich künstlich vollzustopfen, nur um den Zahlen einer Tabelle gerecht zu werden. Essen Sie vernünftige und abwechslungsreiche Kost.
Auch der Kalziumbedarf steigt während der Schwangerschaft und der Stillzeit. Der Richtwert, der sonst 800 mg pro Tag beträgt, steigt auf 1200 mg. Doch diese Zahlen gelten nur bei der typischen zu eiweißreichen Kost. Eine schwangere Vegetarierin hingegen benötigt eher um die 800 mg als annähernd 1200 mg. Schränken Sie Ihren Kalziumkonsum keinesfalls ein. Sie brauchen alles Kalzium, das in guter Kost enthalten ist. Eventuelle Kalziumüberschüsse werden im Körper gespeichert und bilden eine Reserve für die Stillzeit.
Während der Schwangerschaft sollte man mehr eisenhaltige Nahrungsmittel verzehren. Zwar steigt durch die Schwangerschaft die Fähigkeit der Frau, Eisen aus der Nahrung zu entnehmen, doch es ist nicht leicht, die vom Rat für Lebensmittel und Ernährung vorgeschlagene zusätzliche Eisenmenge aus der üblichen Fleischkost oder auch aus vegetarischer Kost zu beziehen. Falls eine Frau wenig Blutfarbstoff hat, wird der Frauenarzt möglicherweise zusätzliche tägliche Eisengaben empfehlen.
Verzehren Sie mehr eisenreiche Nahrungsmittel: Vollkornhefebrot, Hülsenfrüchte (vor allem Sojabohnen) und eisenhaltige Gemüse. Durch Kochen in gußeisernen Töpfen wird die Speise deutlich eisenhaltiger. Außerdem kann man die Fähigkeit zur Eisenaufnahme im Körper durch Einnahme von Vitamin C steigern.
Während der Schwangerschaft und Stillzeit steigt der Bedarf an Kalorien und an den Vitaminen A, C, B_6, B_{12}, E, Folsäure, Niacin, Thiamin und Riboflavin. Das gilt für Vegetarier und Fleischesser gleichermaßen. Auch der Bedarf an Phosphor, Jod, Magnesium und Zink steigt an. Frauenärzte verschreiben deshalb im allgemeinen Vitaminpräparate, doch das ändert nichts an der Notwendigkeit bewußter Speiseplanung und Nahrungswahl.

Das vegetarische Kleinkind

Ein Neugeborenes kommt mit wenig Nahrungsreserven auf die Welt. Alle wesentlichen Nährstoffe müssen ihm unverzüglich mit der Nahrung zugeführt werden. Babys wachsen im ersten Jahr außerordentlich schnell, sie verdreifachen zumeist ihr Geburtsgewicht und werden eineinhalbmal so groß. Für eine solche Entwicklung braucht man gute Nährstoffe. Soll es Brust oder Flasche sein? Das müssen Sie selbst entscheiden. Ihre Bücherei führt Dutzende von Büchern über Stillen, Kleinkindernährung und ähnliche Themen.

Für eine Vegankostanhängerin ist Stillen natürlich das beste, da sie keine Kuhmilch nehmen will. Es gibt zwar auch Sojamilchmischungen, doch Kritiker der Kunstmilch sagen, Kuhmilch sei gut für das Wachstum der Kälber; die Sojabohne sei eine wunderbare Pflanze, aber Muttermilch sei *menschliche* Milch. Alles andere müsse dürftiger Ersatz sein.

»Muttermilch ist in den ersten sechs Monaten die einzige wirklich vollkommene Nahrung und paßt am besten zu der späteren Kost. Bei einer einigermaßen gesunden Mutter enthält die Muttermilch alle benötigten Nährstoffe... Sie ist die beste Nahrung für ein Baby.«[3]

Einwände gegen das Stillen wurden früher vor allem wegen ästhetischer Bedenken und angeblicher Unbequemlichkeit für die Mutter vorgebracht. Aber jetzt haben die Umweltschutzbehörde der USA und die gemeinnützige private Stiftung für Umweltschutz den gesundheitlichen Wert des Stillens angezweifelt.

1976 untersuchte die Umweltschutzbehörde Milchproben von 1400 Frauen aus 46 Staaten. Die Analyse ergab, daß eine Verunreinigung der Muttermilch durch DDT, Dieldrin, mehrfach chlorierte Biphenyle und ähnliche Chemikalien weitverbreitet ist. Diese Stoffe werden mit Krebs und anderen Krankheiten in Verbindung gebracht. Da sich diese Stoffe im Körperfett ansammeln, nehmen Kinder, die gestillt werden, schließlich zehnmal soviel chlorierte Biphenyle, zweimal soviel DDT und mehr als neunmal soviel Dieldrin auf, als man für tolerierbar hält.*

Im gleichen Jahr bat die Stiftung für Umweltschutz die Umweltschutzbehörde, eine ähnliche Muttermilchanalyse bei Vegetarierinnen durchzuführen. Man wollte feststellen, ob Ernährungsgewohnheiten einen Einfluß auf die Pestizidanhäufung in den Fettgeweben haben. Die Ergebnisse des zweiten Tests zeigten,

* Tolerierbar für wen? Die Stiftung für Umweltschutz und andere wachsame Umweltschutzgruppen behaupten, daß die pro Tag erträgliche Pestizid- und Abfallstoffmenge von der Behörde für Lebens- und Arzneimittel festgelegt wird, und zwar aufgrund vorläufiger Untersuchungsergebnisse und politischer Erwägungen. Man weiß nicht genug über die Kurzzeit- und Langzeitwirkungen dieser chemischen Stoffe auf den Menschen und die Umwelt. Der einzige »erträgliche« Wert bei erwiesenen oder möglichen Krebserregerstoffen oder Mutagenen (Substanzen, die die Erbmasse verändern) sollte die Null sein.

daß vegetarisch ernährte Frauen nur halb oder ein Drittel soviel Pestizide in der Milch hatten wie die Frauen mit Normalkost.

Aufgrund einer früheren und weniger gründlichen französischen Untersuchung hatte die Stiftung für Umweltschutz die Frauen bereits gewarnt: Wer stillen möchte, sollte den Fleischkonsum aufgeben oder einschränken und außerdem auf einige Fischarten sowie Vollmilchprodukte verzichten. Jetzt rät die Stiftung für Umweltschutz: »Falls Sie sehr viel Fleisch essen, sollten Sie einmal täglich stillen und ansonsten mit der Flasche füttern. Ist Ihre Kost aber schon längere Zeit arm an tierischen Fetten gewesen, so kann man annehmen, daß Ihr Körper weniger Rückstände enthält. Dann wiegen die Vorteile der Muttermilch schwerer als die Gefahren... Falls Sie schwanger werden wollen, und vor allem falls Sie stillen möchten, dann werden Sie Vegetarier oder reduzieren Sie Ihren Konsum an tierischen Fetten durch andere Diätmethoden.«[4] Nach dem sechsten Lebensmonat ist das Baby reif für feste Nahrung. Einige Eltern fangen viel früher damit an, oft geben sie schon mit zwei Wochen Getreidegerichte. Das ist bequem für die Eltern, denn das Baby ist satt und ruhig, aber dem Kind ist damit nicht gedient.

Der Organismus des Kindes ist noch sehr empfindlich gegen plötzliche Änderungen der Nahrung und der Umwelt. Das unentwickelte Verdauungssystem kann zum Beispiel keine Stärke verdauen. Die Stärke tritt mit dem Kot wieder aus.

Je älter übrigens ein Baby wird, ehe es etwas anderes als Muttermilch bekommt, desto weniger wahrscheinlich ist das Auftreten von Allergien.[5]

Die ersten festen Nahrungsmittel können Getreidebrei oder Obst sein. Biologisch angebautes Getreide bekommt man in Naturkostläden, Kooperativen und durch Spezialversender. Man versuche es mit Reis als erstem Getreide. Man mahlt ihn fein und kocht ihn sämig, oder man kocht erst die Körner und püriert sie dann mit einem Mixer. Man fügt etwas Wasser hinzu, damit der Brei halbflüssig wird, und gibt dem Baby einen winzigen Happen. Anfangs gibt man nur zwei oder drei kleine Löffel. Babys brauchen Zeit, um sich an den neuen Geschmack und an das Gefühl fester Speisen im Mund zu gewöhnen. Geben Sie dem Baby wöchentlich nur *eine* neue Speise. Falls Allergien auftreten, können Sie dann herausfinden, welche Speise die Ursache ist. Wenn Ihr Baby Reis verträgt, können Sie zu anderen Getreidearten übergehen, die ähnlich zubereitet werden: Hafer, Gerste und Hirse. (Mit Weizen wartet man lieber ein wenig, weil dieser am ehesten Allergien hervorruft.)

Bananen sind als erste Frucht geeignet. Sie sollten vollreif sein, mit dunkelgelber, schwarzgefleckter Schale und weichem Fruchtkörper. Man zerdrückt sie gut und mischt sie mit etwas Wasser. Auch Avocados sind als erste Früchte geeignet. In den folgenden Wochen kann man andere Früchte einführen. Äpfel, Aprikosen, Pfirsiche und Birnen sollte man dünsten und zerdrücken. Als nächstes kommen die Gemüse. Zuerst nimmt man mild schmekkende: Möhren, Rote Bete, Fadenbohnen, Erbsen, Kürbis und Tomaten. Wenn das Baby sich an feste Nahrung gewöhnt hat, kann man zu mineralstoffreichen Grünpflanzen übergehen, die für den Vegetarier so wichtig sind: Lauch, Senfblätter, Rübenblätter, Kraut, Kohl und Löwenzahnblätter.

Nach dem achten Monat kann man statt Muttermilch andere Milch geben. Die meisten von uns wurden in dem Glauben erzogen, Milch sei ein unersetzliches, vollkommenes Nahrungsmittel. Doch einige Kinderärzte, Ernährungswissenschaftler und Forscher äußern jetzt Zweifel am Wert der Milch. Milch kann bei Säuglingen und Kindern Allergien hervorrufen. Einige Erwachsene haben eine Milchzuckerunverträglichkeit und können Milch nicht verdauen. Vorsichtigere Kinderärzte raten, Milch erst ab dem sechzehnten Monat zu geben.

Joghurt steht weniger unter Beschuß als Milch. Die Bakterien, die den Joghurt produzieren, verdauen den Milchzucker vor und vermindern das Allergierisiko. Das gilt auch für die meisten Käsearten.

Auch der Verzehr von Eiern kann zu allergischen Reaktionen führen. Eier sollten erst später gegeben werden, etwa ab dem 12 bis 18 Monat. Eigelb ist eine gute Eisenquelle. Man kann es pürieren oder zerdrükken und mit Flüssigkeiten oder Speisen mischen.

Kann man ein Kleinkind vegan aufziehen? Die meisten Ernährungswissenschaftler warnen davor und haben ihre Gründe dafür. Man kann durch rein pflanzliche Kost vollständig ernährt werden und auch diejenigen Nährstoffe bekommen, die bei Vegankost am ehesten fehlen: Kalzium, Riboflavin, Zink, Eisen (aber nicht Vitamin B_{12}). Dazu braucht man allerdings gründliche Ernährungskenntnisse, um die Mahlzeiten richtig zu planen; Säuglingsernährung ist komplizierter als die Ernährung eines Erwachsenen. Erwachsene können mit kurzzeitigen Mangelerscheinungen davonkommen, wo Kinder einen Dauerschaden davontragen.

Kürzlich wurden in einer lokal begrenzten Untersuchung Kinder mit Vegankost, laktovegetarischer Kost und Mischkost verglichen. Bei Vegankost bekamen die Kinder genug Kalorien, aber bedeutend weniger Kalzium, Riboflavin und Eiweiß als die anderen. Vegankinder hatten auch weniger Vitamin B_{12} und Folsäure im Blut. Am wichtigsten war die Feststellung, daß Vegankinder weniger wogen und kleiner waren als die anderen.

Eine einzelne Untersuchung ist noch kein Beweis, sie besagt auch nicht, daß es unmöglich ist, mit vollausgewogener Vegankost ein gesundes Kind aufzuziehen. Doch die Ergebnisse zeigen, wie nötig genaue Kenntnisse der Eltern über Ernährung und Nahrungszubereitung sind. Solange man keinen dringlichen Grund hat, dem Kind keine Milch, Milchprodukte, Joghurt und/oder Eier zu geben, und wenn man nicht selbst ein erfahrener, gesunder und *informierter* Vegankostesser ist, zieht man Säuglinge und Kleinkinder besser als Laktarier oder Laktovarier auf.
Im übrigen sollte man in der Kinderernährung alles vermeiden, was nicht einer ganzheitlichen und gehaltvollen Kost entspricht. Am besten nimmt man nur Lebensmittel, die nachweislich chemikalienfrei sind oder aus eigenem Anbau stammen. Geben Sie zur Babykost kein Salz und nur wenig Zucker. Bei zuviel Zucker gewöhnt sich das Kind von klein auf an Süßes und hat später Probleme mit Fettleibigkeit und Zahnverfall. Alles Salz (oder vielmehr Natrium), das Kinder und Erwachsene brauchen, kann man aus naturbelassenen Getreidespeisen, Gemüse und Obst beziehen. Jod ist der einzige wirklich kostbare Bestandteil des Tafelsalzes (vorausgesetzt, das Salz wurde jodisiert oder es handelt sich um Meersalz mit einem natürlichen Jodanteil). Man kann seinen Jodbedarf aber auch mit pulverisiertem Kelp (einer Tangart) decken.
Wer Naturkost schätzt, sollte seine Babykost selbst herstellen. Das ist einfacher, als man denkt. Handelsübliche Babykost ist teurer und verbraucht mehr Energie zur Herstellung als selbstgemachte. (Außerdem, was soll man mit all den kleinen Gläsern?)
Man braucht einen Mixer, eine billige Handmühle oder eine kleine Speisemühle zum Pürieren der Babynahrung. Um es sich leichter zu machen, kann man größere Mengen vorbereiten, in entsprechende Portionen aufteilen und einfrieren.
Und warum sollte man seinem Kind nicht die besten Startchancen geben, indem man Produkte aus eigenem biologisch-dynamischen Anbau verwendet? Wer keinen Garten von geeigneter Größe hat, sollte frisches, ungespritztes Gemüse und Obst bei biologisch-dynamisch arbeitenden Bauern oder in Naturkostläden kaufen.

Das vegetarische Vorschulkind.
Kinder zwischen zwei und sechs wachsen langsamer als Säuglinge, aber sie sollten gemäß ihrem individuellen Wachstum regelmäßig zunehmen. Arme, Beine und Hals werden in dieser Zeit länger, und aus dem rundbäuchigen Krabbelkind wird ein körperlich reiferes Kind. Vorschulkinder brauchen also während dieser Zeit genug Kalorien, Vitamine und Mineralstoffe. Ist die

frühe Kindheit erst vorüber, richten die Kinder sich im allgemeinen nach den Ernährungsgewohnheiten der Familie. Wenn die Eltern eine ausgewogene Lakto- oder Lakto-ovo-Kost ohne wertlose Naschwaren essen, dürfte das Vorschulkind mühelos die für Wachstum und Entwicklung nötigen Stoffe bekommen.

Wer Kinder unbedingt vegan aufwachsen lassen möchte, sollte sich vergewissern, daß sie genug Kalzium, Riboflavin, Eisen, Zink und vor allem Vitamin-B_{12} bekommen. Man kann mit Vitamin-B_{12} angereicherte Bierhefe oder Sojamilch (die meistens auch Zusätze von Kalzium, Riboflavin und Eisen enthält) oder Vitamin-B_{12}-Tabletten verwenden. Hauptsache ist, man tut genügend für die Vitamin-B_{12}-Versorgung des Kindes. Mangel an diesem Vitamin ist eine biologische Zeitbombe. Die Symptome treten erst nach Jahren in Erscheinung. Einige Schäden sind irreversibel.

Warum sollte man mit Leben und Gesundheit eines heranwachsenden Kindes spielen? Vitamin-B_{12}-Tabletten kosten nur ein paar Pfennige pro Tag, Bierhefe ist in jedem Falle billiger und nährstoffreicher, Sojamilch mit entsprechenden Zusätzen ist fast überall erhältlich, und die Wissenschaftler haben noch keinerlei Schadwirkungen bei der Einnahme von Vitamin B_{12} entdeckt. Warum sollte man also nicht auf eine ausreichende Vitamin-B_{12}-Versorgung achten? Kinder mit Lakto-ovo-Kost erhalten genug Vitamin B_{12} aus Milch und Eiern, doch vegan lebende Kinder *müssen* regelmäßig dieses Vitamin zugeführt bekommen.

Die Ernährung eines zwei- bis sechsjährigen Kindes wird meist durch die Eßlaunen dieser Altersgruppe erschwert. Das betrifft Vegetarier und andere gleichermaßen. Viele Eltern stehen in diesen Jahren Ängste aus und fürchten, ihr Kind würde verhungern. »Sie ißt wie ein Vögelchen«, sagen sie. Aber kein Kind hat je wirklich gehungert, wenn gutes Essen auf den Tisch kam. Die Einstellung der Familie zum Essen ist entscheidend in der Kindererziehung, und die Fachleute sind sich einig, daß man Kinder nicht zum Essen zwingen sollte, wenn sie nicht hungrig sind.

Gerade vegetarische Eltern sollten aufpassen, daß sie ihrem Kind nicht zuviel Essen und Moralpredigten eintrichtern. Die Verquickung von Essen und Schuldgefühlen kommt auch bei anderen Menschen vor, aber diese Gruppe wird besonders gern selbstgerecht und überschüttet die eigenen Kinder mit Propaganda. Kleine quirlige Kinder kümmern sich im allgemeinen sowieso mehr um ihre Umwelt und den Lärm ihrer eigenen Stimmen als um das, was auf ihren Tellern ist. Warum sollte man die Schwierigkeiten des Umganges mit dieser Altersstufe noch durch ethische Argumente und selbstgefälliges Moralisieren kom-

plizieren? Deshalb bitte keine Vorträge am Eßtisch, keine Schlachthausbeschreibungen und keine Monologe nach dem Motto: Wie gut, daß wir Vegetarier sind!
Seien Sie bei der Ernährung Ihrer Kinder mindestens so sorgsam wie bei der eigenen, aber auf eine milde Art. Manche Bierhefearten zum Beispiel schmecken schrecklich. Nur wenige Kinder werden ein Glas Bierhefe mit Fruchtsaft begeistert herunterstürzen. Auch Sie werden das beim ersten Mal nicht tun. An Hefe muß man sich gewöhnen. Wenn man ein Kind zwingt, Hefe, Weizenkeime oder Kelp zu essen, wird das Essen zur Medizin und Strafe. Warum soll man es nicht mit List versuchen? Viele Nahrungsmittel, die das Kind nicht direkt essen mag, kann man in Suppen, Brotaufstriche, Leckereien, Pfannengerichte, Pfannkuchen, Mixgetränke und Brotteig hineinmischen. Auf diese Weise wird die Speise für die ganze Familie aufgewertet, und man braucht dem Kind nicht zu sagen: »Das ist gut für dich«, denn damit würde man nur eine lebenslängliche Abscheu des Kindes vor allen aufgezwungenen Nahrungsmitteln wekken.
Vegetarische Kochbücher und Gesundheitskochbücher sind voller Ideen für nahrhafte Gerichte, Leckereien und Getränke. Es gibt sogar gesunde Süßigkeiten ohne Zucker und künstliche Zusätze. Kleine Kinder haben außerdem eine instinktive Vorliebe für allerlei Obst und rohes Gemüse. Man kann ihnen gut Möhrenstreifen, Sellerie, Gurke, Apfel- und Orangenschnitze, Trockenfrüchte, Nüsse und anderes in die Hand geben.

Vegetarische Schulkinder und Jugendliche

Der Nährstoffbedarf der 5- bis 12jährigen und der 13- bis 18jährigen ist anders als der eines Vorschulkindes. Die Aufgabe vegetarischer Eltern aber bleibt gleich. Sie müssen für nahrhafte, wohlschmeckende Gerichte sorgen, die alle wesentlichen Nährstoffe enthalten, ohne daß es zu Spannungen kommt.
Teenager haben ihre besonderen Probleme. Sie erleben solche Wachstumsschübe, daß Mädchen zwischen 8 und 14 und Jungen zwischen 10 und 17 ihr Körpergewicht verdoppeln können. Das bedeutet erhöhten Kalorien- und Eiweißbedarf. Der Appetit eines Teenagers ist oft enorm und ebenso unberechenbar und verrückt wie der eines Vorschulkindes. Wenn Ihr Kühlschrank und Ihre Speisekammer voller wertloser Naschereien sind, wird Ihr Nachwuchs das alles essen. Ein vegetarischer Jugendlicher braucht im wesentlichen die gleichen Nährstoffe wie ein fleischessender, nur die Quellen sind andere. Halten Sie sich an die Ernährungsempfehlungen im folgenden Kapitel, studieren Sie vegetarische und Naturkostkochbücher, und lassen Sie die schlaksigen

jungen Leute ruhig tüchtig vom Besten essen.
Wie wird man mit dem Druck der Gruppe fertig? (»Alle anderen Kinder essen Lutscher und Brathähnchen. Warum darf ich nicht?«) Diese Probleme sind bei vegetarischen Eltern nicht anders als bei ihren gemischtkostessenden Kollegen. Das Heranwachsen bedeutet Tränen, Schmerzen und Rebellion, egal was die Familie ißt. Falls man aber zu hartnäckig auf dem Vegetarismus besteht, während das Kind mit Pikkeln, Sexualität und Freiheitsdrang zu kämpfen hat, erlebt man wahrscheinlich eines Tages, daß der Teenager zu McDonalds Imbißstube hinschleicht oder eine Salami unter dem Kopfkissen versteckt.
Eltern, die über Nacht zu Vegankostessern werden und alle Tierprodukte weglassen, nachdem der Speisezettel der Familie zuvor an Milchprodukte und Fleischspeisen gebunden war, werden vielleicht mehr Schwierigkeiten haben als die, die bei einer Kost mit Milch oder mit Milch und Eiern bleiben. Doch die totale Verpflichtung einer Familie zum Vegetarismus kann unmöglich werden, wenn ein Jugendlicher dabei ist, der sich bereits an dicke Milchshakes und Hamburger mit Käse als Hauptnahrungsmittel gewöhnt hat. Weder Kinder noch Erwachsene können mit Erfolg zum Vegetarismus gezwungen werden. Am besten vollzieht man die Umwandlung allmählich und in logischen Schritten und nimmt Rücksicht auf die Vorlieben anderer Familienmitglieder.
Manche Familien spalten sich am Ende in zwei Parteien. Einige Mitglieder werden Vegetarier, andere essen weiterhin Fleisch. Das gibt natürlich Schwierigkeiten beim Kochen und beim Anblick der Speisen, aber es ist besser, als wenn man Familienmitglieder zu einer anderen Kost zwingt, indem man ihnen mit Hinauswurf droht. Eltern, die darüber diskutieren und die Meinungen ihrer Kinder respektieren, werden die vegetarische Umstellung leichter überstehen als diejenigen, die auf ihre Autorität als Eltern pochen.
Kürzlich fragte mich ein Freund: »Macht man durch den Vegetarismus die Kinder nicht zu Außenseitern?« Das ist natürlich möglich. Man kann ein Kind dazu erziehen, sich den Glauben seiner Eltern an die Brust zu heften und bei jedem Essen über seine bessere Ernährung zu schwätzen. Dann wird es ein Außenseiter, auf alle Fälle ein altkluges Kind. Aber solange man nicht davon spricht, ist Vegetarismus gar nicht so auffällig. Solange man von der Weltanschauung absieht, ist der Verzicht auf Fleisch nur eine Speisevorliebe, als ob jemand koschere Nahrung ißt oder keinen Kaffee trinkt.
Wenn die Leute bemerken, daß Sie oder Ihre Kinder Vegetarier sind, zeigen sie im allgemeinen mehr Neugier als Feindseligkeit. Kinder sind meist fasziniert von denen, die kein

Fleisch essen. Die meisten lieben Tiere und machen eine schwere Zeit durch, wenn sie verstehen sollen, warum man Tiere tötet und ißt. Gewöhnlich fragen sie aus Neugier, nicht aus böswilligem Spott. Trotzdem werden Ihre Kinder natürlich von Klassenkameraden wegen ihrer Eßgewohnheiten ebenso geneckt werden wie wegen ihrer Kleidung und Frisur. Kinder und Teenager necken einander, das ist ganz normal. Deshalb sollte man einen vernünftigen Vegetarismus vertreten. Wenn Eltern zu sehr drängen und ihren Kindern erzählen, daß Fleischesser grobschlächtig und blutdurstig seien, ziehen sie am Ende scheinheilige Pflanzenesser groß, die den Zorn und Spott anderer geradezu herausfordern.

»Aber wie kann ich erreichen, daß meine Kinder Vegetarier bleiben?« fragte mich eine Mutter. Dies kann man ebensowenig garantieren wie das Festhalten der Kinder an seiner Religion und seinen moralischen Wertvorstellungen. Ich kenne eine Frau, die vier Kinder aufzog. Sie sind nun alle aus dem Haus und gehen aufs College. Sie ist keine Vegetarierin, aber sie ernährte ihre Familie mit Vollwertkost. Keine Naschereien oder Fertiggerichte entweihten je ihre Küche. Sie und ihr Mann hatten einen großen Garten und bauten einen Großteil ihrer Nahrung selbst an. Sie kauften Getreide in Zentnern, mahlten ihr Mehl selbst und buken jede Woche Vollkornbrote im Dutzend. Vom Kindergarten bis zur Mittelschule war alles, was auf den Tisch oder in die Frühstückspakete kam, frisch, selbstgemacht und nährstoffreich.

Jetzt sind die Kinder in alle Winde zerstreut und erleben die Wirklichkeit der Cafeterias, Schnellimbißstuben und Limonadeautomaten. Ich fragte die Mutter, was die Kinder nach all der harten Arbeit vor dem Abgleiten in die »Speisehölle« bewahren würde. »Sehen Sie«, sagte sie, »die Kinder sind doch nicht unser Eigentum. Man gibt ihnen die bestmögliche Grundlage, hilft ihnen bei der Entwicklung des Geschmakkes für das Gute und läßt sie gehen. Mehr kann man nicht tun.«

Noch ein anderes Vegetarierproblem besteht zwischen Eltern und Kindern. Was geschieht mit einem Jugendlichen, der Vegetarier werden möchte, während seine Eltern noch Fleisch essen? Diese Situation ist nicht ungewöhnlich, da mehr junge als ältere das Fleischessen aufgeben. Auch in diesem Fall gelten die zuvor gegebenen Empfehlungen. Die Familienmitglieder müssen das Für und Wider vegetarischer Kost diskutieren und dabei persönliche Meinungen und gesicherte wissenschaftliche Fakten respektieren.

Jugendliche von heute haben es besser als die Teenager-Vegetarier einige Jahre zuvor, weil der Vegetarismus sein Image der Verrücktheit allmählich verliert. Es gibt heute kaum noch einen orthodoxen Ernährungs-

wissenschaftler oder ein modernes Ernährungsbuch, die Einwände gegen vernünftige lakto-ovo-vegetarische Kost vorbringen. Die Eltern mögen aus den verschiedensten Gründen wünschen, daß gerade ihre Schützlinge keine Vegetarier werden. Sie meinen, es kompliziere das Familienleben, es sei nur eine Modeerscheinung, oder die Nachbarn würden darüber reden. Doch die Eltern können den Vegetarismus nicht als ungesund bezeichnen, vorausgesetzt, die Kinder halten sich an anerkannte ernährungswissenschaftliche Grundsätze. Eltern sollten sich sogar darüber freuen, wenn ihre Kinder Interesse an Ethik und Ernährung zeigen, selbst wenn ihre Ideen nicht mit den ihren übereinstimmen.
Allzu häufig sind Fälle wie der von Jill, einem jungen Mädchen, deren Familie ihre vegetarischen Neigungen mit Spott und Zorn beantwortete. »Glaube bloß nicht, daß ich deinetwegen auch nur eine Minute extra in der Küche verbringe«, sagte ihre Mutter. Jill wußte nichts von vegetarischer Theorie oder Ernährung. Sie wollte nur – aus unbestimmten Gründen – mit dem Fleischessen aufhören. Sie hörte auf, aber auf die schlechteste Weise: Beim Abendessen im Familienkreis aß sie um das Fleisch herum, stocherte im Gemüse und im Salat und stopfte sich mit Nachtisch voll. Da weder sie noch ihre Eltern verständig über das Thema sprechen konnten und da keine anderen Ernährungsmöglichkeiten geboten wurden, verloren die Mahlzeiten für sie ihren körperlichen und seelischen Nährwert. Schließlich war Jill es leid, unter solchen Anfeindungen zu essen, und gab den Vegetarismus auf.
Man beachte den Unterschied zu Dave, dem ältesten von drei Kindern. Dave entschied sich für vegetarische Kost, obwohl sein Bruder, seine Schwester und die Eltern bei Gemischtkost blieben. Aber Dave nahm sich die Zeit, einiges über vegetarische Ernährung zu lesen. Er sprach über alles mit seinen Eltern. Trotz wissenschaftlicher und statistischer Fakten äußerten sie die Besorgnis, daß eine solche Kost gefährlich sein könnte. Alle einigten sich auf eine Probezeit, während der Dave seiner Mutter bei der Zubereitung seiner Mahlzeiten half. Das ist einige Jahre her. Es gab keinen Groll wegen Daves Entscheidung, und er ist noch immer der einzige Vegetarier in der Familie. Seine Mutter, die jetzt eine Sammlung vegetarischer Kochbücher hat, kocht gern zur Abwechslung einmal fleischlose Gerichte für die ganze Familie. Und Davids Vater sagt, die Entscheidung seines Sohnes habe den Speiseplan der Familie um neue, teilweise exotische Gerichte bereichert.
Nicht alle jungen Leute haben so vernünftige Eltern wie Dave, aber sie können die Belastung des Familienlebens durch ihren Vegetarismus so gering wie möglich halten, wenn sie folgendes beachten:

1. Diskutiere nur über die *Fakten* der vegetarischen Kost. Vermeide das Geheimnisvolle und die religiösen Argumente für den Vegetarismus. Wahrscheinlich machen sich deine Eltern mehr Gedanken über deine körperliche Gesundheit als über deine Seelenstärke.

2. Versuche nicht, die Familie zu bekehren. Predige und drohe nicht.

3. Belaste Vater und Mutter nicht mit den anfänglichen Schwierigkeiten vegetarischer Kochkunst. Lerne deine Mahlzeiten selbst zuzubereiten.

4. Trage nicht zu dick auf, wenn es um Vegetarismus geht, denn er ist eine Ernährungsform, die auf einer sanften Philosophie beruht und braucht keine flammend revolutionäre Sache zu sein.

Dieser Rat betrifft alle Familienmitglieder jeden Alters. Kinder und Erwachsene, die auf vegetarische Kost umstellen, können sicher Entzugserscheinungen, gelegentliche Mißgeschicke in der Küche und den ungewohnten Verzicht auf ein Hauptnahrungsmittel ertragen. Doch wenige Menschen, wie eng ihre persönlichen und familiären Bande auch sein mögen, können es ertragen, ständig vegetarische Propaganda aufgetischt zu bekommen.

Gehen Sie also behutsam vor. Die Freuden eines vegetarischen Lebens werden sich von selbst einstellen. Und wenn Sie diese wunderbaren Entdeckungen mit Ihren Lieben teilen, dann möglichst ohne dabei mit der Faust auf den Tisch zu schlagen.

Zum Schluß ein Wort über unsere lieben Haustiere. Manchmal macht der vegetarische Apostel nicht einmal vor dem Hund oder der Katze der Familie halt. Es bedrückt einige Vegetarier, daß sie, die selbst Fleisch meiden, Fleischabfälle für Rex oder Fifi aus einer Dose kippen müssen. Hier sollte man vorsichtig sein. Die Ernährung von Katzen und Hunden ist nicht mit menschlicher Ernährung vergleichbar. Hunde kommen ganz gut mit Trockenfutterzubereitungen aus, die hauptsächlich aus Sojamehl und Weizen bestehen. Doch selbst diese handelsüblichen Mischungen enthalten Knochenmehl und Fleischfett. Die Geheimnisse der Katzenernährung sind noch nicht ganz erforscht. Außerdem: Wenn eine Katze nicht ständig eingesperrt ist, wird sie unabhängig von der Art ihres Futters sich fröhlich damit beschäftigen, Vögel, Mäuse, Schmetterlinge und alles, was sich bewegt, zu erlegen. Das tun Katzen und haben es immer getan. Wenn Ihre Empfindungen für Vegetarismus oder Gewaltlosigkeit so stark sind, daß es Ihnen wehtut, mit einem Fleischfresser zu leben, der im Gegensatz zum Menschen seine Lebensweise und seine moralischen Werte nicht frei wählen kann, dann halten Sie besser keine Tiere oder nur »vegetarische« Haustiere: einen Kanarienvogel, ein Kaninchen, eine Ziege oder ein Flußpferd. Aber noch mal – nehmen Sie es nicht zu ernst.

5

Vegetarismus und Gesundheit aus neuer Sicht

»Man muß zugeben, daß keines der Argumente gegen den Vegetarismus einer gewissenhaften und unparteiischen Prüfung standhält. Ich kann versichern, daß alle mir bekannten Menschen, die diese Ernährungsform wählten, gesünder wurden oder ihre Gesundheit wiederherstellten und Kraft, Geistesklarheit und Wohlbefinden gewannen, als wären sie aus jahrhundertelanger verhaßter Kerkerschaft befreit.«

Maurice Maeterlinck[1]

Lebt man mit vegetarischer Kost gesund oder kann man damit seine Gesundheit wiederherstellen? Verhindert sie bestimmte Krankheiten? Überzeugte Vegetarier haben dies seit Jahrhunderten behauptet. Doch da sie ihre Überzeugung kaum wissenschaftlich beweisen konnten und von der Öffentlichkeit als Fanatiker und Sonderlinge angesehen wurden, was zuweilen berechtigt war, wurden all ihre Behauptungen für unsinnig erklärt. Wenn die vegetarische Kost so gesund ist, so sagte man sich, warum empfehlen sie dann nicht mehr Ärzte und Ernährungswissenschaftler, anstatt sie als Modeerscheinung abzutun?

Doch heute, gegen Ende des zwanzigsten Jahrhunderts, da wir mit verblüffenden medizinischen und wissenschaftlichen Fortschritten überhäuft werden, sehen die Forscher alle fettarmen Kostformen und speziell den Vegetarismus mit anderen Augen an. Was sie entdecken, läßt vermuten, daß Vegetarier doch nicht so verrückt sind.

Die britische Nordseeblockade im Ersten Weltkrieg ist ein frühes Beispiel für eine positive Wirkung einer ausgeglichenen fleischlosen Kost auf die Gesundheit. Die Blockade sollte Deutschland von der Versorgung abschneiden. Auch Dänemark war dadurch isoliert. Krieg und Hunger gehören zusammen, und den Dänen drohte eine Katastrophe, als 1917 ihre Häfen geschlossen wurden. Wie viele heutige Länder war Dänemark auf Getreideeinfuhr angewiesen, vor allem für Viehfutter. Die Blockade verhinderte die Belieferung der Dänen mit amerikanischem Mais, russischem Ölkuchen und deutschem Roggen. Die Situation war um so schlimmer, weil 1917 eine Dürre die Getreidevorräte vermindert hatte.

In dieser Krisenzeit beauftragte die dänische Regierung Dr. Mikkel Hindhede, das Ernährungsproblem zu lösen. Hindhede hatte seit 1895 die Auswirkungen von eiweißarmer Kost erforscht. Er sah, daß die Deutschen bereits hungerten, obwohl sie normalerweise doppelt soviel Getreide und Kartoffeln ernteten wie die Dänen. Doch die deutschen Ernährungspolitiker klammerten sich an eine eiweißreiche Ernährung mit Fleisch.

Deutschland versuchte, seine Bevölkerung regelmäßig mit Fleischrationen zu versorgen, und verfütterte deshalb einen großen Teil seines Getreides an das Vieh. Die Schweine gediehen, während deutsche Erwachsene und Kinder an Nährstoffmangelkrankheiten starben, schrieb Hindhede. Er führte Dänemark auf dem umgekehrten Weg und teilte das Viehfutter des Landes den Menschen zu. Kartoffeln, Kleie und Gerste standen mit viel grünem Gemüse, Milch und etwas Butter auf dem Speisezettel der Dänen. Hinhede reicherte das Brot mit Kleie und Gerstenschrot an; zuvor hatte man diese Dinge nur für ein Nebenprodukt der Mühlen gehalten und den Schweinen gegeben.

Schweinefleisch wurde hauptsächlich von Bauern gegessen. Stadtbewohner bekamen wenig oder gar nichts davon. Rindfleisch konnten sich nur die Reichen leisten. Die Mehrheit der Dänen lebte also lakto-vegetarisch von Milch, Gemüse und Getreide. Hindhede schrieb: »Es war ein Eiweißsparversuch im großen. Etwa drei Millionen Versuchspersonen standen zur Verfügung.« Und das Experiment verlief erfolgreich, obwohl die Dänen nicht glücklich über die aufgezwungene fleischlose Kost waren.

Als man die Sterblichkeitsrate für Kopenhagen in dem Zeitraum Oktober 1917 bis Oktober 1918 überprüfte, für die Zeitspanne also, als die Lebensmittel am stärksten rationiert waren, stellte sich heraus, daß der statistische Wert für Erkrankungen mit Todesfolge 10,4 pro Tausend betrug. Er hatte nie unter 12,5 gelegen. Damit hatte die Rate gegenüber den vorangegangenen 18 Jahren um 34% abgenommen. Das bedeutete: 6300 Todesfälle weniger als unter Vorkriegsbedingungen. Hindhede schrieb: »Anscheinend sind im Essen und Trinken die wichtigsten Todesursachen zu suchen. Man beachte in diesem Zusammenhang auch, daß wir den Schnapsbrennern das Getreide und die Kartoffeln wegnahmen, so daß sie keinen Schnaps herstellen konnten. Wir nahmen den Brauern die Hälfte des Getreides, so daß die Bierproduktion um die Hälfte sank. Ist es möglich, daß eine verminderte Herstellung alkoholischer Getränke allein für die geringere Todesrate verantwortlich ist? . . . Der geringere Alkoholkonsum ist ein wichtiger Faktor, aber nicht der einzige.«

Andere Faktoren können zu diesem statistischen Ergebnis beigetragen haben – eingeschränkter Verbrauch von Tabak, Zucker und Gewürzen, vermehrte körperliche Bewegung, während die gesteigerte Nervenbelastung durch den Krieg vielleicht lebensverkürzend wirkte. Aber Hindhede sagte: »Ich bin überzeugt, daß Überernährung, eine Folge appetitanregender Fleischgerichte, eine der häufigsten Krankheitsursachen ist.« Wir werden sehen, daß Hindhedes Schlußfolgerungen zutreffend sind.

Im Zweiten Weltkrieg mußten die Norweger eine ähnliche Kostform einführen wie die Dänen damals unter Hindhedes Leitung. Von 1940 bis 1945 mußte die norwegische Regierung Fleisch rationieren und den Verzehr von Kartoffeln, Fisch, Getreide und Gemüse steigern. Wieder sank die Zahl der Todesfälle bei Kreislauferkrankungen, genau wie bei Hindhedes Experiment. In Norwegen war jedoch der Anstieg der Sterberate auf Vorkriegswerte noch deutlicher und vollzog sich sprunghaft, als die Bürger zur reichlicheren Vorkriegskost zurückkehrten.[3]

Auch in Großbritannien und der Schweiz wurde der Konsum im 2. Weltkrieg eingeschränkt, und es gab weniger tierische Nahrung. In beiden Ländern wurde die allgemeine Gesundheit nicht nur aufrechterhalten, sondern sogar verbessert. In Großbritannien erreichten die Säuglings- und Kindersterblichkeit ihren niedrigsten Stand. Blutarmut war seltener; das Größenwachstum der Kinder und die Zahngesundheit waren besser als in Friedenszeiten. Das Gesundheitsministerium registrierte, daß die durchschnittliche britische Ernährung trotz – oder wegen – der starken kriegsbedingten Rationierung besser war.[4]

Jene Jahre zwischen dem Ersten und dem Zweiten Weltkrieg wurden das »Goldene Zeitalter des Vegetarismus« genannt, weil man fleischlose Kost damals nicht mehr für eine bloße Modeerscheinung hielt.[5] Vegetarismus galt als gesunde, lebenserhaltende Ernährungsform, preiswerter und der Gesundheit zuträglicher als eine kalorien- und fleischreiche Kost. Innerhalb von 30 Jahren und während zweier Kriege waren in verschiedenen Ländern die Lebensmittel rationiert worden, und es hatte sich herausgestellt, daß die Beziehung zwischen Ernährung und Krankheit einer gründlichen Untersuchung wert war, wenn nicht sogar einer drastischen Änderung der nationalen Ernährungspolitik.

Natürlich geschah nichts dergleichen. Der Vegetarismus wurde in aller Stille wieder den Schwärmern überlassen. Nur wenige Naturwissenschaftler kümmerten sich um das, was man in den Küchen Europas gelernt hatte. Mehr und größer, das war die Devise der Produktion und des Verkaufes nach dem Krieg. Als der Wohlstand in Westeuropa und Nordamerika zunahm, aßen die Menschen sogar noch mehr tierische Nahrungsmittel als vor den beiden Kriegen. Das »Huhn im Topf« war passé, jetzt mußte es ein »Steak in jedem Magen« sein. Einträchtig begannen die Bewohner der reichen Industriestaaten, sich mit einer Kost vollzustopfen, die selbst einen Lukullus beschämt hätte.

Doch das Pendel ist wieder in die andere Richtung ausgeschlagen. Anerkannte Naturwissenschaftler, Politiker und konservative Ernährungswissenschaftler äußern nun die gleichen Bedenken, um derentwillen man noch vor weniger als einem Jahrzehnt die sogenannten Gesundheitsapostel verurteilt hatte.

Im Juli 1976 sagte Dr. Gio B. Gori, stellvertretender Direktor der Abteilung zur Bekämpfung von Krebsursachen des Nationalen Krebsforschungsinstituts, vor dem Senatsausschuß für Ernährung und Versorgung:
»Bis vor kurzem hätte man sich über die Behauptung entrüstet, daß ein Ungleichgewicht normaler Nahrungsmittel zu Krebs und Herzkranzgefäßerkrankungen führen könne ... Heute ist dies nicht nur eine Möglichkeit, sondern durch eine Fülle von Beweisen gesichert ... Krankheitsstatistiken und Laborversuche zeigen, daß die Ernährung bei vielen Krebsarten eine entscheidende Ursache ist. Bei Frauen haben mehr als die Hälfte aller Krebsarten und bei Männern mindestens ein Drittel etwas mit der Ernährung zu tun.«
Obwohl einige Krebsarten, einige Herzkrankheiten und Erkrankungen des Verdauungstraktes nicht allein auf die Ernährung zurückzuführen sind, spielt die Ernährung doch eine entscheidende, wenn auch nicht restlos aufgeklärte Rolle bei der Abwehr von Krankheiten. Dr. Gori führte weiter vor dem Ausschuß aus:
»Unausgeglichenheit in der Ernährung kann in Verbindung mit anderen Umwelteinflüssen eine geringfügige Dauerbelastung des Körpers bedeuten, die nach einiger Zeit die natürlichen Abwehrreaktionen des Organismus schwächt und so jene Stoffwechselveränderungen hervorruft, die bestimmten Krebsarten den Boden bereiten ... Die derzeitigen Ergebnisse liefern erschreckende Hinweise auf die möglicherweise verantwortlichen Nahrungsfaktoren, vor allem auf den Verzehr von Fett und Fleisch und überschüssigen Kalorien und auf die Einflüsse der Nahrung im Stoffwechsel und im Hormonhaushalt.«
Hierzu wollen wir nun den Gesundheitsrekord der Siebenten-Tags-Adventisten in Beziehung setzen. Während die Dänen und Engländer die vegetarische Kostform nur während einiger Kriegsjahre kennenlernten, haben die Adventisten seit über hundert Jahren diese Ernährungsweise propagiert und danach gelebt. Die Befolgung der Ernährungsregeln dieser Sekte ist zwar keine Bedingung für die Aufnahme, doch mindestens 50% aller Adventisten sind Lakto-ovo-Vegetarier. (Es gibt etwa 2,5 Millionen Adventisten auf der Welt, davon lebt eine halbe Million in Nordamerika.)
Adventisten verzichten außerdem auf Tabak, Alkohol, Kaffee, Tee, scharfe Gewürze und überfeinerte Produkte – all das hat einen Einfluß auf Krankheiten und Widerstandskraft. Die Mitglieder sind verschieden streng in der Befolgung ihrer Gebote, doch eine Studie aus der Zeitschrift *Krebsforschung* beweist, daß der Lebensstil der Adventisten gesundheitlich von Vorteil ist. Die ernährungsbedingten Krebsarten, darunter Mastdarm-, Dickdarm-

und Dünndarmkrebs, treten bei ihnen *50 bis 70% seltener auf als beim Bevölkerungsdurchschnitt.* Die Statistiken, heißt es in der Studie, »... sprechen dafür, daß die lakto-ovo-vegetarische Kostform vor Dickdarmkrebs schützen kann.«[6]
Der britische Krebsforscher Dr. Denis Burkitt spricht es direkter aus: »Darmkrebs entsteht durch unsere Lebensweise.« Burkitt und andere glauben fest daran, daß Darmkrebs, gutartige Geschwulste, Darmausstülpungen und Blinddarmentzündung in direkter Beziehung zu einer ballaststoffarmen und überfeinerten Kost stehen. Die typisch amerikanische Ernährung – reich an tierischen Fetten, Weißmehlprodukten, Süßigkeiten und Erfrischungsgetränken – scheint geradezu auf die Entstehung von Krankheiten zugeschnitten zu sein.[7]
Wissenschaftler nehmen an, daß krebserregende Stoffe bei ballaststoffarmer Kost konzentrierter auftreten und länger mit der Darmschleimhaut in Berührung bleiben, als es bei faserhaltiger Nahrung möglich wäre. Die Vorzüge faserreicher Nahrung sind in den letzten Jahren in der Öffentlichkeit bekannt geworden. In vielen Büchern wird den Menschen empfohlen, sich durch mehr Faserstoffe in der Nahrung gegen Darmkrebs, Herzkrankheiten und viele andere Erkrankungen zu schützen. Wenn man viel Blattgemüse, Hülsenfrüchte, Obst und Getreide verzehrt, verlassen die Ausscheidungen den Körper schneller und lagern sich nicht so leicht im Darm ab. Die Befürworter der Ballaststoffe empfehlen, mehr Faserstoffe zu verzehren, indem man Industrieprodukte meidet, weniger Alkohol und Fleisch konsumiert und mehr Getreide und Gemüse sowie etwas Kleie ißt (etwa ein bis sechs Teelöffel pro Tag). Das ist ein guter Rat, aber man bedenke, daß die typische Vegetarierkost laut verschiedenen Studien *zwei- bis viermal soviel Rohfaser* enthält wie eine Kost auf Fleischbasis.[8]
Doch so wichtig Faserstoffe sind, sie sind vielleicht nicht das einzige. Viele Wissenschaftler teilen die öffentliche Begeisterung für die Theorie vom Darmkrebs durch Rohfasermangel nicht. Sie glauben, daß das Zusammentreffen dieser Faktoren Zufall sei. Einige Untersuchungen, z.B. von Dr. Michael J. Hill vom Zentrallabor für öffentliche Gesundheit in Colindale (London), lassen vermuten, daß die Verweildauer des Kotes im Darm nicht soviel mit der Krebsentstehung zu tun hat wie das, was Hill das »physiologische Milieu nennt, in dem Verdauungsreaktionen stattfinden«. Das heißt, daß die *Geschwindigkeit* der Darmausscheidung nicht so wichtig ist wie die Konzentration der aufgenommenen Krebserzeugersubstanzen. Diese Schlußfolgerung spricht noch mehr für vegetarische Ernährung als die Rohfasertheorie. Es gibt Anzeichen dafür, daß das »physiologische Mi-

lieu« bei einem Vegetarier ganz anders ist als bei einem Fleischesser. Zahlreiche Untersuchungen haben gezeigt, daß Bakterien die Gallensäfte im Darm in krebserregende Substanzen umwandeln können. Einige Arten der *Clostridia* (eines Darmbakteriums) können z. B. Desoxycholinsäure (eine Gallensäure) in 20-Methylcholanthren, ein sehr starkes Karzinogen, umwandeln. Warum und wie dies genau geschieht, wird noch untersucht. Aber Dr. Hill und andere Wissenschaftler sind der Meinung, daß die Nahrungsaufnahme die Ausscheidung von Gallensäften und die Menge verschiedener Darmbakterien direkt beeinflußt. Auf diese Weise spielt die Ernährung eine Rolle bei der Entstehung von Karzinogenen und deren Hilfsstoffe im Körper.[9] Einige Studien haben gezeigt, daß Fleischfett einen Einfluß auf die Krebsentstehung im menschlichen Darm hat. Dr. Gershon W. Hepner von der medizinischen Abteilung der staatlichen Universität von Pennsylvania verglich den Gallensäurestoffwechsel in Kontrollgruppen von Laktoovo-Vegetariern und Fleischessern und fand heraus, daß die Vegetarier bedeutend weniger Desoxycholinsäure produzierten als die Fleischesser.

Hepner führte aus: »Diese Studie deutet darauf hin, daß Fleisch eine entscheidende Wirkung auf den Gallensäurestoffwechsel haben kann. Der niedrigere Desoxycholinsäurespiegel der Vegetarier kann im Zusammenhang mit der Zunahme des Darmkrebs bedeutungsvoll sein . . . Frühere Arbeiten über Desoxycholinsäureabsonderung und Ernährung schenkten dem Rohfasergehalt der Nahrung mehr Aufmerksamkeit, doch diese Studie läßt vermuten, daß die Wirkung des Fleisches als solche erforscht werden sollte.«[10]

Dr. Hills Untersuchung kommt zu dem gleichen Ergebnis:

»In Gegenden, wo viele Darmkrebsfälle verzeichnet werden, leben die Menschen von viel Fett und tierischem Eiweiß. In Gegenden mit wenig Darmkrebs leben die Menschen mehr von Pflanzen und essen wenig Fett und Tierprodukte.«[11]

Kanadische Forscher des Krebsinstitutes von Ontario fragten ebenfalls nach dem Zusammenhang zwischen Ernährung und Darmkrebsentwicklung. Dr. William R. Bruce und seine Kollegen untersuchten den Kot von Männern, die sich typisch westlich ernähren, und fanden Mutagene, die N-Nitrosoverbindungen sein können, wovon 90% krebserregend wirken. Da die von den Testpersonen verzehrten Speisen nur winzige Spuren von Nitrosoverbindungen oder Mutagenen enthielten, nehmen die Forscher an, daß der Körper bei der Verdauung von Eiweiß und Fett bestimmte Karzinogene als Nebenprodukte erzeugen kann.

Die Studie zeigte aber auch, daß der

Mutagenspiegel deutlich sank, wenn die Männer täglich einen Teelöffel Kleie aßen. Noch stärker nahmen die Mutagene ab, als die Testpersonen täglich nur noch 50 statt 150 Gramm Fett aufnahmen, und die Mutagenaktivität ließ ebenfalls nach, als sie jeden Tag zusätzlich zwei Gramm Vitamin C erhielten.
Sollten weitere Untersuchungen beweisen, daß Nitrosoverbindungen tatsächlich Darmkrebs verursachen, dann empfiehlt Dr. Bruce: »Wir sollten es schaffen, die Ernährung so umzustellen, daß weniger Darmkrebsfälle auftreten.«[12]
Verschiedene Untersuchungen über Ernährung und Darmkrebsentwicklung weisen besonders auf das Fleischfett hin. Das Fett von Milch und Eiern hat anscheinend nicht die gleiche Wirkung auf die Gallensäure. Ein japanischer Wissenschaftler entdeckte möglicherweise eine umgekehrte Beziehung zwischen Darmkrebs und Milchtrinken. Bei Japanern, die täglich zwei Glas Milch tranken, war das Darmkrebsrisiko geringer als bei denen, die keine Milch tranken. Das geringste Risiko hatten Nichtraucher, die täglich zwei Glas Milch tranken.[13]
Anscheinend hat eine an Tierfetten reiche Kost auch etwas mit dem Auftreten von Brustkrebs zu tun. Die höchsten Brustkrebsraten findet man in Ländern, wo die Menschen viel Tierfett essen: USA, Kanada, Argentinien, Australien, Neuseeland und Westeuropa. Am niedrigsten sind die Raten im Fernen Osten und in Südamerika, wo weniger Tierfett, vor allem vom Rind, konsumiert wird. Japanerinnen haben eine der niedrigsten Brustkrebsraten auf der Welt, ein Ergebnis, das man früher rassischen oder genetischen Faktoren zuschrieb. Doch Japanerinnen, die in den USA leben und amerikanische Kost essen, bekommen viermal häufiger Brustkrebs als ihre Geschlechtsgenossinnen in Japan. (Ebenso sind Krebs an Hoden, Prostata und Darm bei Japanern in Amerika häufiger als bei ihren Landsleuten in Japan.)
Ähnliches gilt für die europäischen Jüdinnen in Israel. Sie neigen dreimal mehr zu Brustkrebs als asiatische oder afrikanische Jüdinnen. Ist der Unterschied zwischen der fleisch- und kalorienreichen europäischen Kost und der einfachen Kost von Asien, Afrika und den ärmeren Ländern der Schlüssel zur Erklärung? Übermäßiger Verzehr tierischer Fette (und allgemeiner Kalorienüberschuß) könnten die Brustentwicklung zu sehr anregen und überaktive krebsanfällige Brustzellen schaffen.
Eine ähnliche Beziehung könnte zwischen übermäßigem Fettkonsum und Gebärmutterkrebs bestehen. Dr. Bruce Armstrong vom medizinischen Institut in Perth, Australien, nennt fünf Faktoren, die mit einem hohen Gebärmutterkrebsrisiko verknüpft sind: Fettleibigkeit, frühe Pubertät, späte Wechseljahre, leichte

Zuckerkrankheit und hoher Blutdruck. Dr. Armstrong glaubt jedoch, daß allen fünf Faktoren ein »gemeinsamer Mechanismus« zugrundeliegt: übermäßiger Fettkonsum. Fettleibigkeit, Einsetzen der Pubertät und hoher Blutdruck stehen in enger Beziehung zum Fettkonsum. Alterszucker steht ebenfalls zu Fettleibigkeit und Gesamtnahrungsmenge in Beziehung. Ein Zuviel an Speisefett, vom Körper in Fettgewebe umgewandelt, regt möglicherweise die Östrogenproduktion an, was direkt oder indirekt zu Krebs führen könnte.

Dr. Armstrong weist an entscheidenden Stellen seiner Untersuchung auf den Vegetarismus hin*: Die Frauen in den USA haben häufiger Gebärmutterkrebs als die Frauen von 23 anderen untersuchten Ländern. Japanerinnen und Nigerianerinnen haben die niedrigste Rate. (Der tägliche Fettverzehr beträgt in den Vereinigten Staaten etwa 150 Gramm, in Japan und Nigeria etwa 40 Gramm.) Außerdem hatten Adventistinnen, von denen die Hälfte Vegetarierinnen sind, einen niedrigeren Blutdruck, 40% weniger Gebärmutterkrebs als der Durchschnitt und kamen früher in die Wechseljahre.[14]

Der menschliche Körper ist nicht völlig hilflos gegen die Aktivitäten krebserregender Stoffe, ob sie nun von Natur aus auftreten oder vom Menschen geschaffen wurden. So wie unsere Immunitäts- oder Abwehrsysteme Bakterien und Viren bekämpfen können, machen sie auch Karzinogene unschädlich. Zum Beispiel können bestimmte Antikrebs-Enzyme in der Leber produziert werden. Diese Fähigkeit kann mit den Bestandteilen der Nahrung zusammenhängen.

Dr. Leo Wattenberg vom medizinischen Institut der Universität von Minnesota zeigte dies in einem Laborversuch, indem er Ratten mit einer künstlichen Mischung aus Käseeiweiß, Stärke, Maisöl und Salz ernährte. Alle Vitamine und Mineralstoffe wurden zugesetzt. Obwohl diese künstliche Nahrung das richtige Mengenverhältnis aller lebenswichtigen Nährstoffe enthielt, konnten die Ratten kein Antikrebs-Enzym produzieren. Erhielten sie jedoch normales Futter, dann konnten sie es.

Wattenberg isolierte aus dem Futter den Bestandteil, der die Fähigkeit des Tieres zur Enzymproduktion vergrößerte. Er entdeckte: ». . . besonders wirksam war der Gemüseanteil der Futterpackung, der aus Luzernenmehl besteht.« Wenn man der künstlichen Nahrung nur Luzerne (ohne Kunstdünger gezogen) zufügte, konnten die Ratten den Antikrebswirkstoff wieder herstellen.

Wattenberg identifizierte die Wirkstoffe, die die Enzymbildung einlei-

* Man beachte jedoch, daß auch Drüsenstörungen, vorausgegangener Eierstock- oder Brustkrebs sowie Röntgenstrahlen zur Entstehung von Gebärmutterkrebs in Beziehung stehen.

teten (Indole) in Luzernen. Er fand die gleichen chemischen Stoffe auch in anderen Gemüsearten. Besonders gehaltvoll waren Rosenkohl, Weißkohl, Rüben, Broccoli und Blumenkohl, wobei die Wirksamkeit je nach Erntemethoden und Bodenbeschaffenheit variierte. Auch Spinat, Dill und Sellerie enthielten den Stoff. In Zitrusfrüchten fand man ähnliche Substanzen (Flavone), die die Enzymproduktion in Gang setzen. Bohnen und andere Samen liefern eine Pflanzenproteinart (Lectine), die ebenfalls die Widerstandskraft der Versuchstiere gegen Krebs erhöhte.[15]

Bei der Deutung solcher Ergebnisse müssen wir vorsichtig sein, und man kann nicht behaupten, daß die Ernährung die alleinige Hauptursache von Krebs ist (»Krebs« ist ein Sammelbegriff für vielerlei Krankheitszustände). Doch viele Forscher sind überzeugt, daß die Ernährung bei der Entstehung und Verhütung einiger Krebsarten eine entscheidende Rolle spielt. Die Anzeichen sprechen bisher entschieden gegen einen Lebensstil, der mit dem reichlichen Verzehr von Fleisch, tierischen Fetten, Zuckerraffinade, isolierten Kohlenhydraten, Alkohol und Tabak verbunden ist.

Eine vernünftige vegetarische Kost aus naturbelassenen Nahrungsmitteln ist selbstverständlich nicht so fett- und zuckerreich wie die übliche Kost in den westlichen Industriestaaten. Ein Mittagessen aus Gemüsesuppe, Vollkornbrot und Salat ist offensichtlich kalorienärmer als ein Hamburger mit Pommes frites und einem gehaltvollen Mixgetränk. Wohlausgewogene vegetarische Mahlzeiten sind sättigend, und man kann sie nicht so schnell herunterschlingen wie die übliche Kost. Einige Anzeichen sprechen auch dafür, daß eine faserhaltige Kost die Fähigkeit des Dünndarmes zur Absorption von Kalorien begrenzt und dazu führt, daß mehr Fett mit dem Kot ausgeschieden wird.

(Natürlich steht es einem Vegetarier frei, sich mit Süßigkeiten und Cola vollzustopfen und auf diese Weise dick zu werden. Daß die meisten Vegetarier dies nicht tun, sagt vielleicht mehr über ihre Wesensart aus als über die fleischlose Ernährung als solche.)

Vegetarier nehmen außerdem viel weniger Cholesterin und gesättigte Fette auf als die meisten Fleischesser. Diese Tatsache erregte die Aufmerksamkeit von Wissenschaftlern, die Herz- und Gefäßkrankheiten erforschen. Cholesterin wird normalerweise im Körper produziert, gleichgültig was wir essen. Man findet es im Blut, in der Leber, im Nervensystem und im Gehirn. Es ist zur Herstellung verschiedener körpereigener Stoffe und Geschlechtshormone notwendig. Cholesterin wird jedoch zum Problem, wenn es im Überschuß vorhanden ist und an den Arterienwänden abgelagert wird. Die Ablagerung die-

ses wachsartigen Materials kann zu Embolien und Erkrankungen der Herzkranzgefäße, schlimmstenfalls zu Infarkten und Schlaganfällen führen.
Die Anzeichen sprechen dafür, daß das Infarkt-Risiko eines Mannes um so größer ist, je höher sein Cholesterinspiegel im Blutserum ist. (Frauen werden bis zu den Wechseljahren viel seltener davon betroffen als Männer.) Da der Cholesterinspiegel durch die Zufuhr von Cholesterin und gesättigtem Fett mit der Nahrung steigt, haben Gesundheitsexperten dazu aufgerufen, den Genuß von cholesterin- und fetthaltigen Nahrungsmitteln einzuschränken. Herzkrankheiten sind die häufigste Todesursache in der westlichen Welt. Z. B. nimmt der typische amerikanische Konsument täglich 500 bis 700 mg Cholesterin oder mehr auf. Die amerikanische Herzgesellschaft, die übergeordnete Kommission zur Unterstützung der Erforschung von Herzkrankheiten und ähnliche Organisationen empfehlen den Verbrauch auf 300 mg täglich einzuschränken. Konservativere Forscher sind der Ansicht, 200 mg pro Tag seien noch besser.
Der andere Übeltäter auf dem Speisezettel ist das Fett. Überschüssiges Fett, vor allem gesättigtes und hydrogenisiertes Fett, hebt den Cholesterinspiegel. (Gesättigtes Fett stammt vorzugsweise, aber nicht ausschließlich aus tierischen Produkten, hydrogenisiertes Fett findet man in industriell hergestellten Nahrungsmitteln, Cholesterin nur in tierischen Nahrungsmitteln.)
Die Ernährung in den USA ist insgesamt sehr fettreich. Die meisten Amerikaner beziehen fast die Hälfte, 40 bis 45%, ihrer Kalorien aus dem Fett. Ähnliches gilt auch für die westlichen Industriestaaten. Gesundheitsexperten meinen, man sollte sich auf 30 bis 35% beschränken und von den gesättigten Fetten nur 10% der täglichen Kalorien beziehen. (Am besten ist es, wenn man von mehrfach ungesättigten Pflanzenfetten etwa ebenso viel verzehrt wie von den gesättigten Fetten.)
Mehrfach ungesättigte Fettsäuren können den Cholesterinspiegel im Plasma senken. Ein Zuviel an mehrfach ungesättigten Fettsäuren kann aber auch gefährlich sein; nach einigen Untersuchungen stehen mehrfach ungesättigte Fettsäuren in Beziehung zu Krebs, Lebererkrankungen, Darmstörungen und sogar Arteriosklerose. Über das Thema Cholesterin und Fett wird noch viel gestritten. Noch kann nicht mit absoluter Sicherheit gesagt werden, was die direkte Ursache für Kreislauferkrankungen ist. Ein Fachmann bemerkte hierzu folgendes:
»... Cholesterin, zumindest das in der Nahrung, ist nicht der Hauptrisikofaktor bei Herzkrankheiten. Es gibt einige Menschen mit Stoffwechselstörungen, die zuviel Cholesterin produzieren und dann Überschüsse im Plasma haben. Es wäre aber un-

klug, die Ernährungsgewohnheiten eines ganzen Volkes zu ändern, um jene ein oder zwei Prozent Stoffwechselkranken zu schützen.«[16]

Andererseits ergab eine Umfrage unter 214 Wissenschaftlern in 23 Ländern kürzlich eine fast einmütige Übereinstimmung bezüglich der Bedeutung der Ernährung für die Entstehung von Herzkranzgefäßkrankheiten. Befragt wurden Forscher, die sich in den letzten Jahren aktiv mit Arterioskleroseproblemen beschäftigt hatten.

99% der Wissenschaftler stimmte einer Beziehung zwischen Ernährung und Lipoproteinkonzentration im Plasma und zwischen Cholesterinspiegel im Serum und der Entstehung von Herzkranzgefäßerkrankungen zu.

92% der Befragten fanden unser gegenwärtiges Wissen über Ernährung und Herzkrankheiten ausreichend, um die Empfehlung einer maßvollen Änderung der nationalen Eßgewohnheiten zu rechtfertigen – d. h., weniger Kalorien, weniger gesättigte Fette, weniger Fett allgemein und weniger Cholesterin in der Nahrung.[17]

Die meisten fühlen sich im Streit um das Cholesterin hin- und hergerissen, denn als Fleischesser fällt es ihnen sehr schwer, eine kalorienarme, cholesterinarme und an gesättigten Fetten arme Diät – die sogenannte Vernunftdiät – einzuhalten. Konsumenten aus der Ober- und Mittelschicht der westlichen Industrieländer pflegen üppig zu essen. Sie halten nichts davon, zu einem Leben der verbotenen Speisen verurteilt zu sein mit kleineren Fleischportionen und einer geringeren Auswahl an tierischen Produkten. Viele Menschen erleben die Vernunftdiät als spartanisch und lebensverneinend, als ständige Erinnerung an das, was sie nicht essen dürfen.

Eine vernünftige vegetarische Kost ist aber von Natur aus eine Vernunftdiät, ohne mit negativen Obertönen belastet zu sein.

Vegetarier haben nicht nur das Fleischessen aufgegeben, sondern auch den Glauben an das Fleisch als Mittelpunkt der Mahlzeit. Fleischesser fühlen sich bei Vernunftdiät oft beraubt, als würde ihnen etwas abgehen. (Natürlich fehlt etwas, sonst wäre es ja keine Vernunftdiät.) Doch man vermißt niemals, wonach man kein Verlangen hat, und deshalb kennen erfahrene Vegetarier keine solchen Spannungen und Verlustgefühle. Der cholesterinbewußte Fleischesser leidet vielleicht, weil er sein Fleisch haben und essen möchte, der Vegetarier dagegen ißt einfach alles *außer* Fleisch. Diese kleine Änderung des Tons bedeutet, daß Vegetarier die gesundheitlichen Vorzüge einer Vernunftdiät genießen können, ohne sich um ihren Gewinn betrogen zu sehen. Viele Fleischesser denken zur Zeit darüber nach, ob sie etwas gegen ihren Cholesterinkonsum tun wollen. Werden sie Vegetarier, dann erledigt sich die Frage von selbst: vernünftige vegetarische Kost ist arm an Cholesterin und gesättigten Fetten. Wie ergeht es dem Lakto-ovo-Vegetarier? Enthalten Eier und Milchprodukte nicht beträchtliche Mengen Cholesterin und gesättigtes Fett? Sicher, doch da die Hauptnahrungsmittel vegetarischer Kost – Obst, Gemüse, Getreide, Sämereien und Nüsse –, keinerlei Cholesterin enthalten, könnte ein Vegetarier täglich einen Liter Vollmilch und ein Stückchen Käse verzehren, ohne je die 200-mg-Grenze für Cholesterin zu überschreiten.

Ein Pfund Fleisch, Geflügel oder Fisch enthält je nach Sorte ungefähr 300 mg Cholesterin. Das ist die Gesamtmenge an Cholesterin bei der Vernunftdiät. 180 Gramm der meisten Fleischarten ergeben 154 mg Cholesterin, wobei Krabben, Innereien und Wurst erheblich höher liegen. Um die 300-mg-Grenze zu erreichen, müßte man drei Liter Vollmilch trinken, und ein Liter entspräche an Cholesterin einem Stück Fleisch von weniger als 180 Gramm.[18] Käse ist reicher an Cholesterin und gesättigtem Fett als Rindfleisch, wenn man Gramm für Gramm umrechnet. Doch während 240 Gramm Rindfleisch als normale Mahlzeit gelten (zwei große Hamburger), würden die wenigsten Menschen ein halbes Pfund Käse auf einmal essen. Was das gesättigte Fett betrifft, so würden Vegetarier, selbst wenn sie viel Vollmilch tränken und täglich über 100 Gramm Käse äßen, kaum zehn Prozent ihrer Kalorien in Form von gesättigtem Fett aufnehmen. (Das setzt jedoch voraus, daß sie nicht zu viele hydrogenisierte Fette oder auch gesättigtes Fett aus dem Pflanzenreich essen, zum Beispiel Kokosnuß, Cashewnüsse oder Palmöl. Man hüte sich auch vor den unsichtbaren gesättigten Fetten in Fertig-Desserts und Salatsoßen, die nicht aus Milchprodukten bestehen, ebenso vor Chips, Brotaufstrichen, Gebäck und gefüllter Schokolade.)

Ich habe Vollmilch als Beispiel gewählt, um deutlich zu zeigen, wie gering bei Laktovegetariern die Gefahr des übermäßigen Konsums von Cholesterin oder gesättigtem Fett ist. Erwachsene brauchen im allgemeinen nur einen halben Liter Milch oder etwa 100 Gramm Käse, um ihren Kalziumbedarf und einen großen Teil ihres Eiweißbedarfes zu decken. Magermilch und fettarmer Käse enthalten noch weniger Cholesterin und gesättigtes Fett als Vollmilch.* Ein Vegetarier kann Magermilchprodukte geradezu fressen, ohne zuviel Cholesterin aufzunehmen.

Man bedenke, daß selbst jene medizinischen Experten, die für weniger Cholesterin plädieren, von der Öffentlichkeit keine Kost *ohne* Cholesterin und gesättigtes Fett fordern. Sie wollen nur, daß man diese Stoffe

* (Magermilchprodukte sind auch weitgehend frei von Insektizid-Rückständen.)

auf ein vernünftiges Maß beschränkt. Wer sich Sorgen macht, kann seinen Cholesterinspiegel im Blutserum überprüfen lassen, aber er sollte sich nicht ohne medizinische Gründe damit plagen, die Cholesterinaufnahme auf Null zu bringen. (Selbst Arteriosklerosepatienten erlaubt man gewöhnlich eine Cholesterinaufnahme von 240 mg pro Tag.)

Eier sind in Verruf geraten, vielleicht zu Unrecht, denn sie enthalten viel Cholesterin, sind aber trotzdem eine billige und kalorienarme Quelle für hochwertiges Eiweiß und viele Vitamine. Anhänger der Vernunftdiät begnügen sich wöchentlich mit drei Eigelb und unbegrenzt viel Eiklar. Vegetarier jedoch können mehr Eier essen, ohne ihre Cholesteringrenze zu überschreiten. Eier können auch in Pfannengerichten und ähnlichen Speisen verwendet werden. Dann hat man das Eiweiß und den Wohlgeschmack des Eies und ißt doch nur ein Drittel oder die Hälfte vom Ei pro Person.

Ich möchte nicht sagen, daß Lakto-ovo-Vegetarier Vollmilch, Eier, Käse und Butter in Mengen essen sollen. Das Entscheidende ist, daß Vegetarier wegen der fleischfreien Kost großzügiger mit den verschiedensten Vollmilch- oder Magermilchprodukten und Eiern umgehen können und trotzdem *weniger* Cholesterin und gesättigte Fette pro Tag aufnehmen, als dem maßvoll lebenden Fleischesser noch gestattet ist. Ein Vegan nimmt gar kein Cholesterin und wenig gesättigtes Fett auf (letzteres hängt von seiner Nahrungswahl ab), obwohl sein Gesamtfettverzehr hoch sein kann, wenn er viele Samen und Nüsse ißt.

Die Beziehung zwischen Cholesterin und Herzkrankheiten wird vielleicht nie voll aufgeklärt, zumindest nicht zur vollen Zufriedenheit der Wissenschaftler. Doch es gibt Anzeichen genug dafür, daß der Cholesterinspiegel und Blutdruck bei Vegetariern und bei Menschen, die hauptsächlich Pflanzeneiweiß essen niedriger sind, als bei Gruppen mit der üblichen westlichen Kost. Auch treten weniger Herzerkrankungen auf.

Die Ergebnisse einiger Repräsentativuntersuchungen (es gibt Berichte über viele ähnliche Untersuchungen) sollen zeigen, wie die vegetarische Kost (und eventuell andere unbekannte Faktoren) auf einige Menschen gewirkt hat (haben):

1976 wurden in Australien in der Nähe von Sydney Kinder von Adventisten auf ihren Cholesterinspiegel untersucht. Von den 183 untersuchten Kindern im Alter von 12 bis 17 aßen 105 nur Pflanzen- und Milchprodukte, während 78 gelegentlich oder regelmäßig Fleisch aßen. Die Gesamtheit der Adventistenkinder wurde mit einer Kontrollgruppe von jugendlichen Gemischtköstlern, die keine Adventisten waren, verglichen. Die Tests zeigten, daß der Cholesterinspiegel

bei den Adventistenkindern 19% niedriger lag als bei der Kontrollgruppe. Den niedrigsten Spiegel fand man bei den 105 Kindern, die kein Fleisch aßen.[19]
1975 wurden 116 erwachsene Makrobioten in den USA untersucht (sie aßen Fisch, aber weder Fleisch, noch Eier noch Milchprodukte). Der Fettgehalt in ihrem Blutplasma war »in allen Altersgruppen auffallend niedrig«. 1974 zeigte eine ähnliche Studie an 210 Makrobioten mit gleicher Ernährungsweise, daß der Blutdruck bei ihnen niedriger war als bei Kontrollpersonen mit Gemischtkost.[20]
Nach einer anderen australischen Untersuchung war der Blutdruck von 30- bis 79jährigen Vegetariern »deutlich niedriger« als in der nichtvegetarischen Kontrollgruppe. Die Vegetarier waren in diesem Falle wieder Adventisten, doch die Forscher hielten es für unwahrscheinlich, »daß diese Unterschiede durch den unterschiedlichen Konsum von Alkohol, Tabak, Tee (oder) Kaffee erklärt werden könnten.« In der Studie heißt es weiter: »Ernährungsfaktoren wie Tiereiweiß, Tierfett und ähnliche Bestandteile sind eher verantwortlich« für die Blutdruckunterschiede.[21]
Neben der Ernährung beeinflussen viele andere Faktoren den Cholesterinspiegel, doch ein Wissenschaftlerteam der Milan-Universität und des Maggiore-Krankenhauses bewies, daß Pflanzeneiweiß selbst dazu beitragen kann, den Cholesterinspiegel niedrig zu halten. In einem Bericht für die britische medizinische Zeitschrift *The Lancet* beschrieb C. R. Sirtori eine Testserie. Man mischte verschiedene italienische Gerichte mit gekörntem Sojaeiweiß und entwarf zwei Diätpläne: erstens eine übliche fettarme und cholesterinarme Diät mit 62% tierischem Eiweiß, zweitens eine Diät von nur 7% tierischem Eiweiß und 63% Sojaeiweiß. Zweiundzwanzig Patienten mit chronisch hohem Cholesterinspiegel wurden in zwei Gruppen aufgeteilt. Jede Gruppe aß drei Wochen lang entweder die übliche fettarme Diät oder die Sojaeiweißdiät, dann wurde getauscht. In jedem Fall senkte sich der Cholesterinspiegel deutlich. Wenn Patienten von der Sojaeiweißdiät wieder zur üblichen fettarmen Diät zurückkehrten, stieg ihr Cholesterinspiegel wieder. Die Sojaeiweißdiät senkte den Cholesterinspiegel in zwei Wochen um 14% und in drei Wochen um 21%. (Keiner der Patienten änderte sein Gewicht.) Dr. Sirtori und seine Kollegen nannten dieses Ergebnis bemerkenswert, da die Patienten ja zuvor schon drei Monate lang daheim nach einer fettarmen und cholesterinarmen Diät gelebt hatten, und zwar ohne Erfolg.
Dr. Sirtori schloß daraus, daß Menschen mit dem für Herzkrankheiten typischen Cholesterinspiegel »von einer Ernährung profitieren können, bei der das Eiweiß rein pflanzlich

ist.« Die Resultate der Sojaeiweißdiät waren sogar besser als die einer mehrmonatigen üblichen fettarmen Diät.[22]

(Der Herausgeber von *The Lancet* machte sich Gedanken darüber, warum das Sojaeiweiß eine so gute Wirkung gehabt hatte. Er vermutete, daß Pflanzeneiweiße wegen ihres relativ niedrigen Methioningehaltes den Cholesterinspiegel senkten. Methionin ist eine essentielle Aminosäure, die beim Aufbau des Körpereiweißes benötigt wird.)

Andere Versuche mit Obst und Gemüse zeigten ebenfalls eine cholesterinvermindernde Wirkung. Bestimmte unverdauliche Stoffe wie Pektin (in reifen Früchten und einigen Gemüsesorten) und Pflanzensterine (in Gemüse, Pflanzenöl und Obst) senken den Cholesterinspiegel. Vegetarier werden oft geneckt, weil sie Bohnen als Hauptnahrungsmittel verwenden, aber einige Untersuchungen bewiesen, daß regelmäßiger Verzehr von getrockneten gekochten Bohnen und anderen Hülsenfrüchten den Cholesterinspiegel senken konnten. (Anscheinend reduzieren die Faserstoffe in den Bohnen das Cholesterin, indem sie die Darmausscheidung von Gallensäuren, die am Cholesterinstoffwechsel beteiligt sind, fördern.)[23]

Zwei britische Forscher berichteten im Mai 1976, daß sie vier schwere Fälle von *Angina pectoris* (starke Brustschmerzen durch mangelhafte Blutversorgung des Herzens) erfolgreich mit einer veganen Diät behandelt hatten. Nach fünf- oder sechsmonatiger Behandlung waren alle vier Patienten frei von Schmerzen und Symptomen, »und sie konnten wieder anstrengende Arbeiten bewältigen«. Fünf Jahre nach Beginn der veganen Diät waren die Patienten noch immer symptomfrei. Die Ärzte berichteten:

»Bei Versuchspersonen, die keine tierischen Produkte aßen, fanden wir im Plasma weniger Triglyceride, Phospholipide und Cholesterin als bei Kontrollpersonen. Dieses Ergebnis könnte der Vorbeugung gegen *Angina pectoris* und gegen Herzkrankheiten durch mangelhafte Blutversorgung dienen.«[24]

Beim letzten Punkt kann man natürlich auch anderer Meinung sein. *Vegetarismus ist kein magischer Schutz gegen Herzkrankheiten.* Es gibt viele Risikofaktoren, die zur Entstehung von Herzkranzgefäßerkrankungen beitragen: Fettleibigkeit, Rauchen, Zuckerkrankheit, Streß, hoher Blutdruck, hoher Cholesterinspiegel, Herzkrankheiten in der Familie und mangelnde Bewegung spielen eine Rolle. Nach Auskunft des nationalen Instituts für Herz-Lungen-Krankheiten verdoppelt sich die Wahrscheinlichkeit einer Kranzgefäßerkrankung, wenn *entweder* das Rauchen oder der hohe Blutdruck oder der hohe Cholesterinspiegel gegeben ist. Liegen alle drei Faktoren vor, so verzehnfacht sich das Risiko. (Man beachte, daß Adventisten, die

hauptsächlich Nichtraucher, Abstinenzler und Lakto-ovo-Vegetarier sind, ein um 50% niedrigeres Herzerkrankungsrisiko haben als der Bevölkerungsdurchschnitt.)[25]
Körperliche Bewegung ist ebenfalls ein wichtiger Faktor, vielleicht der entscheidende. Nach anstrengendem Sport haben Testpersonen oft weniger Lipide im Blut als vorher. Untersuchungen haben auch gezeigt, daß einige Menschengruppen trotz fett- und cholesterinreicher Nahrung einen niedrigeren Cholesterinspiegel haben und bei ihnen keine Herzkrankheiten auftreten. Das betrifft z. B. die Samburu und Massai in Ostafrika, die von Kuhmilch, Kamelmilch, Blut und Fleisch leben.[26]
Regelmäßige körperliche Bewegung gehört zum Leben dieser Völker. Ein Massai-Mann kann als Rinderhirte oft über 100 km pro Tag zurücklegen. Vielleicht verhütet regelmäßige Bewegung auch die Entstehung von Arteriosklerose? Die Antwort ergibt sich teilweise aus der Aktivität der Blutbestandteile, die man Lipoproteine nennt. Es gibt mehrere Arten von ihnen, doch besonders die Erforschung der schweren Lipoproteine kann vielleicht klären, warum einige Menschen trotz hohen Cholesterinspiegels oder großer Mengen von Nahrungscholesterin von Herzkranzgefäßerkrankungen verschont bleiben.
Einige Wissenschaftler glauben, daß ein hoher Anteil schwerer Lipoproteine im Blut das Cholesterin zwecks Ausscheidung in die Leber wandern läßt. Dann kann das Cholesterin keine arterienverengenden Ablagerungen bilden. Andere Wissenschaftler nehmen an, daß die schweren Lipoproteine selbst die fettigen Ablagerungen von den Arterienwänden ablösen und so eine Herzerkrankung verhindern.
Einige Berichte zeigen bereits, daß Menschen mit einem niedrigen Anteil schwerer Lipoproteine im Blut eher Herzanfälle bekommen als Menschen mit hohem Anteil. Insgesamt wurden 6000 Menschen untersucht. Kann man den Lipoproteinspiegel ohne Medikamente erhöhen? Nach Auskunft der Wissenschaftler ist er am höchsten bei Nichtrauchern, untergewichtigen Personen, mäßigen Trinkern (also nicht bei Abstinenzler), Frauen, Männern, die regelmäßig Sport treiben (männliche Läufer in mittleren Jahren haben einen Spiegel wie junge Frauen) und Personen, die eine Kost mit viel Pflanzenprodukten und wenig Tierfett aßen.[27] Niemand kann Ihnen versprechen, daß Sie durch solches Verhalten gegen Herzkrankheiten gefeit sind, aber die Forschungsergebnisse über Lipoproteine sind sicher ein weiteres Argument für eine maßvolle Ernährung und regelmäßige körperliche Anstrengung.
Kürzlich wurde der Gesundheitszustand von 1000 Nordamerikanern untersucht. Am gesündesten waren

vegetarisch ernährte Menschen, die sich durch Laufsport fit hielten. An zweiter Stelle standen Vegetarier, die keinen Sport ausübten, an dritter Stelle Nichtvegetarier, die Sport trieben. Am schlechtesten schnitten Nichtvegetarier ab, die keinen Sport trieben.[28] Verwirrend? Wer stellt also für eine Lebensversicherung das geringste Risiko dar? Vielleicht ein nichtrauchender, entspannter vegetarischer Marathonläufer aus einer Familie von Langlebigen, der am Abend ein oder zwei Glas Wein trinkt?

Vielleicht haben Sie schon Zeitungsmeldungen über die Vilcabambas von Ecuador, die Abkhasias aus der Sowjetunion und die Hunzas aus Nordpakistan gelesen. Diese Menschen leben in landwirtschaftlichen Gemeinschaften, sind technologisch um 50 Jahre hinter den westlichen Nationen zurück und haben alle eines gemeinsam: Erstaunlich viele von ihnen werden älter als 70, aber keiner siecht in Pflegeheimen und Altensiedlungen dahin. Sie sind einfach körperlich gesunde und geistig wache Bürger, die 80, 90 Jahre oder noch älter werden.

Diese Gruppen haben eine sehr ähnliche Lebensweise. Männer und Frauen sind hart arbeitende Bauern, die Feldfrüchte anbauen, weite Strecken zurücklegen und aktiver sind als die meisten heutigen jungen Leute. Man kann diese Menschen nicht als Vegetarier bezeichnen, aber ihr Speisezettel ähnelt dem eines gesundheitsbewußten Lakto-ovo-Vegetariers.

Keine dieser Gruppen verzehrt Fleisch in nennenswerten Mengen. Die Abkhasias essen ein- bis zweimal pro Woche gekochtes Huhn, die Hunzas haben ein wöchentliches Fest, zu dem Fleisch gehört, die Vilcabambas sind die ärmsten von ihnen und essen fast nie Fleisch. Alle drei Stämme leben von selbstgezogenem Gemüse und Obst, Milch, joghurtähnlichen Speisen, Käse und Getreide.

Die Abkhasias essen Trauben, Äpfel, eingelegtes Gemüse, Knoblauch, Tomaten und andere Pflanzenprodukte. Ein- bis zweimal in der Woche essen sie gekochte oder gebratene Eier. Hunzas leben von Gerste, Weizen, Buchweizen, Hülsenfrüchten, grünem Gemüse, Kürbissen und Aprikosen. Sie selbst führen ihren guten Gesundheitszustand auf ihr Wasser zurück, mineralstoffreiches, milchig-trübes Schmelzwasser von Gletschern. Die Vilcabambas essen Yucca- und Cassavawurzeln, Mais, Bohnen, Kartoffeln, Hüttenkäse, verschiedene Früchte und hin und wieder rohe Eier. All diese Stämme leben von Nahrungsmitteln, die ohne Pestizide oder Kunstdünger angebaut wurden. Niemand verwendet dort Tafelzucker oder verfeinerte Produkte.

Ob es nun an der Ernährung liegt, am verhältnismäßig geringen Streß oder an der Gebirgshöhe, auf jeden Fall sind die Geißeln der zivilisierten Welt – Herzkrankheiten, Krebs, Zuckerkrankheit und Altersgebrechlichkeit – bei allen drei Gruppen unbekannt. Männer und Frauen bleiben bis über die Siebzig sexuell aktiv. Einem 119 Jahre alten Abkhasia wurde gesundes Sperma entnommen; Vilcabambafrauen gebären oft mit über fünfzig Jahren noch gesunde Kinder. Und nach Auskunft medizinischer Beobachter haben 100jährige Vilcabambas den Muskeltonus eines gesunden 30jährigen. Früher machte man Erbfaktoren für die erstaunliche Gesundheit und Langlebigkeit dieser Menschen verantwortlich. Doch Gerontologen, die bei ihnen gelebt und sie beobachtet haben, glauben heute, daß Umweltfaktoren entscheidend sind. Ernährung, geographische Lage, Klima und die vorherrschenden psychischen, sozialen und biologischen Bedingungen wären eine Untersuchung wert. All die Hundertjährigen leben einfach und oft eintönig mit harter Arbeit, viel Bewegung und wenig Streß. Luft, Wasser und Nahrung sind bei ihnen relativ frei von Schadstoffen und Chemikalien.

Alles spricht dafür, daß diese Faktoren, gekoppelt mit karger, aber nährstoffreicher Lakto-ovo-vegetarischer Kost, die Grundlage eines langen und gesunden Lebens darstellen können. Dr. David Davies, ein britischer Gerontologe, hat bei den Vilcabambas gelebt. Er berichtet: »Wenn diese Menschen ihre Bergheimat verlassen, um in den Dörfern der Umgegend zu leben, und wenn sie dabei ihre Ernährung ändern, läßt ihre Gesundheit nach. Geben sie ihre reinen, einfachen Mahlzeiten zugunsten der Fleischspeisen, Konserven und Weißmehlprodukte des Stadtmenschen auf, dann schwindet ihre Kraft. Sie können trotzdem alt werden, sagt Davies, aber sie werden dabei hinfälliger als die Menschen, die in den Bergen bleiben.[29]

Sogar der Gesundheitszustand der Hunzas hat sich in den letzten Jahrzehnten gewandelt. Fertignahrung, Süßigkeiten und Fleischkonserven haben jetzt ihren Weg in die einst so abgeschiedene Welt der Hunzas gefunden. Besucher dieses Gebirges berichteten nach ihrer Rückkehr von der Verschlechterung des Gesundheitszustandes der Hunzas. Verdauungsstörungen und Zahnkaries, die dort einst unbekannt waren, treten jetzt auf. »Es steht fest«, sagt Dr. Davies, »daß Kalorienreichtum und Zusammensetzung der Kost für die Gesundheit und das Altern entscheidend sind.«[30]

Wissenschaftler stellten Versuche mit Rattenstämmen an. Sie gaben ihnen ein Futter, das den einfachen, aber nährstoffreichen Mahlzeiten der Abkhasians, Hunzas und Vilcambas ähnelte. In mehreren mustergültigen Studien bekamen Ratten ein kalorienarmes, tierfettarmes Futter, dessen Nährstoffe hauptsächlich aus Obst, Getreide und Gemüse stammten. Die Ratten lebten länger als üblich, blieben jugendlich und waren widerstandsfähiger gegen Krankheiten. Eine Studie faßte die Ergebnisse wie folgt zusammen: »...die Versuche beweisen, daß ein einzelner Faktor, nämlich die Nahrungsaufnahme, das Auftreten der wichtigsten Degenerationskrankheiten bei der Ratte beeinflussen kann. Die Art der beteiligten Stoffwechselvorgänge ist unbekannt, doch es steht fest, daß bei uneingeschränkter Nahrungsaufnahme Organveränderungen schneller fortschreiten. Wird die Nahrungsmenge in der Weise beschränkt, daß alle Nährstoffe vorhanden sind, die Ansammlung von überschüssigem Körperfett aber unmöglich ist, so verzögern sich krankhafte Organveränderungen.«[31]

In einer neueren Untersuchung ließen Wissenschaftler 121 Ratten soviel fressen, wie sie wollten. Die Ratten lebten ihre normale Lebensspanne aus (317 bis 1026 Tage) und starben eines natürlichen Todes. Doch die Wissenschaftler stellten fest: diejenigen Ratten, die am wenigsten gefressen hatten, lebten wesentlich länger als diejenigen, die sich dauernd überfraßen. Die Ratten, die sich zwischen dem 100sten und 199sten Lebenstag überfraßen, hatten die kürzesten Lebensspannen. Diese Zeit entspricht etwa der Lebensphase des jungen Erwachsenen. Daraus schlossen die Forscher mit Einschränkungen, daß die Lebensdauer der Menschen mit ihrer Ernährung zu tun haben kann. Besonders günstig wären in der ersten Lebensphase eine eiweißreiche und in späteren Jahren eine eiweißarme Kost.[32] Nun sind Ratten keine Menschen, deshalb können die Wissenschaftler über den Wert der Nahrungsbeschränkung beim Menschen nur Vermutungen anstellen. Doch die Ergebnisse zahlreicher Studien und Versuche sprechen deutlich für den mäßigen Esser.

Ein Blick auf die Weltbevölkerung beweist allerdings, daß eine kalorienarme, eiweißarme und fleischlose Kost allein kein sicherer Weg zu Gesundheit und rüstigem Alter ist. Zehn Millionen Menschen kämpfen bei kärglicher Kost um ihr Leben, und frühes Altern, Mangelkrankheiten und früher Tod sind der einzige Erfolg ihres Bemühens. Das Geheimnis liegt anscheinend in einer Kost, die einfach, aber angemessen ist – ein Minimum an Essen mit einem Optimum der Nährstoffzusammensetzung. Man braucht kein Vegetarier zu sein, um diese Ernährungsregel zu beachten, aber Vegetarier haben es leichter. Vernünftiger Lakto-ovo-Vegetarismus und aufgeklärter Vegetarismus sind nahezu von selbst maßvolle Kostformen.

Sicherlich sind diese Sympathien für Mäßigkeit nichts Neues. Denker des Altertums haben maßvolle Kost und Lebensform gepredigt, ehe Aristoteles und Lao-tse auch nur einen Atemzug taten. Und die Vegetarier haben seit Jahrhunderten behauptet, daß ihre Lebensform sinnvoll und vernünftig sei. Doch erst jetzt interessiert sich die Wissenschaft näher dafür und hat jene alten Ahnungen bestätigt. 1977 gab der Senatsausschuß für Ernährung und menschliche Grundbedürfnisse einen Bericht heraus: *Ernährungsziele für die Vereinigten Staaten.* Dies ist der neuste offizielle Aufruf, die typische amerikanische Kost zu ändern. Der Ausschuß verweist auf die Beziehung zwischen der Ernährung und sechs der zehn wichtigsten Todesursachen (Herzkrankheiten, Krebs, Zerebralsklerose, Zuckerkrankheit, Arteriosklerose und Leberschrumpfung) und fordert die Amerikaner auf, wesentlich weniger tierisches Fett, Cholesterin, Tafelzucker und Salz zu konsumieren und dafür mehr Obst, Gemüse und Vollkorngetreide zu verwenden.

Ist es nicht Ironie, daß solche Ernährungsratschläge gerade aus einer gesetzgebenden Einrichtung kommen, deren Landwirtschafts- und Wirtschaftspolitik zum Überkonsum von Nahrung und Energie beigetragen haben? Klingt es nicht ebenfalls wie Ironie, daß die Ziele dieses Ausschusses sich am Ende den Ideen von Gesundheitsreformern wie Rodale, Hindhede, Kellog und anderen angenähert haben, nachdem man das Urteil vieler bedeutender Ernährungswissenschaftler und Ärzte gehört hatte? Der Ausschuß geht zwar nicht so weit, nach einer vegetarischen Revolution zu rufen, aber man kann sehen, daß eine vernünftige, gesundheitsbewußte vegetarische Kost mühelos die Richtlinien des Berichtes erfüllen oder sogar darüber hinausgehen kann. Der Bericht spricht vom »Aufbau eines besseren Gesundheitszustandes ... durch gesündere Ernährung.«

Können wir nun zu realistischen Schlüssen über die gesundheitlichen Vorzüge vegetarischer Kost kommen? Zu viele vegetarische Aktivisten sind in diesem Punkt übereifrig und versprechen den neu Bekehrten alles, von Immunität gegen Krankheiten über weißere Zähne und festere Fingernägel bis zu ewigem Leben. Statistiken über das Auftreten von Krankheiten sprechen deutlich für vegetarische oder gemäßigte Kost, aber wir wollen in unseren Reformforderungen bescheiden sein. Ohne übertriebene Versprechungen wollen wir nur das anführen, was geläufige wissenschaftliche Daten zu einer wohlausgewogenen vegetarischen Kost aussagen können.

1. Diese Kost ist arm an Cholesterin und gesättigten Fetten, aber reich an Faserstoffen. Dadurch können bestimmte Krebsarten verhütet werden, da der Stuhl schneller ausgeschieden wird und Gallensäuren, die in Krebserregerstoffe umgewandelt werden könnten, sich in geringerem Umfang bilden. Außerdem ändern sich die Art und Tätigkeit jener Darmbakterien, die aus Gallensäuren Karzinogene bilden können. Durch geringere Fett- und Cholesterinaufnahme kann man außerdem Herzkrankheiten vorbeugen oder deren Entwicklung bremsen. Dies geschieht durch Senkung des Cholesterinspiegels und des Blutdrucks und wirkt individuell verschieden stark. Ein hoher Faseranteil in der Nahrung fördert vermutlich auch die Ausscheidung von Cholesterin und Fett aus dem Körper.

2. Eiweißarme und kalorienarme Kost kann den Hormonspiegel günstig beeinflussen; dadurch treten Krebserkrankungen an Brust, Eierstöcken und Gebärmutter seltener auf.

3. Durch einen hohen Anteil von rohem Gemüse und Obst an der Nahrung kann man die Produktion jener Enzyme steigern oder erleichtern, die zur Neutralisierung bestimmter aufgenommener krebserregender Chemikalien geeignet sind. Tierexperimente deuten ebenfalls darauf hin, daß der Körper sich bei geringerem Eiweiß- und Fettkonsum leichter gegen chemische Karzinogene zur Wehr setzen kann.

4. Gesundheitsbewußte Vegetarier sind außerdem den chemischen Karzinogenen, Schädlingsbekämpfungsmitteln, Arzneimitteln und den Rückständen synthetischer Hormone weniger ausgesetzt. Ferner kann der verhältnismäßig hohe Gehalt an Vitamin A und C bei dieser Kost die Wirksamkeit von bestimmten Schadstoffen und Krebserregerstoffen mindern.

5. Tierexperimente deuten darauf hin, daß eine kalorienarme und eiweißarme Kost aus vielerlei naturbelassenen Nahrungsmitteln Langlebigkeit, Widerstandsfähigkeit gegen Krankheiten und langsameres Altern begünstigt.
Eine wohlausgewogene vegetarische oder fleischarme Kost kann also in Verbindung mit regelmäßiger körperlicher Anstrengung und Ruhe dazu beitragen, daß der menschliche Körper optimal funktioniert. Stark verfeinerte und vorgefertigte Speisen, ein Zuviel an Zucker, Salz, Alkohol und Arzneimittel sowie den Tabakkonsum muß man dabei meiden. Kann man dies so beweisen, daß es von allen Wissenschaftlern und medizinischen Autoritäten anerkannt wird? Nein. Wer will, kann ja warten, bis die Einflüsse veränderter Kostformen auf die wichtigsten Krankheiten unwiderlegbar bewiesen sind. Aber Dr. D. Mark Hegsted, Ernährungswissenschaftler an der Harvard-Universität, schreibt in dem Bericht *Ernährungsziele für die Vereinigten Staaten:*
»Viele werden zweifellos sagen, daß wir unsere Behauptung nicht bewiesen haben. Wir haben nicht demonstriert, daß die von uns angeratenen Kostveränderungen tatsächlich die erwarteten Früchte tragen. Wir möchten diesen Leuten sagen, daß unsere derzeitige Kostform nicht für

irgendeinen bestimmten Zweck geschaffen wurde. Sie ist eine willkürliche Mischung, entstanden durch unseren Wohlstand, die Produktivität unserer Farmer und die rege Tätigkeit der Lebensmittelindustrie.

Die Risiken dieser Ernährungsform sind erwiesenermaßen groß. Man sollte uns also nicht fragen, warum wir unsere Ernährung umstellen sollen. Man könnte eher fragen: Warum nicht? Welche Gefahren sollen einem drohen, wenn man weniger Fleisch, gesättigtes Fett, Cholesterin, Zucker und Salz und dafür mehr Obst, Gemüse, ungesättigtes Fett und Getreideprodukte, vor allem aus Vollkorngetreide, verzehrt? Gefahren wurden keine entdeckt, und große Vorteile sind zu erwarten.«[33]

Eiweiß.
Die Menschen sprechen das Wort respektvoll aus wie Urwaldmenschen den Namen eines geheimnisvollen und mächtigen Gottes. Eiweiß ist tatsächlich geheimnisvoll. Viele führen dieses Wort im Mund, ohne die geringste Vorstellung zu haben, aus was dieser Stoff besteht, was er bewirkt und wieviel wir brauchen. Doch die Menschen sorgen sich, ob sie genug Eiweiß bekommen. Und sie meinen, Vegetarier könnten nicht genug bekommen. Diese tief verwurzelte Angst, eines Tages auf einem »Brot für die Welt«-Poster zu enden, und die kulturelle Bedeutung der Fleischspeisen haben aus der auf Fleisch ausgerichteten westlichen Kost eine Art Religion mit eigenem Ritual und Dogma gemacht.
Der Eiweißgläubige läuft jede Woche in den Supermarkt und steht vor dem geheiligten Bratenstück. Der Anbeter achtet die Verkündigungen der Fleischindustrie und der Priester der staatlichen Lebensmittelbehörde und glaubt an die einfache Fleisch/Eiweiß-Litanei, die er als Kind schon gelernt hat:

- Du brauchst viel Eiweiß, sonst wirst du krank.
- Fleisch enthält viel Eiweiß.
- Iß ordentlich Fleisch, dann bekommst du viel Eiweiß.

Letzteres ist wahr, aber leider glauben die Leute auch an die Umkehrung dieses Satzes: Wenn du kein Fleisch ist, bekommst du nicht genug Eiweiß. Wir wollen die Wahrheit kurz ausdrücken, so kurz, daß sie auf ein Schild paßt:
Menschen brauchen Eiweiß, nicht Fleisch.
Doch was ist nun Eiweiß, und warum ist es so wichtig?
Die chemischen Grundbausteine aller Lebewesen, ob Tier oder Pflanze, sind Kohlenstoff, Wasserstoff, Sauerstoff und Stickstoff. Die ersten drei Elemente erhält man durch Kohlenhydrate und Fette, aber nur das Eiweiß enthält Stickstoff. Gasförmiger Stickstoff wurde schon 1722 entdeckt und isoliert, aber erst 1816 wurde seine Bedeutung für das tierische Leben bewiesen. François Magendie, ein französischer Arzt und Physiologe, experimentierte mit Hunden. Er gab ihnen Nahrungsbestandteile, von denen er wußte, daß sie keinen Stickstoff enthielten. Als die Hunde starben, schloß Magendie, daß der fehlende Stickstoff auf irgendeine Weise entscheidend für das Überleben eines Tieres sei. Wenig mehr als 20 Jahre später nannte der holländische Chemiker Gerrit Jan Mulder jene stickstoffhaltigen Substanzen Proteine nach dem griechischen *proteios*, d.h. »an erster Stelle stehend«. 1838 beschrieb Mulder das Protein wie folgt:
»Es ist zweifellos die wichtigste aller bekannten Substanzen im Reich des biologischen Lebens. Anscheinend ist ohne Protein kein Leben auf unserem Planeten möglich. Es bewirkt die wichtigsten Lebensvorgänge.«[1]

6

Eiweiß: Genug ist genug

Die wichtigsten Vorgänge, das bedeutet Wachstum und Entwicklung eines lebenden Organismus. Neues Gewebe anstelle des alten kann nur entstehen, wenn die notwendigen Baustoffe – Sauerstoff, Kohlenstoff, Wasserstoff und Stickstoff – zur Verfügung stehen. Die Atmosphäre enthält Stickstoff im Überfluß, aber Tiere können ihn nicht direkt nutzen wie Pflanzen. Einige Schmetterlingsblütler, z. B. Bohnen, Erbsen und Luzerne können Luftstickstoff anziehen und in ihren Wurzelknöllchen binden. Andere Pflanzen kombinieren mit Hilfe der Sonne und der Photosynthese den aus der Erde gewonnenen Stickstoff mit Kohlendioxid und Wasser. Dadurch bauen sie Gewebeprotein auf. Tiere hingegen können Stickstoff nur aus der Nahrung beziehen. Und der einzige stickstofftragende Nahrungsbestandteil ist das Protein oder Eiweiß. Wir haben demnach die Wahl. Entweder essen wir Pflanzeneiweiß, oder wir essen die Tiere, die Pflanzen fressen.

Gibt es einen grundlegenden Unterschied zwischen Pflanzenprotein und Tierprotein? Ja und nein. Proteinmoleküle bestehen aus etwa 20 Aminosäuren. Diese sind zu Ketten oder Peptidverknüpfungen verschiedener Länge verbunden. Nach Roger J. Williams, Biochemiker, kann man sich die Proteine folgendermaßen vorstellen: »Perlen von etwa zwanzig verschiedenen Formen sind in einer bestimmten Ordnung aneinandergereiht. Der Strang ist zu einem Knäuel zusammengedreht. Jede Perle ist eine Aminosäure.«[2]

Obwohl die Schnüre oder Ketten an Länge verschieden sind und fünfzig bis mehrere hunderttausend Perlen enthalten können, gibt es nur etwa zwanzig immer gleiche Aminosäurearten. Der besondere Charakter jedes Proteins ist davon abhängig, wie diese zwanzig verschiedenen Aminosäuren aneinandergereiht sind.

Es gibt also weniger als zwei Dutzend verschiedene Aminosäuren, und das erscheint gering angesichts der Vielfalt der Lebewesen. Doch aus diesen wenigen Aminosäuren sind etwa 2.400 Billionen verschiedene Kombinationen möglich. Und hierin gleichen sich Pflanzen- und Tierproteine: *Die Struktur der einzelnen Aminosäure ist stets die gleiche, egal, wo die Aminosäure herstammt.* Nehmen wir zum Beispiel die Aminosäure Lysin. Wenn Sie das Lysin aus einer Bohne nehmen und unter dem Mikroskop neben das Lysin aus einem Rinderrippenstück legen, werden Sie keinen Unterschied feststellen können. Lysin ist Lysin, ganz gleich, wo es herkommt.

Was das Bohnenprotein vom Rindfleischprotein unterscheidet, ist die Zahl und Reihenfolge der einzelnen Aminosäuren. Es gibt also Unterschiede zwischen Pflanzen- und Tierproteinen, aber das sind keine Unterschiede auf der molekularen Ebene. Eine Aminosäure ist eine Aminosäure, ob sie nun von Ihnen stammt oder von Ihrem Philodendron. In ernährungswissenschaftlichen Texten wird das als selbstverständlich vorausgesetzt. Doch die Ernährungswissenschaft enthält wie alle aufstrebenden Wissenschaften eine eingebaute Informationslücke. Es ist nicht verwunderlich, daß Laien und Ärzte Ernährungstheorien von 1880 vertreten. Sie erhalten seit jeher kaum ernährungswissenschaftlichen Unterricht. Viele glauben noch, ohne es zu wissen, an Justus Liebigs Lehrsatz aus dem neunzehnten Jahrhundert, daß Menschen ein Protein essen sollten, das dem menschlichen Protein in der Struktur möglichst ähnlich ist. Da die Anordnung der Aminosäuren in Fleischspeisen der in menschlichen Geweben mehr ähnelt als die Anordnung in Pflanzeneiweiß, sprechen Liebigs Satz und die öffentliche Meinung für Fleisch als die beste Eiweißquelle. Aber Liebig (1803 bis 1873) wußte nicht, daß alle Proteine während des Verdauungsvorganges in einzelne Aminosäuren zerlegt werden. Nach Verdauung und Aufnahme in den Körper sieht man den aufgenommenen Aminosäuren ihre Herkunft nicht mehr an. Deshalb sprechen die Wissenschaftler lieber über einzelne Aminosäuren als über die Proteine, aus denen diese stammen.

Liebig, dessen erste Einblicke in die Chemie der Lebensvorgänge großen Einfluß gewannen, glaubte außerdem, daß Schwerarbeiter Muskelfleisch essen sollten, um Gewebe und Energie zu erneuern. Die Ernährungswissenschaftler haben immer wieder bewiesen, daß Muskelkraft und Energie von Fett und Kohlenhydraten abhängen, nicht von Eiweiß. Doch viele Menschen, vor allem Sportler, glauben noch immer an diese alte Gleichheitsmagie vom gegessenen Muskel, der Muskeln produziert. Ebensogut könnte man Gehirne und Augäpfel essen, um klug und scharfäugig zu werden.

Ernährungswissenschaftler nennen Aminosäuren die Bausteine des Lebens. Es ist hilfreich, sie sich als Ziegelsteine zu denken. Nun stellen Sie sich vor, Sie müßten ein Wohnhaus aus bereits gebrauchten Ziegeln aufbauen. Würden Sie nur Ziegel nehmen, die von einem anderen Wohnhaus abgerissen wurden? Kann man Wohnhäuser nur aus Steinen von möglichst ähnlichen Gebäuden bauen? Das ist das Haus, das Liebig baute. Aber die Herkunft der verwendeten Steine ist offensichtlich weniger wichtig als die Anzahl und Qualität der Steine, die man für die Fertigstellung braucht.

Wenden wir dies auf die menschliche Ernährung an. Sie haben gerade ein belegtes Brot gegessen. Es ist gleichgültig, ob Schinken darauf war oder Erdnußbutter. Das Eiweiß des belegten Brotes wird in menschliches Eiweiß umgewandelt. Der Vorgang ähnelt dem des Abreißens eines Gebäudes und des Aufbaus eines neuen Hauses mit den geretteten

Bausteinen. Und wie jeder gute Baumeister verwendet der Körper dazu sogar einen Bauplan.
Die Brotbestandteile werden gekaut, durch den Speichel und Magen vorverdaut und dann im Dünndarm in ihre Grundstoffe zerlegt. (Wir sprechen jetzt nur von Aminosäuren.) Bei der Verdauung werden die verschiedenen Aminosäureketten teils in kürzere Ketten, teils in »freie« einzelne Säuren zerlegt. In diesem Augenblick ist die Herkunft der Aminosäuren nicht mehr erkennbar. Die Aminosäuren werden in den Blutkreislauf aufgenommen und durch den ganzen Körper zu den Billionen Zellen transportiert. Jede Zelle ist ein winziger Bauplatz und nimmt sich nur diejenigen »gebrauchten Steine« heraus, die sie zum Aufbau ihrer speziellen Eiweißstruktur benötigt.
Der DNS/RNS-Code jeder Zelle, der Bauplan, entscheidet darüber, welche Art Eiweißstruktur jede Zelle aufbaut. Deshalb können wir wirklich sagen: »Das Essen verwandelt sich in dich.« So nannte eine Ernährungswissenschaftlerin ihr Buch. Das Eiweiß, das man ißt, wird buchstäblich abgerissen und Zelle für Zelle wieder aufgebaut zu jener einzigartigen Ansammlung von Zellgebäuden, die man liebevoll als »Ich« ansieht.
Der Vergleich mit dem Hausbau hilft uns, die Vorgänge der Proteinsynthese zu verstehen, aber auch andere Faktoren sind daran beteiligt. Zum Beispiel sind nicht alle 20 Aminosäuren für die menschliche Ernährung von gleicher Bedeutung. W. C. Rose, ein Pionier der Ernährungsforschung, entdeckte dies, als er eine Mischung reiner Aminosäuren an junge weiße Ratten verfütterte. Dabei ließ er immer eine Aminosäure weg. Er bemerkte, daß das Fehlen bestimmter Säuren verschiedene Folgen hatte: Krankheit, Wachstumsstörungen oder gar den Tod. Andere Säuren konnte man beliebig lange weglassen, ohne daß den Versuchstieren etwas geschah.
Rose schloß daraus, daß bestimmte Aminosäuren für Wachstum und Gesundheit essentiell (wesentlich) sind, da ihr Fehlen die Körperfunktionen störte. Andere Studien bestätigten Roses Ergebnis, und die Ernährungswissenschaftler sind sich seit langem einig, daß von etwa 20 Aminosäuren 8 oder 9 (bei Kindern 9 oder 10) essentiell sind, weil der Körper sie nicht in ausreichender Menge selbst herstellen kann. Die anderen Aminosäuren sind auch lebenswichtig, aber in der Nahrung sind sie nicht essentiell, da der Körper sie in ausreichener Menge selbst herstellen kann.
Die essentiellen Aminosäuren sind dem Körper normalerweise nur durch Nahrung zuführbar. Wir können also unser Schild neu schreiben:

Menschen brauchen essentielle Aminosäuren, nicht Fleisch

Die essentiellen Aminosäuren sind: Isoleucin, Leucin, Lysin, Methionin,

Phenylalanin, Threonin, Tryptophan, Valin und eventuell Histidin. (Man nahm an, daß Histidin nur während des Wachstums essentiell sei. Neuere Daten deuten darauf hin, daß es vielleicht auch bei Erwachsenen essentiell ist.)
Doch die essentiellen Aminosäuren müssen nicht nur in der Nahrung vorkommen, sondern auch in den richtigen Mengen und Verhältnissen vorhanden sein. Man stelle sich vor, der DNS/RNS-Code einer Zelle verlangt den Aufbau eines Proteins, dessen Kette aus drei Aminosäuren in bestimmter Anordnung aufgebaut ist: *Glycin Tryptophan Methionin*
Sowohl Tryptophan als auch Methionin sind essentielle Aminosäuren. Glycin ist keine essentielle Aminosäure.
Nun stellen Sie sich vor, Sie essen eine Speise, die kein Tryptophan enthält. Wenn Sie *nur* diese Speise essen, wird die genannte Zelle niemals ihr besonderes Protein aufbauen können. Eine fehlende oder in zu geringen Mengen vorhandene Aminosäure nennt man die begrenzende Aminosäure. Durch ihr Fehlen oder ihren Mangel wird der ganze Aufbauvorgang des betreffenden Proteins aufgehalten.
Ißt man ein Nahrungsmittel mit geringem Tryptophangehalt, zum Beispiel Maismehl, dann wird die Proteinsynthese in unserer genannten Zelle nur solange fortgesetzt, wie das Tryptophan reicht. Wenn die begrenzende Aminosäure verbraucht ist, kommt die Eiweißproduktion dieser Zelle zum Stillstand, auch wenn die anderen Aminosäuren noch so reichlich vorhanden sind.
Das ist der Grund, weshalb man tierische Nahrungsmittel (Fleisch, Milchprodukte und Eier) lange Zeit als vollständiges oder komplettes Eiweiß bezeichnete. Diese Nahrungsmittel enthalten nicht nur alle essentiellen Aminosäuren, sondern sie enthalten sie auch in einem Verhältnis, das den Erfordernissen des Zellbauplanes weitgehend entspricht. Die Pflanzeneiweiße nannte man unvollständig oder inkomplett, weil bei ihnen im allgemeinen gewisse Mengen einiger essentieller Aminosäuren fehlen. Doch die Ausdrücke »vollständig« und »unvollständig«, bzw. »komplett« oder »inkomplett«, sind ungenau und irreführend, wenn es um die Eiweißfrage geht.
Stellen Sie sich vor, jemand böte Ihnen eine Wagenladung Ziegelsteine an. Man kann die Ladung als eine Tonne Steine oder als eine vollständige Ladung bezeichnen, aber das wäre nicht ganz korrekt. Genauer gesagt sind 94% der Steine verwertbar. Ebenso ist es irreführend, ein bestimmtes Nahrungsmittel, zum Beispiel Fleisch, als eiweißreich zu bezeichnen. Wir müssen wissen, wieviel von diesem Eiweiß den Verdauungsprozeß durchläuft und tatsächlich vom Körper genutzt wird.
Würde die Aminosäureverteilung in einem Nahrungsmittel *genau* dem

Bedarf des Körpers entsprechen, dann betrüge die Eiweißverwertbarkeit 100%. Den Prozentsatz der möglichen Nutzbarkeit eines Nahrungseiweißes bezeichnet man als biologischen Wert. Das Ei hat beispielsweise einen hohen biologischen Wert, denn seine Aminosäuren sind für den Körper besser auswertbar als die jedes anderen Nahrungsmittels mit Ausnahme der Muttermilch.
Doch ehe Aminosäuren verwendet werden können, muß die Nahrung, aus der sie stammen, verdaut werden. Die Aminosäuren müssen nämlich in den Blutstrom gelangen, damit sie den Zellen zur Verfügung stehen. Der Sammelname für den biologischen Wert der Nahrung und für ihre relative Verdaulichkeit heißt »Netto-Proteinausnutzung« oder abgekürzt NPU. Das Ei, leicht verdaulich und von hohem biologischen Wert, hat einen NPU von 94%. Das heißt, fast das gesamte Eiprotein steht dem Körper nach der Verdauung zur Verfügung. Andere Nahrungsmittel, die entweder weniger gut verdaulich sind oder eine weniger ideale Aminosäurenzusammensetzung haben, weisen natürlich entsprechend geringere NPU-Werte auf.
Fleisch und Geflügel stehen seit jeher im Ruf, überlegene Eiweißquellen zu sein, aber auf der NPU-Tabelle sind sie keine Supernahrungsmittel. Nur Fisch mit einem NPU von 80 kommt den Eiern nahe. Die meisten Fleisch- und Geflügelarten enthalten etwa 30% Eiweiß. Ihr NPU beträgt nur 67. Ich sage »nur«, weil die Fleischpropaganda viele zu dem Glauben verleitete, daß Fleisch geradezu reines Eiweiß sei. Aber es gibt viele Nahrungsmittel außer dem Fleisch, die genug Eiweiß enthalten und dem Portemonnaie sowie dem Körper und der Seele weniger Kosten verursachen. Milch hat zwar mengenmäßig wenig Eiweiß (3½ bis 5 %), aber der NPU-Wert beträgt 82 Prozent. Magermilch, Vollmilch, Buttermilch und Joghurt sind hierin gleich. Die meisten Käsearten haben einen NPU-Wert von 70 bis 75%. Sie können noch heute mit dem Fleischessen aufhören und mühelos eine Menge Eiweiß von Milchprodukten und Eiern erhalten. Aber wie steht es mit dem Pflanzeneiweiß? Ist es weniger wertvoll, wie man uns glauben macht?
Tierische Nahrungsmittel haben tatsächlich im allgemeinen einen höheren biologischen Wert und einen höheren NPU als pflanzliche. Tiere fressen Pflanzen oder pflanzenfressende Tiere, und ihre Körper sind wieder unsere Sammelstätten für Eiweiß. Durch tierische Nahrung kann man mehr Eiweiß aus weniger Nahrung erhalten. Das heißt aber nicht, daß Pflanzenproteine unterlegen sind. Sie sind nur weniger konzentriert als die tierischen, und es fehlen ihnen einige essentielle Aminosäuren. Muß man konzentrierte Proteine essen? Ist *mehr* immer besser als genug?

Die Menschen schrecken vor dem Vegetarismus zurück, weil sie Tabellen gelesen haben über die Eiweißmengen in verschiedenen Lebensmitteln. Um aus Bohnen soviel Eiweiß zu beziehen wie aus Steak, muß man soviel Bohnen essen, daß man zu einer Gefahr für die Menschheit wird oder zumindest die Mauern seines Hauses sprengt. Doch wir haben gesehen, daß die *Qualität* eines Proteins mehr bedeutet als die bloße *Menge.* Pflanzenproteine sind anders als Tierproteine, die Menge und das Verhältnis der essentiellen Aminosäuren ist anders. Aber das heißt noch lange nicht, daß ein Vegetarier mit dem Schaumlöffel essen muß, um die entsprechende Eiweißmenge zu erhalten. Eine Aminosäure ist eine Aminosäure, gleichgültig, woher sie stammt. Wenn eine bestimmte Speise zuwenig von einer oder mehreren Aminosäuren enthält, warum sollen wir dann nicht die Menge der begrenzenden Aminosäure steigern, damit der Eiweißwert der gesamten Speise höher wird? Das können wir tun. Den Vorgang nennt man Eiweißergänzung.

Gehen wir zurück zu unserer Zelle, deren DNS/RNS-Code eine Proteinstruktur forderte mit den Bestandteilen:

Glycin Tryptophan Methionin

Erinnern wir uns: Weil der betreffenden Speise das Tryptophan fehlte, konnte kein Protein aufgebaut werden. Aber man stelle sich vor, daß man zu dieser unvollständigen Mahlzeit ein paar Sonnenblumenkerne ißt oder Cashew-Nüsse oder Kohl. Oder man trinkt ein Glas Milch zum Essen. All diese Lebensmittel enthalten verhältnismäßig viel Tryptophan. Jedes von ihnen könnte den Tryptophanmangel in der anderen Speise ausgleichen, und die Zelle hätte dann alle Rohmaterialien zur Herstellung ihres Proteins.

Der gleiche Ergänzungseffekt ist bei *allen* Speisen möglich. Ein Mangel an einer essentiellen Aminosäure in einem Lebensmittel kann ausgeglichen werden, wenn man zur gleichen Mahlzeit ein zweites Lebensmittel mit der entsprechenden Aminosäure ißt. In vielen Kulturen ist zum Beispiel eine Mischung aus Reis und Bohnen üblich. Getrennt gegessen weisen sowohl der Reis als auch die Bohnen einen Mangel an einigen essentiellen Aminosäuren auf. Doch wenn Reis und Bohnen zusammen gegessen werden, werden der Isoleucin- und Lysinmangel des Reises durch die höheren Anteile in den Bohnen ausgeglichen.

	Reis	*Bohnen*
Isoleucin	niedrig	hoch
Lysin	niedrig	hoch
Tryptophan	hoch	hoch

Und obwohl der NPU-Wert der meisten Bohnen (mit Ausnahme der Sojabohnen) verhältnismäßig niedrig ist, steigt bei Kombination der beiden Lebensmittel der gesamte NPU beträchtlich. Also kann man aus zwei sogenannten unvollständigen Lebensmitteln eine kombinierte Mahlzeit schaffen, die alle essentiellen Aminosäuren enthält. Die Mythen und Traditionen um das Fleisch haben der Öffentlichkeit so viele Vorurteile eingeflößt, daß einige Menschen sich schwer vorstellen können, wie man durch Mischen von Pflanzenprodukten die Tierprodukte ersetzen kann. Es bleibt der nagende Zweifel zurück, ob Pflanzeneiweiß nicht doch zweitklassig ist. Die Ernährungswissenschaftler kennen diese Zweifel nicht mehr. Zwei Wissenschaftler, die die Verhinderung von Ernährungsmängeln durch Pflanzenproteine erforschten, haben es so erklärt:

»Wenn man verschiedene Proteine in geeigneter Weise kombiniert, *unterscheiden sich Pflanzenproteine im Nährwert nicht von Tierproteinen.* Man sollte nicht die Proteine, sondern die Aminosäuren in der Ernährungswissenschaft als Einheiten ansehen.«[3]

Selbst der konservative Rat für Lebensmittel und Ernährung hat in seinem Bericht über vegetarische Kost folgendes zu sagen:

»Wenn man die richtige Mischung von Pflanzenproteinen findet, ergeben Kombinationen von geringwertigen Eiweißlieferanten insgesamt den gleichen Nährwert wie hochwertige tierische Eiweißlieferanten ... Eine mit Bedacht ausgewählte Pflanzenkost kann von den Nährstoffen her angemessen sein.«[4]

Durch falsche Informationen haben sich viele von der fleischlosen Kost abhalten lassen, obwohl ihre Gefühle und ihre ethische Einstellung für den Vegetarismus sprachen. Die genannten Daten und Argumente sollen helfen, diese Menschen von ihrer Furcht zu befreien und sie davon zu überzeugen, daß vegetarische Kost nicht gleichbedeutend mit Eiweißmangel oder mit mühsamen und umständlichen Mahlzeiten ist. Noch ein Faktor ist zu bedenken:

Verschiedene Untersuchungen haben gezeigt, daß im Darm und im Blutkreislauf ein gleichmäßiger Vorrat an Aminosäuren vorhanden ist. Er trägt mit zum Gleichgewicht des Proteinspiegels im ganzen Körper bei. Diese Aminosäuren stammen aus dem Körper. Sie entstehen durch den ständigen Abbau von Darmwänden, Gewebeeiweiß und Verdauungssäften. Die durch die Nahrung aufgenommenen Aminosäuren mischen sich mit dem Vorrat der körpereigenen Aminosäuren. Dieser Vorgang gleicht kurzfristige Schwankungen aus, die nach einer einzelnen Mahlzeit auftreten können.[5]

Das bedeutet natürlich nicht, daß der Mensch die essentiellen Aminosäuren selbst herstellen oder unbegrenzt von Proteinen mit fehlenden essentiellen Aminosäuren leben könnte. Wir dürfen keineswegs etwas Beliebiges essen in der Annahme, unser Verdauungssystem würde schwere Aminosäuremängel ausgleichen. Aber der körpereigene Vorrat an Aminosäuren deutet darauf hin, daß Vegetarier und besonders Vegankostanhänger besser gegen Störungen im Aminosäuregleichgewicht abgesichert sind, als man ursprünglich annahm. Eiweißergänzung ist sowohl ein innerer als auch ein äußerer Vorgang. Diese Ergebnisse lassen zumindest annehmen, daß unser bemerkenswerter Organismus sich pausenlos um ein Gleichgewicht bemüht. Wir brauchen nicht mit einer Briefwaage in der einen und einer Aminosäuretabelle in der anderen Hand zu essen.

Jetzt wissen wir, daß der Mensch Eiweiß und die essentiellen Aminosäuren aus nichttierischer Nahrung beziehen kann. Die nächste Frage muß lauten? Wieviel Protein ist genug?

Vegetarier werden mehr über ihren Eiweißkonsum ausgefragt als über irgendeinen anderen Aspekt ihrer Ernährung. »Wie bekommen Sie genug Eiweiß?« fragen die Leute mit aufgerissenen Augen, »Sie müssen ja eine Menge Sojabohnen essen.« Einige Vegetarier schlagen zurück: »Und Sie eine Menge Steak.« Das ist die vegetarische Version von: »Da liegt bei dir der Hase im Pfeffer.«

Eiweiß ist ein nicht zu vernachlässigender Nahrungsbestandteil. Im Gegensatz zum Fett kann es nicht in größeren Mengen gespeichert werden, deshalb haben wir unser Leben lang einen ständigen Bedarf. Der ganze Stoffwechsel samt Wachstum und Gewebeerneuerung wird von jenen Proteinen gesteuert, die wir Hormone und Enzyme nennen. Hämoglobin, der Stoff, der den Sauerstoff von den Lungen in die Gewebe transportiert, besteht aus Protein, desgleichen die Haare, Zähne, Haut, Nägel, Knochen, die weißen Blutkörperchen oder Lymphozyten, endokrine Drüsen, Muskeln, Organe, Zellen, Flüssigkeiten und Antikörper. Ohne diese Grundsubstanz, so sagte Mulder, »ist kein Leben möglich.«

Doch aus der NPU-Wertung haben wir gelernt, daß genug Nahrungsprotein nicht einfach eine Frage der Proteinmenge in Gramm ist. Selbst der NPU ist keine Garantie. NPU-Werte sind noch immer recht theoretisch. Und wie wirksam ist Ihr individueller Verdauungsprozeß? Wie wollen Sie das feststellen? Die NPU-Werte sagen uns zwar, wieviel Protein dem Körper zur Verfügung steht, aber man kann nicht einfach feststellen, wieviel Protein von jedem einzelnen wie schnell ausgewertet wird.

»Wieviel ist genug?« Eine allgemeine Antwort auf diese Frage müßte lauten: »Man braucht genügend Protein, um das Protein zu ersetzen, das der Körper ständig verbraucht.« »Hören Sie auf zu schwafeln«, schreit der Zuhörer wütend und packt mich am Rockaufschlag. »Wieviel Protein brauche ich nun *wirklich?*«

Mein Großvater würde sagen: »In Wirklichkeit wissen wir gar nichts.«
Um die Jahrhundertwende gelangten die deutschen Physiologen Max Rubner und Carl von Voit zu der Annahme, daß ein männlicher Erwachsener täglich 118 Gramm Eiweiß brauche. Von Voit stellte dies zum Teil dadurch fest, daß er den Eiweißkonsum deutscher Arbeiter maß. Er experimentierte außerdem mit seinem Laborassistenten. Ein Versuch beinhaltete, daß der Assistent täglich 100 Gramm Butter, ein Ei, 250 Gramm Fleisch, 450 Gramm Brot und einen halben Liter Milch zu essen hatte. Der Assistent ging darauf nur unter der Bedingung ein, daß er auch seinen täglichen Liter Bier haben durfte. Von Voit war einverstanden, sah seinen Assistenten bei guter Gesundheit und verkündete, daß ein Mann täglich etwa 118 Gramm Protein benötigt.
W. O. Atwater war von Voits Schüler in den Vereinigten Staaten. Atwater glaubte, daß ein amerikanischer Arbeiter täglich 145 Gramm Protein benötigte, während ein Mensch bei sitzender Tätigkeit mit 125 Gramm auskäme. (Das ist mehr als das Doppelte von dem, was der Rat für Lebensmittel und Ernährung heute empfiehlt.) Aber Atwater, Rubner und von Voit nahmen, wie vor ihnen Liebig, irrtümlich an, daß schwere körperliche Arbeit hohen Eiweißkonsum erfordere. Die moderne Ernährungswissenschaft sagt uns jedoch, daß der Eiweißbedarf ziemlich gleichbleibt, ob man nun die Hacke oder den Bleistift schwingt. (Ausnahmen bilden Personen, die unter arktischen oder tropischen Bedingungen schwer arbeiten oder bewußt Muskelmassen aufbauen wie die Anhänger des Bodybuilding.) Auch nach Erkrankungen, vor allem nach Operationen sowie bei Brüchen und Verbrennungen braucht man mehr Eiweiß. Nur der Energieverbrauch (Kalorien oder Joules) steigt bei körperlicher Arbeit. Kalorien oder Joules stammen im wesentlichen aus Kohlenhydraten und Fetten, und die besten Quellen sind Getreide, Hülsenfrüchte und Obst. Eiweißreiche Nahrungsmittel enthalten tatsächlich Kalorien, aber ihr Verzehr in großen Mengen wäre eine teure Methode, den Energiebedarf zu decken.
Von Voits Schätzungen basierten außerdem auf dem, was die von ihm beobachteten Leute aßen, nicht auf deren wirklichem Bedarf. Nach seiner Logik müßten wir meinen, der durchschnittliche Nordamerikaner benötige jährlich 50 kg Zucker und 100 kg Fleisch. Trotzdem haben die Proteinprediger in Europa und den Vereinigten Staaten jahrzehntelang die ernährungswissenschaftliche Szene beherrscht. Eine proteinreiche Kost mit viel Fleisch hielten fast alle für erstrebenswert. Kein Wunder, daß die Vegetarier als radikal galten und angeblich von einer Hungerdiät lebten. R. H. Chittenden, Physiologieprofessor an der Univer-

sität von Yale, galt Anfang dieses Jahrhunderts als Außenseiter, weil er die Angaben der Proteinbefürworter anzweifelte.
Der Professor sprach aus persönlicher Erfahrung. Mit 44 Jahren war er in schlechter Verfassung. Er litt an Gallenblasenstörungen, Kopfschmerzen und steifen Kniegelenken. Aber er experimentierte mit sich selbst und aß absichtlich eine kalorienarme Diät mit nur 40 Gramm Protein täglich. Mit der Zeit wirkte sich diese Diät positiv aus. All seine körperlichen Beschwerden verschwanden, er verlor 20 Pfund Übergewicht und wurde körperlich und geistig vitaler.[6] Chittenden wurde nie Vegetarier, aber er aß wenig Fleisch und blieb bis zu seinem Tod im Alter von 87 Jahren bei seiner eiweißarmen Kost. Während seiner Tätigkeit beharrte er auf dem Standpunkt, daß 35 bis 50 Gramm Protein die beste Menge für Menschen sein könnte.
Er führte Hunderte von Versuchen mit Yale-Sportlern und Freiwilligen durch. Die Ergebnisse überzeugten ihn davon, daß mehr als 35 bis 50 Gramm Eiweiß der Gesundheit nicht dienlich seien. Chittenden gewann Anhänger, und während des größten Teils dieses Jahrhunderts tobte der Streit zwischen den Jüngern von Chittenden und von Voit um den Eiweißbedarf. Doch die Zeit hat für Chittenden und den Vegetarismus entschieden. Es gibt zwar noch immer keine einfache Antwort auf die Eiweißfrage – das heißt, die Wissenschaftler müssen sich noch über den täglichen Mindestbedarf an Eiweiß einigen –, aber die heutigen Ernährungsforscher glauben, daß Chittendens Schätzung der Wahrheit näherkam als von Voits oder Atwaters Angaben.
Die Feststellung des Proteinbedarfes ist nicht leicht, obwohl es auf dem Papier verführerisch einfach aussieht. Wir wissen, daß Protein zu 16% aus Stickstoff besteht. Wir wissen außerdem, daß Stickstoff ständig aus dem Körper austritt – vor allem durch Kot und Urin, in kleineren Mengen durch Haut, Nägel, Haar und Schwitzen. Der Körper braucht Stickstoff außerdem zum Aufbau von Gewebe, Blut und anderer Körpersäfte. Man braucht also mindestens so viel Protein, daß man diese Verluste ausgleichen kann. Diesen Gleichgewichtszustand nennt man Stickstoffgleichgewicht; es ist der normale Zustand für einen gesunden Erwachsenen.
Um den Proteinbedarf festzustellen, untersucht man das Stickstoffgleichgewicht. Hierzu mißt man sorgfältig die Mindestmenge an Stickstoff, die ein Mensch braucht, um ein Gleichgewicht zwischen Verlust und Aufnahme herzustellen. Die Testergebnisse variieren aufgrund der Versuchsbedingungen, der Verschiedenheit der Personen und der bemerkenswerten Fähigkeit des menschlichen Körpers zur Anpassung an Proteinknappheit. Der Rat für Lebens-

mittel und Ernährung gab 1974 die neuesten Ergebnisse bekannt. Die Ergebnisse der Stickstoffgleichgewichtsstudien und anderer Untersuchungen wurden hierfür unter Einberechnung von Fehlerquoten angeglichen. Demnach braucht der Mensch im Durchschnitt täglich mindestens 0,47 Gramm pro Kilogramm Körpergewicht. Also würde ein 70 kg schwerer Mann täglich mindestens 33 Gramm verwertbares Eiweiß brauchen, um sein Stickstoffgleichgewicht aufrechtzuerhalten.

Man muß dieses Minimum aber nicht sklavisch übernehmen. Es sind verschiedene Faktoren zu berücksichtigen: Furcht, Angst, Schmerz und Wut können den Stickstoffverlust um ein Drittel erhöhen.[7] Extreme Hitze oder Kälte, starkes Schwitzen, leichte Infektionen und »die vielen kleinen Nervenreize eines Lebens in der Wettbewerbsgesellschaft« (so nennt es der Rat für Lebensmittel und Ernährung)[8] können Ihren Proteinbedarf in die Höhe treiben. Streß kann tatsächlich die Aufnahme von Aminosäuren in die Blutbahn behindern; Sie essen genug Eiweiß, aber der psychische Druck vermindert dessen Wirksamkeit. Auch die Kalorienaufnahme beeinflußt die Proteinausnutzung. Der Körper stellt seinen Energiebedarf über alles andere. Ist nicht genug Brennstoff für den Organismus vorhanden, dann wandelt der Körper Protein in Energie um. Dadurch steht weniger Protein für Gewebeaufbau und -erhaltung zur Verfügung. Auch die Umkehrung ist gültig. Bei ausreichender Kohlenhydratzufuhr wird mehr Protein für den Gewebeaufbau verwendbar. Ernährungswissenschaftler nennen das Proteinersparnis durch Kohlenhydrate.

Das alles bedeutet, daß die Ernährungswissenschaftler keinen einheitlichen Proteinbedarf für die Gesamtbevölkerung festsetzen können. Selbst Ihr persönlicher Proteinbedarf kann von Tag zu Tag schwanken. Um diese Schwankungen zu berücksichtigen, hat der Rat für Lebensmittel und Ernährung einen Sicherheitsfaktor von 30% zugefügt. Durch diesen Faktor steigt das theoretische Minimum auf 0,6 Gramm pro Kilogramm Körpergewicht pro Tag.

Diese Zahlen gehen jedoch von einer *vollständigen* Aufnahme des Proteins im Körper aus, und das geschieht nie, nicht einmal im Labor. Die Zahlen müssen also weiter angeglichen werden, so daß der biologische Wert der Nahrung mit berücksichtigt wird. Die typische amerikanische Kost ist eine Mischung aus Pflanzenprotein und Tierprotein im Verhältnis 50 zu 50, obwohl die tierische Seite oft überwiegt. Wir nehmen einen NPU von insgesamt 75%. (Lakto-ovo-vegetarische Kost hat den gleichen NPU.)

Jetzt können wir unseren Mindestbedarf an Protein genauer bestimmen, indem wir den NPU der gesamten Kost einsetzen. Man verwendet eine einfache Formel:

$$0{,}6\,g/kg/Tag^{*} \times \frac{100}{75} = 0{,}8$$

$$\text{oder } 0{,}3\,g/Pfund/Tag \times \frac{100}{75} = 0{,}4$$

Ob Sie nun die übliche Kost mit Fleisch- und Pflanzeneiweiß oder lakto-ovo-vegetarische essen, Sie können in jedem Fall Ihren täglichen Durchschnittsbedarf an Protein ausrechnen, indem Sie Ihr Gewicht in Pfund mit 0,4 oder in Kilogramm mit 0,8 multiplizieren. Zwei Beispiele für gesunde Erwachsene: Eine (58 kg) schwere, nicht schwangere Frau würde täglich 47 Gramm Protein brauchen, ein (70 kg) schwerer Mann 57 Gramm.

Was wird nun aus den Vegankostanhängern sowie aus den vielen anderen, die freiwillig oder aufgrund ihrer Lebensumstände von Pflanzenproteinen leben? Der NPU pflanzlicher Kost beträgt ungefähr 55%.

$$0{,}6\,g/kg/Tag \times \frac{100}{55} = 1{,}09$$

$$0{,}3\,g/Pfund/Tag \times \frac{100}{55} = 0{,}545$$

Die vegan ernährte schwangere Frau, deren Proteinbedarf von dem ihrer laktovarischen oder alles essenden Geschlechtsgenossinnen verschieden ist, muß 66% ihres Ergebnisses hinzuzählen. Beispiel:

58 kg × 1,09 = 63 g/Tag
63 + 66% = 105 g/Tag

Die vegan ernährte stillende Frau hat einen um 45% höheren Proteinbedarf als sonst. Dies kann man nach der gleichen Formel berechnen:

58 kg × 1,09 = 63 g/Tag
63 + 45% = 93 g/Tag

Diese Zahlen sind nur Vorschläge, berechnet aufgrund statistischer Angaben und der Durchschnittsbedürfnisse der Bevölkerung. Die meisten Ernährungswissenschaftler betonen, daß weniger Protein nicht gleich Proteinmangel bedeuten.

Ernährungswissenschaftliche Studien haben wiederholt gezeigt, daß zur Aufrechterhaltung der Stoffwechselvorgänge nur relativ kleine Mengen hochwertiges Protein notwendig sind.** Doch eine Art hysterische Angst vor zuwenig Protein ist Bestandteil der amerikanischen Kultur. Bruchstücke veralteter Statistiken, ernährungswissenschaftlicher Unsinn und die Werbung der Fleisch- und Milchindustrie wirken zusammen, so daß die Amerikaner regelmäßig *doppelt* soviel Eiweiß essen wie von Wissenschaftlern empfohlen wird. Sie verschlingen Fleisch, Fisch und Milch, als würde die Eiweißmangelkrankheit Kwashiorkor hinter der nächsten Straßenecke lauern.

* Gramm je Kilogramm Körpergewicht pro Tag

**Der Proteinbedarf kann jedoch beträchtlich ansteigen bei starker körperlicher und seelischer Belastung sowie bei Rekonvaleszenz, Operationen, Verbrennungen und anderen Verletzungen.

Nach Schätzung des USDA verzehrt der durchschnittliche amerikanische Konsument täglich etwa 100 Gramm Eiweiß, wovon 70% vom Rind, vom Schwein und aus Milchprodukten stammen. Erstens kann eine solche Kost wegen ihres hohen Fett- und Cholesteringehaltes ungesund sein, und zweitens setzt der Körper überschüssiges Eiweiß durch Verbrennung in Energie um. Werden die zusätzlichen Kalorien aus dem Eiweiß oder jeder anderen Kalorienquelle nicht gebraucht, so werden sie als Fettgewebe gespeichert – wieder ein Schritt zu Fettleibigkeit und Übergewicht.

Einige Wissenschaftler halten es für gesund, etwas mehr Eiweiß als den Mindestbedarf zu konsumieren. Dies soll die Widerstandsfähigkeit gegen Krankheiten und die Gesundheit des Gewebes erhöhen. Ein Übermaß an Eiweiß aber bringt keine Vorteile. Denken Sie an ausreichende Eiweißzufuhr, aber lassen Sie sich nicht verrückt machen.

Vegetarier, die regelmäßig eine ausgeglichene Kost aus vielerlei vollwertigen Nahrungsmitteln zu sich nehmen und genug Bewegung haben, brauchen sich nicht vor zuwenig oder zuviel Eiweiß zu fürchten. Fast alle modernen Ernährungsbücher sagen über fleischlose Kost das gleiche:

Man kann die vegetarische Kost in bezug auf die Eiweißqualität völlig gleichwertig gestalten, wenn man reichlich Hülsenfrüchte und Getreideprodukte verwendet und wenn man das Pflanzeneiweiß durch Milch und Milchprodukte oder Eier ergänzt.[9]

Wie verhält es sich nun mit Vegankostanhängern? Viele Ernährungswissenschaftler sind vom Veganismus nicht gerade begeistert. Sie glauben, daß eine rein pflanzliche Kost eher Mangel an einigen wichtigen Vitaminen und Spurenelementen aufweist und daß sie nicht eiweißreich genug sein könnte. (Ein Vegan und jeder andere, der seinem Körper nicht genug Kalorien zuführt, veranlaßt den Körper dazu, Eiweiß zwecks Energiegewinnung zu verbrennen. Dadurch steht dann für die Gewebeherstellung und andere Körperfunktionen weniger Eiweiß zur Verfügung.)

Ein Mangel an Eiweiß geht aber nicht auf die Vegankost zurück. Erinnern wir uns, daß man aus Pflanzenprodukten hochwertiges Protein kombinieren kann, das ebenso gut ist wie das einer gemischten pflanzlich-tierischen Kost. Selbst der Rat für Lebensmittel und Ernährung räumt vorsichtig ein, daß »einige reine Vegetarier aus den verschiedensten Völkern der Welt offensichtlich bei sehr guter Gesundheit sind.«[10] Fehlernährung bei veganen Kostformen kommen nicht durch naturgegebene Mängel der Pflanzenkost auf, sondern eher durch Achtlosigkeit der Nahrungswahl oder durch religiös bedingte Einseitigkeit.

Zahllose Untersuchungen haben bewiesen, daß eine wohlausgewogene Vegankost alle Nährstoffe in der vorgeschriebenen Menge enthält; es kann sogar leichter Proteinüberschuß auftreten.[11]
Ein Team von Wissenschaftlern der Harvard-Universität untersuchte die Auswirkungen reiner Pflanzenkost und kam zum gleichen Ergebnis wie die Studien anderer:
»Es ist schwierig, einen gemischten Speiseplan aus Pflanzenprodukten aufzustellen, bei dem der Körper sichtlich an Protein verliert, es sei denn, man verzehrt in großen Mengen nahezu proteinfreie Nahrungsmittel wie Zucker, Marmelade und Gelee.«[12]
Offensichtlich *kann* man sich von Vegankost vollständig ernähren. Wenn einige Vegankostanhänger nicht gut ernährt sind, dann deshalb, weil diese Ernährungsform mehr Sorgfalt und Wissen erfordert als eine Kost mit Milch und Eiern. Wer ohne Milchprodukte und Eier auskommen will, muß viel mehr über Ernährung wissen als der Durchschnittsmensch – ja, mehr als der durchschnittliche Lakto-ovo-Vegetarier. Deshalb warnen viele Ernährungswissenschaftler davor, Säuglinge oder Kinder vegan aufzuziehen.
Ein Vegan muß noch mehr als andere dafür Sorge tragen, daß er vielerlei Nahrungsmittel verwendet und nicht nur einige wenige Obst- und Gemüsearten.
In folgenden Fällen ist Vegankost unvollständig:
1. wenn Vitamin B_{12} fehlt,
2. wenn der Speisezettel aus sehr eiweißarmen Stärkeprodukten besteht,
3. wenn hauptsächlich raffinierte Kohlenhydrate verwendet werden,
4. wenn so wenig Kalorien aufgenommen werden, daß die Eiweißverwendung beeinträchtigt wird.[13]

Bei allen Menschen, ob sie nun vegan leben oder Fleisch essen, ist die Einseitigkeit der Nahrungsmittelauswahl die wichtigste Quelle von Ernährungsfehlern. Kein Nahrungsmittel ist so vollkommen, daß es alle wesentlichen Nährstoffe enthalten kann. Die beste Garantie für gesunde Ernährung ist Vielfalt in der Nahrungswahl. Diese Aufgabe wird leichter, wenn man nicht mehr an das Fleisch als Hauptgericht gebunden ist. Ein *achtsamer* Vegankostanhänger braucht also keine Angst vor Eiweißmangel zu haben. Wohlausgewogene Kombinationen aus Hülsenfrüchten, Vollkorngetreide, Sämereien, Sojamilch und anderen Sojaprodukten liefern biologisch hochwertiges Eiweiß.
»Na gut«, werden einige sagen, »das Fleisch ist also nicht besser als andere Lebensmittel, aber es ist viel bequemer als das Mischen und Kombinieren von Proteinen. Wer wird schon seine Zeit darauf verwenden, Aminosäuren auswendig zu lernen und seine Mahlzeiten wie ein Alchimist zusammenbrauen?«

Wieder ein Irrtum. Die Kombination von Pflanzenproteinen ist kein großes Kunststück und kostet nicht soviel Zeit, wie manche Kritiker vorgeben. Die Grundzüge der Proteinergänzung sind so einfach, daß man sie in ein paar kurze Leitsätze fassen kann, die so leicht zu behalten sind wie die eigene Telefonnummer.
Denken Sie zunächst daran, daß Proteinkombinationen ähnlich funktionieren wie ein Puzzlespiel: Einige Teile passen besser zueinander als andere. Sind alle Teile richtig zusammengefügt, dann ist das fertige Bild mehr wert als jedes Einzelstück. Im Gegensatz zum Puzzle hat es jedoch nichts Verwirrendes an sich. Reichtum und Mangel an essentiellen Aminosäuren in den meisten Nahrungsmitteln folgen gewissen Regeln. Wir müssen nur wissen, welche *Gruppen* von Nahrungsmitteln man kombinieren sollte, um Reichtum und Mangel von essentiellen Aminosäuren auszugleichen.
Man kombiniert:
1. Getreide mit Hülsenfrüchten
2. Hülsenfrüchte mit Sämereien
3. Milch, Milchprodukte oder Eier mit jedem Pflanzenprotein. (Milch und Getreide ergänzen einander besonders gut.)

Und dies sind die wichtigsten Eiweißquellen außer Fleisch:

Getreide
Buchweizen
Bulgur
(gut vorgekochter, mehr oder minder stark geschälter körniger Weizen)
Gerste
Hafer
Hirse
Mais (gelb und weiß)
Roggen
Triticale
(ein besonders eiweißreicher Roggen-Weizen-Hybrid, der teilweise die positiven Eigenschaften der beiden Ausgangsgetreide vereinigt)
Vollkornreis
(Rundkorn, Langkorn, oder mittel)
Weizen
(Hartweizen oder Winterweizen für Brot; andere Weizenarten für Gebäck)
Weizenkeime

Hülsenfrüchte
Bohnen: dicke, grüne, weiße
Feuerbohnen
Langbohne
oder chinesische Bohne
Mungbohne
Sojabohne
Wachsbohnen
Erbsen
Kichererbsen
Zuckererbsen
Linsen

Sämereien
Kürbiskerne
Sesamsamen
Sonnenblumenkerne

Nüsse
Cashewnüsse
Erdnüsse
Haselnüsse
Kokosnüsse
Mandeln
Paranüsse
Pekannuß
Pinien-Kerne
Pistazien
Walnüsse

Reichtum und Mangel an Aminosäuren in Nahrungsmittelgruppen

Hülsenfrüchte
(Bohnen, Erbsen, Linsen)
wenig: Trytophan, Methionin und Cystin (Cystin ist keine essentielle Aminosäure, aber die Anwesenheit von Cystin verringert den Methioninbedarf.)
viel: Isoleucin und vor allem Lysin

Getreide
(Weizen, Hafer, Reis, Gerste, Hirse, Mais etc.)
wenig: Lysin und Isoleucin
viel: Tryptophan, Methionin und Cystin

Samen und Nüsse
(Kürbis, Sonnenblumen, Sesam, Erdnüsse etc.)
wenig: Lysin und Isoleucin (außer Cashewnüssen und Kürbiskernen)
viel: Tryptophan, Methionin, Cystin

Milchprodukte
wenig: keine
viel: Lysin

Eier
wenig: keine
viel: Tryptophan, Lysin, Methionin und Cystin

Gemüse
wenig: Isoleucin, Methionin, Cystin
viel: Tryptophan und Lysin

Das Kombinieren dieser Nahrungsmittel ist wahrhaftig keine geheimnisvolle Kunst. Viele dieser Kombinationen sind bereits allgemein bekannt, und ein Blick in vegetarische Kochbücher zeigt, daß es nahezu unbegrenzte Möglichkeiten gibt.
Hierzu einige Beispiele:

Getreide und Milch
Milch mit Vollkornzubereitungen (Flocken, Müsli)
Nudeln mit Käse
Belegte Brote und Milch
Brot, Reispudding, Pfannkuchen etc., mit Milch zubereitet
Käsebrot

Getreide und Hülsenfrüchte
Weizenbrot,
mit Sojamehl angereichert
Reis und Bohnen
Erbsen- oder Bohnensuppe mit belegtem Brot oder Toast
Tortilla mit Bohnen

Hülsenfrüchte und Samen
Suppe aus Hülsenfrüchten mit Sonnenblumenkern- oder Sesammehl
Nußlaib: Schrot von Samen, Nüssen und Sojabohnen

Wer genauere Informationen, NPU-Werte verschiedener Speisen, Tabellen und Rezepte zur Proteinergänzung wünscht, möge *Die Ökodiät* von Frances Moore Lappé lesen. Aber Frau Lappé rät selbst: Sorgen Sie vor allem für kombinierte Speisen, und seien Sie nicht so streng mit den Mengenverhältnissen. Man braucht kein perfektes Aminosäuregleichgewicht wie aus dem Reagenzglas. Frau Lappé sagte über ihre eigenen Rezepte: »Selbst wenn man die Mengen nicht genau einhält, ist man immer noch im Vorteil, weil man zwei Nahrungsmittel kombiniert hat.«[14]
Glauben Sie nicht, Sie müßten den Verbrauch an Milchprodukten oder Eiern steigern, um die Fleischspeisen zu ersetzen. Milch (mit einem NPU von 82) und Eier (94) geben mehr verwertbares Eiweiß als Fleisch, Fisch und Geflügel. Käse folgt dicht darauf mit einem NPU von 70 bis 75. Werden Milch oder Eier mit Pflanzeneiweiß kombiniert, dann geht der NPU-Gesamtwert der Mahlzeit deutlich herauf. Und mit wenig kann man viel tun.
Ein einziges Ei enthält etwa 15% Ihres täglichen Eiweißbedarfes. Milch ist eine der preiswertesten Eiweißquellen. Wenn man unter eine Tasse Weizen- oder Roggenmehl nur zwei Teelöffel Trockenmilch mischt, steigt die Gesamtproteinverwertbarkeit um fast 50%. Selbst wenn man nur Pflanzenproteine in den richtigen Kombinationen mischt, kann der NPU-Wert um bis zu 40% steigen.[15]
Wenn Sie immer noch denken, es sei schwierig, ohne Fleischspeisen genug Eiweiß zu bekommen, dann sehen Sie sich diese Liste an:

		Protein in Gramm
Joghurt	halber Liter	16
Sonnenblumenkerne	6 Teelöffel	14
Erdnußbutter	2 Teelöffel	8
Vollkornbrot aus Roggen oder Weizen	2 Scheiben	5
Weizenkeime	2 Teelöffel	3

Nehmen wir einmal an, jemand würde an einem Tag *nur* diese Nahrungsmittel in den genannten Mengen verzehren. Diese sparsame Kost würde bereits 46 g Eiweiß enthalten. Das wäre mehr als drei Viertel des empfohlenen Richtwerts für einen 70 kg schweren Mann und bereits die empfohlene Gesamtmenge für eine 58 kg schwere Frau.

Ein Käsewürfel von 5 cm Kantenlänge enthält etwa 30% der für Erwachsene empfohlene Proteinmenge. Drei Tassen Milch *oder* 200 Gramm Bohnen würden mindestens 50% der angeratenen Proteinmenge enthalten.

Wir erinnern uns, daß der Proteinrichtwert bei Vegankost höher liegt, weil eine rein pflanzliche Kost einen geringeren NPU-Gesamtwert hat. Ein Vegankostanhänger kann auf der zuvor angeführten Liste den Joghurt streichen und dafür einsetzen:

		Protein in Gramm
Tofu, Sojaquark	200 g	16
Erbsen	¾ Tasse	12

Die gesamte Liste ergibt jetzt 58 Gramm Eiweiß, das sind fast drei Viertel des empfohlenen Wertes für vegane Erwachsene.

Ich möchte Ihnen damit keineswegs raten, von so wenig Essen zu leben. Aber diese Beispiele zeigen, daß die Deckung des Eiweißbedarfs kein Problem ist für einen Lakto-ovo-Vegetarier, der Zugang zu vollwertigen Nahrungsmitteln hat. Vegankostesser haben ebenfalls keine Schwierigkeiten, solange sie bereit sind, ihre Speisen sorgfältig zu wählen.

Wenn schon kleine Mengen fleischloser Speisen genügen, um den größten Teil Ihres täglichen Proteinbedarfes zu decken, was kann dann an einer vielseitigen und wohlausgewogenen vegetarischen Kost schlecht sein? Nur die Gewohnheit und die Werbung für Fleischwaren haben diesen Eindruck erweckt.

Glauben Sie nicht mehr an die alten Märchen von den karg und schlecht ernährten Vegetariern. Anna Thomas sagt dazu in *The Vegetarian Epicure:*

Vegetarische Kochkunst ... ist reich und vielseitig. Sie umfaßt viele herrliche Gerichte mit besonderem Charakter, die keine Nachahmungen sind – schon gar nicht Nachahmungen von Fleisch ... Man braucht bei der Zusammenstellung der Mahlzeiten nur zwei einfache Dinge zu beachten: die Gaumenfreude und die Gesundheit.[16]

Bisher haben wir über das Eiweiß gesprochen, als sei es das einzig Wichtige am Essen, aber es gibt etwa 50 verschiedene Inhaltsstoffe, die zur guten Ernährung des Menschen nötig sind. Kein einzelnes Nahrungsmittel enthält all diese wichtigen Stoffe. Und was noch wichtiger ist, diese Nährstoffe arbeiten auf vielfältige Weise zusammen. Wer sich um die Eiweißzufuhr sorgt, ohne andere lebenswichtige Stoffe zu beachten, ernährt sich mangelhaft und teuer zugleich.

Die Richtwerte für den Tagesbedarf, die vom Rat für Lebensmittel und Ernährung festgesetzt wurden, werden als Grundlage der folgenden Erörterung dienen. Alle fünf Jahre werden diese Richtwerte überarbeitet. Die Empfehlungen basieren auf einer Kombination aus Laborergebnissen, statistischen Untersuchungen, wissenschaftlichen Gutachten und dem persönlichen Ermessen der Ratsmitglieder. Nicht alle Ernährungswissenschaftler, Vegetarier und Gesundkostbefürworter sind mit den Richtwerten einverstanden. Manche halten sie entweder für zu hoch oder für zu niedrig.

Diese Richtwerte sind vor allem als Bezugspunkte wertvoll. Sie stellen eine Nährstofftabelle dar, in der sicherheitshalber die angenommenen Mindestbedarfszahlen etwas überschritten werden. Die Richtwerte werden nach Auskunft des Rates so angesetzt, daß individuelle Unterschiede und eventuelle Nährwertverluste durch das Kochen oder Lagern der Lebensmittel berücksichtigt sind. Der Rat weist selbst darauf hin, diese Tabellen nicht als Heilige Schrift anzusehen. Wer die Richtwerte für einige Nährstoffe nicht erreichen kann, braucht deshalb weder schlecht noch ungenügend ernährt zu sein. Die beste Garantie für gesunde Ernährung: Man entspanne sich und verwende möglichst vielfältige Lebensmittel. (Die Frage zusätzlicher Vitamin- und Mineralstoffgaben wird noch erörtert werden.)

Dieses Kapitel soll einen Gesamtüberblick über ernährungswissenschaftliche Grundlagen vermitteln und sich dabei besonders mit denjenigen Nährstoffen befassen, die für Vegetarier von besonderem Interesse sind. Wie das vorangehende Kapitel über Eiweiß soll es auch der Information derer dienen, die darüber nachdenken, ob eine Kost ohne Fleisch oder ohne Tierprodukte wirklich alle Nährstoffe enthält.

Kohlenhydrate

Egal was Diätesser denken mögen – Kohlenhydrate sind ein wichtiger Nahrungsbestandteil. Das Eiweiß ist beim Publikum der Star, aber zunächst einmal braucht der Körper Energie. Kohlenhydrate sind nötig, weil sie Eiweiß sparen helfen, sie sind nötig für den täglichen Stoffwechsel und für jene Vorgänge, die dem Körper Energie zuführen. Zur Gruppe der Kohlenhydrate gehören die einfachen Zucker oder Mono-

7

Vitamine, Minerale und ihre Funktion

saccharide (Fruchtzucker, Traubenzucker, Galaktose), die Disaccharide oder Doppelzucker (Milchzukker, Malzzucker und Rohr- oder Rübenzucker) und die Polysaccharide oder Mehrfachzucker (Zellulose, Glykogen und Stärke). Stärke und Zucker sind Energielieferanten, entweder unmittelbar wie der Traubenzucker oder als Vorrat in Leber und Muskeln wie das Glykogen. Zellulose ist unverdaulich, doch sie bildet die Fasermasse, die zu gründlicher Darmausscheidung nötig ist.

Es kommt nicht darauf an, die Kohlenhydrate zu meiden, sondern es geht um die *raffinierten* oder *isolierten* Kohlenhydrate, die nichts als Kalorien enthalten. Raffinierter oder gereinigter Zucker – ob weiß, braun oder roh – enthält so gut wie keine Vitamine, Mineralstoffe oder Ballaststoffe und besteht fast nur aus Kalorien. Brauner Zucker und Rohzucker haben keine besonderen Vorzüge. Rohzucker ist nur nicht dem letzten Reinigungs- und Entfärbungsprozeß unterworfen worden. Brauner Zucker ist weißer Zucker, der mit ein wenig Melasse gefärbt wurde. (Einige ethische Vegaterier meiden weißen Zucker, weil dieser am Ende des Reinigungsprozesses durch Kohleschichten aus Rinderknochen gefiltert wird.)

Viele Menschen bevorzugen den Honig. Sie verweisen auf seine Vitaminspuren und auf seine lange Geschichte als Lebensmittel und Hausmittel. Konservative Ernährungswissenschaftler meinen, daß die Inhaltsstoffe des Honigs in zu geringer Menge vorhanden sind, um den Honig über den Tafelzucker zu erheben. Man kann sich zu dieser Auseinandersetzung stellen wie man will, Honig ist tatsächlich verlockender als Zucker. Es gibt Dutzende verschiedener Honigsorten vom dunklen, herben Buchweizen- bis zu mildem, hellem Klee- oder Orangenblütenhonig. Und da Honig süßer schmeckt als Tafelzucker, braucht man weniger.

Schwarze Melasse ist ein Endprodukt der Zuckerraffinierung. Sie ist der dunkle Sirup, der zurückbleibt, wenn aller Kristallzucker aus dem Zuckerrohr exthrahiert wurde. Im Gegensatz zu gereinigtem Zucker hat die Melasse echten Nährwert. Sie enthält Kalzium, Magnesium, Eisen und Kalium. Ein paar Teelöffel sind eine Bereicherung für den Speisezettel.

Aber *alle* zusätzlichen Süßmittel sind letztlich Gewohnheit und Geschmackssache. Notwendig sind sie nicht. Es ist nur dann vernünftig, den Zucker durch Honig oder Melasse zu ersetzen, wenn man sich wirklich bemüht, sparsam damit umzugehen. Außerdem muß man die versteckten Zucker in Fertiggerichten, Obstkonserven, Gebäck und Getränken meiden. Zucker aus einer Orange ist besser als Zucker aus Kuchen.

Wenn man Speisen mit viel raffiniertem Zucker ißt, steigt der Blutzukkerspiegel schnell an und liefert einen Energiestoß. Doch die Energie hält nicht lange vor. Bald danach sinkt der Blutzuckerspiegel wieder rapide, und man fühlt sich rasch müde und hat Verlangen nach mehr Zucker. (Vollwertige Nahrungsmittel, die reich an ungereinigten oder komplexen Kohlenhydraten sind, rufen dieses Phänomen nicht hervor.) Menschen, die viel raffinierten Zucker essen, nehmen dafür oft weniger andere Nährstoffe auf. Der Körper braucht bestimmte Stoffe, die in den leeren Kalorien des Zukkers nicht zu finden sind. Wer zuviel Zucker ißt, kann durch Mangel an Vitaminen oder Spurenelementen krank werden. Der Ernährungswissenschaftler Dr. Jean Mayer erklärt: Zuckerkalorien erhöhen den Thiaminbedarf (Vitamin B_1 wird beim Kohlenhydratstoffwechsel benötigt) und möglicherweise auch den Verbrauch an Chrom, einem Spurenelement.[1] Je mehr Zucker man ißt, desto weniger Nährstoffe nimmt man auf. Dadurch entsteht ein Defizit an Vitaminen und Mineralstoffen, das von den übrigen Speisen kaum ausgeglichen werden kann.

Nordamerikaner aller Altersstufen überessen sich täglich an raffinierten Kohlenhydraten. Sie verbrauchen jährlich etwa 92 Pfund Zucker pro Kopf, wobei ungefähr 65 Pfund des Zuckers aus Fertignahrungsmitteln und Erfrischungsgetränken stammen. Ähnliches gilt für alle westlichen Industriestaaten. Übermäßiger Zuckerverbrauch führt zu Übergewicht und Zahnverfall, möglicherweise auch zu Herzkrankheiten und Zuckerkrankheit.

Ernährungswissenschaftler und Reformkostanhänger sind sich hierin einig: Man soll seine Kohlenhydrate aus Nahrungsmitteln beziehen, die zugleich andere Nährstoffe sowie Ballaststoffe enthalten: Vollkorn und Vollkornprodukte sowie Gemüse und Obst. (Eier, Milchprodukte und Fleisch enthalten kaum Kohlenhydrate. Pflanzliche und tierische Fette enthalten keine.)

Fett

Dieses Wort klingt häßlich für die Gewichtsbewußten. Aber wir wollen unterscheiden zwischen Körperfett und Speisefett. Das Fettgewebe kann überhandnehmen, wenn man mehr Kalorien aufnimmt, als man verwenden kann. Normalerweise aber ist Fettgewebe eine Schutzschicht unter der Haut und hält die Körperwärme fest. Fett polstert die lebenswichtigen Organe gegen Stöße. Fett ist ein Bestandteil jeder Zellmembran, es ist ein Wirkstoff im Körper und dient als Energiespeicher.

Speisefette sind wichtig, weil sie sättigen, den Geschmack verbessern und eine Quelle konzentrierter Energie darstellen, fettlösliche Vitamine transportieren und essentielle Fettsäuren liefern. Von den essentiellen Fettsäuren ist nur eine, die Linolsäure, nicht vom Körper herstellbar.

Sie muß aus der Nahrung gewonnen werden. Die besten Quellen sind die Pflanzenöle: Distelöl ist am gehaltvollsten, es folgen Öl aus Sonnenblumenkernen, Mais, Baumwollsamen, Sojabohnen, Sesam und Erdnüssen. Ein oder zwei Teelöffel davon in der Salatsoße liefern genug Linolsäure.

Wir müssen drei verschiedene Fetttypen beachten:

- *Gesättigtes Fett.*

Es ist bei Raumtemperatur fest und stammt zumeist von Tieren – Talg, Butterfett und das gelblichweiße Fett aus Muskelfleisch. Gesättigte Fette aus Kokosöl und Palmöl dienen zuweilen der Nachahmung von Milchprodukten.

- *Ungesättigtes oder mehrfach ungesättigtes Fett.*

Es ist bei Raumtemperatur flüssig und findet sich vorzugsweise in Pflanzen- und Samenölen. Vegetarische Kost mit viel Getreide, Gemüse und Obst enthält gewöhnlich mehr mehrfach ungesättigtes Fett als gesättigtes.

- *Hydrogenisiertes Fett.*

Man kann mehrfach ungesättigtes Fett durch Anlagerung von Wasserstoff fest oder halbfest machen. Dadurch werden die mehrfach ungesättigten Fette letztlich in gesättigte umgewandelt. Hydrogenisiertes Fett findet man in vielen Fertignahrungsmitteln wie Backfett, Margarine, einigen Sorten Erdnußbutter, Knabberchips und manchen gefüllten Schokoladenriegeln.

Für Fett wurde kein Richtwert des Bedarfes festgelegt, doch meinen viele Ernährungswissenschaftler, daß wir nicht mehr als 35% unserer täglichen Gesamtkalorien aus Fett beziehen sollten. Die Amerikaner überschreiten diese Grenze nicht nur, sondern sie essen auch noch mehr gesättigtes Fett, als ihrer Gesundheit zuträglich ist. Viele Gesundheitsexperten raten jetzt dazu, die Fettmenge in den Speisen drastisch zu reduzieren, vor allem in bezug auf gesättigte und hydrogenisierte Fette.

Vitamine

Jedes Nahrungsmittel enthält ein paar Vitamine, aber kein Vitamin enthält Eiweiß, Kohlenhydrate oder Fette. Man kann also keine Mahlzeit auslassen und durch Vitaminpillen ersetzen. Vitamine sind organische Substanzen, die bei der Steuerung des Stoffwechsels helfen. Als Coenzyme ermöglichen sie die Arbeit der Enzyme beim Umbau der Nahrungsstoffe. Etwa ein Dutzend Hauptvitamine wurden entdeckt, aber es könnten noch mehr gefunden werden. Bei Mangel an einem wichtigen Vitamin tritt eine entsprechende Mangelkrankheit auf, die meistens (aber nicht immer) durch Zufuhr des fehlenden Vitamins wieder geheilt werden kann. Obwohl sie nur in kleinen Mengen vorhanden sind, haben die Vitamine bei der Verdauung und Fortpflanzung sowie im Nerven- und Muskelsystem

entscheidende Aufgaben. Die Vitamine beeinflussen auch das Gewebewachstum und die Bildung von Abwehrstoffen.
Ob man durch die Nahrung genug Vitamine aufnimmt, hängt von Umweltfaktoren, individuellen Bedürfnissen, Nahrungsmengen und Speisezettel ab. Vollwertige, naturbelassene Nahrungsmittel sind die beste Quelle aller bekannten und unbekannten Nährstoffe. Süßigkeiten und Genußmittel machen einen voll, ohne wirklich zu ernähren. »Wenn sich jemand zu einem Fünftel von Limonade, Kaugummi und Süßigkeiten ernährt, muß er 100% seiner Nährstoffe aus nur 80% seiner Nahrung beziehen.«[2]

• *Vitamin A*

ist wichtig für die Gesundheit der Augen, für biochemische Vorgänge, für Haut und Schleimhäute. Vielleicht haben Sie gehört, daß Möhren und Löwenzahnblätter viel Vitamin A enthalten, aber das ist irreführend. Keine Pflanze enthält fertiges Vitamin A. Pflanzen enthalten Karotin, das im Körper des Menschen in Vitamin A umgewandelt wird.
Reines Vitamin A (Retinol) findet man nur in Tierprodukten, vor allem in Leber, Milchfett und Eigelb. Fertiges Vitamin A wird besser ausgenutzt, weil es keiner Umwandlungsprozesse im Körper bedarf. Aber zum Glück ist die mengenmäßige Ausnutzung nicht das einzig Wichtige, sonst müßten wir alle etwas Tierleber essen. Vitamin A ist ein fettlösliches Vitamin und wird im Körper gespeichert. Wer regelmäßig karotinreiche Nahrungsmittel ißt, hat nicht nur genug Vorrat an Vitamin A, sondern bekommt dabei auch mancherlei andere Nährstoffe und Zellulose.
Man beachte, daß der Richtwert für Vitamin A auf der Voraussetzung beruht, daß die meisten Einwohner der USA zu gleichen Teilen fertiges Vitamin A aus Tierprodukten und Karotin aus pflanzlichen Nahrungsmitteln beziehen. Ein Vegankostesser oder jemand, der wenig Milch, Milchprodukte und Eier konsumiert, müßte den Richtwert für sich zumindest *doppelt* so hoch ansetzen, um Verluste durch die Umwandlung auszugleichen.[3]
Menschen, die monatelang Überdosen von Vitamin A in Tablettenform einnahmen (täglich 50.000 internationale Einheiten oder mehr), entwickelten dadurch krankhafte Symptome. Von zuviel Karotin aus Gemüse oder Obst erhält man allerdings bestimmt keine Vitamin-A-Überdosen. Eine Schadwirkung tritt nicht ein, weil die Umwandlung von Karotin in Vitamin A ein relativ langsamer Prozeß ist.
Vollmilch enthält Vitamin A. Die Menge hängt von der Ernährung des Tieres ab; allerdings setzt die Industrie der entrahmten Milch oft künstliches Vitamin A zu. Andere Quellen sind Eigelb, Butter, Margarine sowie gelbe, gelbrote und grüne Früchte

und Gemüse (Karotten, Süßkartoffeln, Lauch, Tomaten, Aprikosen, Spinat und Löwenzahnblätter). Ein wenig Vitamin A findet man in Muskelfleisch, Pflanzenöl, Nüssen und Getreide.

• *Der Vitamin-B-Komplex*
ist wasserlöslich; Überschüsse werden mit dem Urin ausgeschieden. Der gesamte Komplex sollte regelmäßig in der Nahrung enthalten sein. Alle B-Vitamine sind wichtig für die Energiegewinnung aus Kohlenhydraten, Fetten und Eiweiß. Der B-Komplex unterstützt außerdem die Funktion des Nervensystems.

• *Thiamin oder Vitamin B_1*
steuert den Kohlenhydratstoffwechsel. Seine übrigen Aufgaben – Unterstützung des Nervensystems und der Hirnfunktionen sowie Stabilisierung des Appetits – hängen damit zusammen. Nur wenige Nahrungsmittel sind thiaminreich; meist dekken wir unseren Bedarf durch kleine Mengen aus vielerlei Nahrungsmitteln.
Die besten Quellen außer Fleisch sind Bierhefe, ferner Weizenkeime, Hülsenfrüchte (vor allem Erbsen und Sojabohnen), Orangen, Vollkornmehl und künstlich angereicherte Getreideflocken. Thiamin wird leicht durch Hitze zerstört.

• *Riboflavin oder Vitamin B_2*
wirkt bei der Freisetzung von Energie als Coenzym. Es dient außerdem der Aktivierung von Vitamin B_6, Folsäure und Vitamin B_{12}. Bierhefe und Rinderleber sind am gehaltvollsten; Milch ist die wichtigste Riboflavinquelle.
Andere Quellen sind Bierhefe, angereicherte Getreideflocken, Vollkorn, Mandeln, Paranüsse, Blattgemüse und Käse. In Flüssigkeiten z.B. in Milch, ist Riboflavin lichtempfindlich.

• *Niacin oder Vitamin B_3*
ist ein wichtiges Coenzym bei der Freisetzung von Energie. Es dient der Gesundheit von Haut, Darmwänden und Nerven. Der Eiweißkonsum hat Einfluß auf die Aufnahme von Niacin: Die Aminosäure Tryptophan wird im Körper zu Niacin umgewandelt. Dies erfordert die Anwesenheit von Thiamin, Riboflavin und Pyridoxin. Aus sechzig Milligramm Tryptophan kann etwa ein Milligramm Niacin entstehen. Wenn die Eiweißversorgung durch die Nahrung gut ist, kann die Aufnahme von Niacin dadurch um ein Drittel steigen. Außer Fleisch ist Bierhefe die beste Niacinquelle. Man findet die Substanz auch in Hülsenfrüchten, Erdnußbutter, Vollkorn und angereicherten Getreideflocken oder Brotsorten.

• *Pyridoxin oder Vitamin B_6*
spielt im Enzymsystem des Eiweißstoffwechsels eine wichtige Rolle. Außerdem ist es bei der Freisetzung von Energie aus Glykogen und bei

der Herstellung von Hämoglobin und Antikörpern beteiligt.
Frauen, die orale Verhütungsmittel (Pille) nehmen, brauchen mehr Pyridoxin und Folsäure (und wahrscheinlich mehr Vitamin C) als andere.[5]
Quellen sind Fleisch, Leber, Eigelb, Bierhefe, Vollkorn, Bananen und Gemüse.

- *Vitamin B_{12}*

ist ein Vitamin, an dem achtlose Vegankostesser möglicherweise Mangel leiden, da es vor allem in Tierprodukten vorkommt. Vitamin B_{12} steuert zusammen mit Folsäure die Produktion der roten Blutkörperchen im Knochenmark. Ein Mangel kann zu Nervenfunktionsstörungen und Anämie führen, auch wenn die Symptome (Niedergeschlagenheit, steife Glieder und Reizbarkeit) erst nach zwei Jahren auftreten.
Das Vitamin B_{12} muß im Darm mit einem körpereigenen Faktor aus den Magensäften zusammenkommen. Dieser Faktor bindet sich an das Vitamin und erleichtert seine Aufnahme. Einige Menschen können diesen Faktor nicht herstellen. Das hat mehr mit Vererbung als mit Ernährung zu tun. Diese Menschen können Fleisch oder Vitamin-B_{12}-haltige Speisen essen und trotzdem Mangelkrankheiten bekommen, da von dem Vitamin zu wenig in den Blutstrom gelangt.
Viele Vegankostanhänger zweifeln die Notwendigkeit tierischer Vitamin-B_{12}-Quellen an und behaupten, daß der Mensch das Vitamin im Verdauungstrakt herstellen kann. Das stimmt, erfordert aber eine zusätzliche Erklärung. Im Dickdarm entsteht auf natürliche Weise etwas Vitamin B_{12}, wenn Mikroorganismen mit Kobalt zusammenwirken. Nicht alle Wissenschaftler sind überzeugt, daß diese Synthese ein Leben lang genügende Mengen Vitamin B_{12} liefert. Funktionen, Synthese und Aufnahme dieses Vitamins sind noch nicht völlig geklärt. Bei einigen Studien wiesen Vegankostesser nach mehr als zehn Jahren ohne Vitamin-B_{12}-haltige Nahrungsmittel einen zwar niedrigen, aber durchaus noch normalen Vitamin-B_{12}-Spiegel im Blutserum auf. Andere Vegankostesser zeigten schon nach einigen Jahren reiner Pflanzenkost Mangelerscheinungen. Mit einem Vitamin-B_{12}-Mangel ist nicht zu spaßen. Unerkannte oder falsch gedeutete Symptome können zu einer unheilbaren, ja sogar tödlich verlaufenden Krankheit führen.
Die meisten Menschen brauchen nur winzige Mengen dieses Vitamins. Der Richtwert beträgt drei Mikrogramm (ein Mikrogramm ist ein Millionstel eines Gramms); einige Wissenschaftler halten selbst diese Angabe für zu hoch. Milch und Eier liefern genug Vitamin B_{12}, um bei Lakto-ovo-Vegetariern Mangelerscheinungen zu verhüten. Viele Vegankostesser schützen sich durch eine tägliche oder wöchentli-

che Vitamin-B_{12}-Tablette vor Mangelerscheinungen. Vitamin-B_{12}-Tabletten nichttierischer Herkunft sind fast überall erhältlich.
Tierische Nahrungsmittel, vor allem Leber, sind am reichhaltigsten. Milch und Käse enthalten ebensoviel wie Steakfleisch. (Joghurt ist *keine* gute Quelle; das Vitamin B_{12} der Milch wird durch die Milchsäurebakterien abgebaut.) Man kann Sojamilch, Fleischersatz und Bierhefe mit Vitamin-B_{12}-Zusatz kaufen. Einige Algen und manche Biersorten enthalten etwas Vitamin B_{12}, aber es ist nicht sicher, ob diese Menge ausreicht.[6]

• *Folsäure*
ist zusammen mit Vitamin B_{12} an der Bildung der roten Blutkörperchen beteiligt, wirkt im Enzymsystem des Körpers und ist in Phasen schnellen Zellwachstums und für die Zellteilung besonders wichtig. Wenn ein Mensch an Vitamin-B_{12}-Mangel leidet, aber genug Folsäure bekommt, können die Mangelerscheinungen durch die Folsäure verdeckt werden. Die Nervenschäden aufgrund von Vitamin-B_{12}-Mangel, Verfall des Rückenmarks und der angrenzenden Nerven, können dann unentdeckt bleiben und zu unheilbaren Schäden führen.
Folsäure ist in Pflanzen und Früchten reichlich enthalten: Blattsalat, Hülsenfrüchte, Spinat, Orangen, Bananen und Pilze, auch Nüsse und Getreide enthalten Folsäure.

• *Pantothensäure*
ist wie die anderen Vitamine des B-Komplexes ein Bestandteil des Körperenzymsystems.
Sie ist wichtig für den gesamten Stoffwechsel.
Pantothensäure kommt von dem griechischen Wort *pantos*, das »überall« bedeutet, und das Vitamin ist in vielen Nahrungsmitteln enthalten. Leber und Nieren sind am reichhaltigsten, aber neben dem Fleisch sind Bierhefe, Eigelb, Weizenkleie und frische Gemüse, vor allem Erbsen, Limabohnen und Brokkoli, gute Pantothensäurequellen.

• *Biotin*
spielt bei der Verwertung von Kohlenhydraten, Fett und Eiweiß eine Rolle. Biotin findet sich in den meisten Nahrungsmitteln und wird im menschlichen Darm durch Bakterien hergestellt. Außer im Fleisch findet man Biotin in Eigelb, Milch, Bierhefe, Mungbohnenkeimen, gekochten Sojabohnen sowie einigen Früchten, Gemüsearten und Nüssen. Das ist der Vitamin-B-Komplex.
Beziehen Sie Ihren Vitamin-B-Komplex lieber aus natürlichen Nahrungsmitteln, statt Tabletten zu nehmen, die nur ein einziges B-Vitamin enthalten (Ausnahme: B_{12}). Falls Sie Tabletten mit dem *gesamten* Vitamin-B-Komplex einnehmen wollen, so am besten zu den Mahlzeiten, damit alle Nährstoffe gleichzeitig zur Verfügung stehen.

• *Vitamin C*
ist wohl das heute umstrittenste Vitamin. Seine Anhänger gleichen oft religiösen Fanatikern. Die eifrigsten unter ihnen glauben, daß Vitamin C vom Schnupfen über den Tennisarm bis hin zu Krebs alles heilt oder lindert. Konservativere Seelen erkennen nur an, daß dieses Vitamin notwendig ist, daß es Skorbut verhindert und zur Erhaltung und Bildung von Bindegewebe beiträgt sowie die Wundheilung und den Stoffwechsel beeinflußt. Seelische Belastungen, Schocks, Verbrennungen und Operationen, Zigarettenrauchen und möglicherweise auch Luftverschmutzung erhöhen den Vitamin-C-Bedarf. Der Richtwert beträgt 45 mg pro Tag, eine Menge, die in den Augen der Vitamin-C-Fanatiker lächerlich gering ist. Sie empfehlen pro Tag ein halbes bis ein Gramm (1.000 mg) – und noch mehr bei Infektionen. Überschüssiges Vitamin C wird mit dem Urin ausgeschieden. Ob Langzeit-Überdosen gesund oder schädlich sind, ist bisher noch umstritten. Vegetarische Kost enthält im allgemeinen mehr Vitamin C als eine Kost mit Fleisch. Vitamin C ist wasserlöslich; es geht leicht im Kochwasser oder durch Oxydieren bei der Lagerung verloren.
Vitamin C findet man vor allem in Obst und Gemüse, wie Zitrusfrüchten, Tomaten, grünem Paprika, grünem Salat, Brokkoli, Kohl, Lauch, Hagebutten, Melonen, Mangos, Rosenkohl, Blumenkohl und Kartoffeln. Tierprodukte enthalten wenig oder gar kein Vitamin C.

• *Vitamin D*
ist fettlöslich, wird im Körper gespeichert und ist wichtig für die Aufnahme und Verarbeitung von Kalzium und Phosphor. Genügend Vitamin D ist für schwangere Frauen ebenso wichtig wie für Kinder, deren wachsende Zähne und Knochen viel Vorrat an Kalzium und Phosphor brauchen. Bei Vitamin-D-Mangel kommt es zu Rachitis (Knochenerweichung) bei Kindern.
Man nennt das Vitamin auch »Sonnenvitamin«. Wird die Haut dem Sonnenlicht ausgesetzt, so läuft im Hautfett eine chemische Reaktion ab, die Vitamin D entstehen läßt. Das Vitamin wird in den Körper aufgenommen. Es ist noch nicht sicher, wieviel Vitamin D dabei entsteht. (Sommersonnenlicht ist offensichtlich effektiver als Wintersonnenlicht). Eine Langzeit-Überdosis von Vitamin D, die wieder eher durch Pillenschlucken als durch natürliche Quellen möglich ist, kann gefährlich und sogar tödlich sein. Die meisten Ernährungswissenschaftler warnen vor einer täglichen Gesamtdosis über 400 i. E. Doch Vegankostesser und vielleicht auch andere Menschen sollten zusätzliche Vitamin-D-Gaben in Erwägung ziehen, da nach Schätzung einiger Autoritäten selbst ein Speisezettel mit den besten natürlichen Vitamin-D-Quellen täglich nur 100 bis 150 i. E. aufweist.[4] Reich

an Vitamin D sind Leber, Butter, Eigelb und Milch. Milch mit künstlichem Vitamin-D-Zusatz enthält pro Liter 400 i. E. extra. Es gibt auch Vitamin-D-Tabletten nichttierischer Herkunft mit 400 i. E.

• *Vitamin E*

Seine besondere Bedeutung für den menschlichen Körper ist noch nicht ganz geklärt. Es wird behauptet, daß es in der Form von Alpha-Tocopherol Herzkrankheiten heilt oder ihnen vorbeugt. Andere sind der Ansicht, daß man mit hohen Dosen Vitamin E Sexualstörungen beseitigen, den Körper gegen Luftverschmutzung schützen und das Altern verlangsamen kann. Vitamin E ist als Antioxidans bekannt; es schützt die Vorräte an Vitamin A, C und ungesättigten Fetten im Körper. Die eifrigsten Verfechter des Vitamins empfehlen 100 bis 800 i. E. täglich. Der offizielle Richtwert beträgt 12 bis 15 i. E. Tierprodukte enthalten wenig Vitamin E. Die besten natürlichen Quellen sind Weizenkeime, Weizenkeimöl, Baumwollsaat- und Maisöl, Vollkorn und grünes Gemüse.

• *Vitamin K*

ist fettlöslich und beeinflußt die Herstellung von Blutgerinnungsproteinen im Körper. Mangelkrankheiten sind selten, und es wurde kein Richtwert festgesetzt. Doch gilt Vitamin K als lebenswichtiger Nahrungsbestandteil.
Das Vitamin wird von Darmbakterien hergestellt und findet sich außerdem in Pflanzenkost: grünblättrige Gemüse, besonders Kohl, Lauch und Spinat. Tierprodukte und Getreide enthalten nur wenig Vitamin K.

Mineralstoffe

sind im Körper zur Steuerung chemischer Vorgänge und als Baumaterial nötig. Kalzium, Chlor, Magnesium, Phosphor, Kalium, Natrium und Schwefel findet man im menschlichen Organismus in größeren Mengen. Chrom, Kobalt, Kupfer, Fluor, Jod, Eisen, Mangan, Molybdän, Selen und Zink sind die sogenannten Spurenelemente, da sie nur in winzigen Mengen auftreten. Natürlich liegen diese Stoffe im Körper nicht in reiner Form vor, sondern in verschiedenen chemischen Verbindungen.

• *Kalzium*

macht etwa zwei Prozent des Körpergewichtes eines Erwachsenen aus. Neunundneunzig Prozent des Körperkalziums findet man in Knochen und Zähnen, doch wirkt dieses Mineral auch bei Nervenimpulsen, Enzymaktivierung, Blutgerinnung sowie Muskelarbeit und Muskelentspannung mit. Kalzium ist außerdem ein Katalysator für viele biologische Reaktionen.
Der Rat für Lebensmittel und Ernährung hat einen Richtwert für Kalzium festgesetzt, aber Vegetarier müssen dabei etwas Besonderes be-

rücksichtigen: Bei übermäßigem Eiweißkonsum wird die Kalziumaufnahme im Körper erschwert, dadurch steigt der tägliche Kalziumbedarf.[7] Die meisten Menschen auf der Welt essen nicht soviel Eiweiß wie die Bewohner westlicher Industriestaaten. Der Richtwert der Weltgesundheitsorganisation für Kalzium beträgt 400 bis 500 mg pro Tag. Aber der Rat für Lebensmittel und Ernährung weiß, daß zuviel Eiweiß gegessen wird. Deshalb setzt er für Erwachsene 800 mg pro Tag an. Da die meisten Vegetarier den Richtwert für Eiweiß eher einhalten, können sie gut mit weniger Kalzium auskommen, also mit etwa 500 mg pro Tag.
Milch und Milchprodukte enthalten viel Kalzium. Zwei Tassen Milch (ob Mager- oder Vollmilch) oder Joghurt oder 60 Gramm der meisten Hartkäsesorten oder zwei Tassen Hüttenkäse enthalten 500 bis 600 mg Kalzium. Vegankostesser können statt dessen Sojabohnen, grüne Blattgemüse (Lauch, Senfblätter, Kohl und Löwenzahnblätter sind gehaltvoll) und Sesamsamen essen. Spinat, Mangold, Blätter von Roten Beten, Rhabarber, die alle zur Familie der *Chenopodiaceae* oder Gänsefußgewächse gehören, scheinen Kalziumlieferanten zu sein, aber sie sind es nicht. Ihr Kalzium ist an Oxalsäure gebunden, dadurch entsteht unlösliches Kalziumoxalat, und damit ist das Kalzium dieser Pflanzen für den Körper nicht verwertbar. (Man muß jedoch diese Gemüse deswegen nicht meiden; sie sind reich an anderen Vitaminen und Mineralstoffen.)
Weitere Quellen sind schwarze Melasse, Sojabohnen und andere Hülsenfrüchte, Feigen, Aprikosen und Datteln. Früchte enthalten wenig Kalzium, aber dieses wird vom Körper sehr gut aufgenommen. Kalzium in saurer Lösung wird nämlich am besten absorbiert. Fleisch, Getreide und die meisten Nußsorten enthalten geringe Mengen an Kalzium.

• *Phosphor*
ist wie Kalzium im Körper reichlich vorhanden. Er ist an der Bildung von Knochen und Zähnen beteiligt, ermöglicht die Speicherung und Freisetzung von Energie und hat Einfluß auf alle Stoffwechselvorgänge. Kalzium und Phosphor sollten etwa im Verhältnis 1:1 konsumiert werden, dann wird das Kalzium am besten verwertet und aufgenommen. Bei übermäßigem Phosphorkonsum kann weniger Kalzium vom Körper absorbiert werden. Der Körper deckt dann seinen Kalziumbedarf aus den Vorräten in den Knochen. Wer wenig Kalzium und viel Phosphor in der Nahrung hat – zum Beispiel durch Erfrischungsgetränke und Fleisch –, ist von einer Störung des Kalzium-Phosphor-Gleichgewichtes bedroht.
Fleischspeisen enthalten viel Phosphor. Reich an Phosphor sind auch Milch, Eier, Getreide (vor allem

Weizenkeime, Vollkorn und Hafermehl), Cashewnüsse, Erdnüsse, getrocknete Bohnen und Erbsen. Bierhefe ist von Natur aus phosphorreich; einige Sorten wurden mit Kalzium angereichert, um das Gleichgewicht zu verbessern. Gemüse und Obst enthalten im allgemeinen wenig Phosphor. Die Ernährungwissenschaftler nehmen an, daß eine Kost mit genügend Eiweiß und Kalzium automatisch genug Phosphor enthält.

• *Natrium und Kalium*
(meist in Verbindung mit Chlor als Natriumchlorid, Tafelsalz, oder Kaliumchlorid) wirken zusammen bei der Regulierung des Flüssigkeitshaushaltes, bei Nervenreaktionen und bei Muskelkontraktionen. Im allgemeinen wird bei der üblichen Kost mehr Natrium zugeführt als der Körper benötigt. Reichliches Salzen der Speisen und der Verzehr von Fertiggerichten, Knabbergebäck und natriumhaltigen Speisezusätzen (Mononatriumglutamat, Natriumnitrat, Natriumnitrit, Natriumcitrat) führen dazu, daß man zweimal bis sechsmal soviel Natrium konsumiert als nötig. Die Wissenschaftler sind sich noch uneins, ob übermäßiger Natriumkonsum hohen Blutdruck oder Herzkrankheiten verursacht; es ist aber erwiesen, daß Bluthochdruck nachläßt, wenn man weniger Salz ißt. Bekanntlich begünstigt übermäßige Salzzufuhr Flüssigkeitsansammlungen im Körper, was bei Schlankheitskuren zu beachten ist. Das Salzen der Speisen ist wie das Zuckern nur eine Gewohnheit. Wenn man natriumhaltige Nahrungsmittel ißt, braucht man kein zusätzliches Salz für die Ernährung. (Ausnahme: Wer bei großer Hitze schwere körperliche Arbeit verrichtet, kann zusätzliches Natrium benötigen, um Verluste auszugleichen.)
Natriumchlorid findet man in Fleisch, Milch, Eiern, Meerestieren, Algen und Tafelsalz. Früchte und viele Gemüsearten sind arm an diesen Mineralien. Kaliumverbindungen findet man in fast allen pflanzlichen und tierischen Nahrungsmitteln. Besonders reichhaltig sind Bierhefe, Kleie, Kartoffeln, Melasse, Bananen, Orangen und anderes Obst und Gemüse.

• *Magnesium*
findet man sowohl in den Knochen als auch im Gewebe. Es dient vielen biologischen Vorgängen als Katalysator: Energiefreisetzung, Synthese von körpereigenem Material, Aufnahme und Transport von Nährstoffen, Übertragung von Nervenreizen und Muskelkontraktionen. Viele Menschen können durch ihre Nahrung den Richtwert für Magnesium nicht erreichen, vor allem die Konsumenten von verfeinerten Speisen und Süßigkeiten.
Magnesium ist ein Bestandteil des Chlorophyllmoleküls und findet sich vor allem in frischem grünem

Gemüse. Außerdem ist es in Meerestieren, Algen, Sojamehl, Nüssen, Tofu, Vollkorn, Melasse und Sesamsamen enthalten.

• *Schwefel*
befindet sich in jeder Zelle und steht zur Aktivität des Proteins in Beziehung. Man hat bei Menschen noch keine ernährungsbedingten Schwefelmangelkrankheiten entdeckt und keinen Richtwert festgesetzt.
Schwefel stammt aus den Aminosäuren Methionin und Cystin, und ist enthalten in Weizenkeimen, Käse, Erdnüssen, Linsen, Bohnen, magerem Rindfleisch und Muscheln.

• *Eisen*
bildet mit Protein zusammen Hämoglobin, den Stoff, der den Sauerstoff von den Lungen zu den Organen und Geweben transportiert. Vegetarier wie Fleischesser haben Schwierigkeiten, ihren Eisenbedarf gemäß dem Richtwert zu decken. Blutarmut durch Eisenmangel ist auf der ganzen Welt verbreitet, ob in entwickelten oder unterentwickelten Ländern. Männer leiden selten unter Eisenmangel, doch bei Frauen (vor allem schwangeren Frauen), Kindern und Säuglingen ist er weit verbreitet. Zu den Ursachen dieser Mangelerscheinung gehört die zunehmende Abhängigkeit von eisenarmen Nahrungsmittelzubereitungen und die abnehmende Verwendung gußeiserner Kochgefäße. Diese schweren Töpfe, die zugunsten teflonbeschichteter Kochgeschirre weggeworfen wurden, führten den Speisen tatsächlich beträchtliche Mengen Eisen zu. Eine medizinische Gesellschaft in Amerika schätzt, daß man den Eisengehalt von Speisen durch Zubereitung in eisernen Kochgeräten um 100 bis 400% steigern kann.[8]
Der Richtwert für Frauen von 11 bis 50 Jahren beträgt 18 mg. Es ist nicht leicht, diese Menge ohne übermäßige Kalorienaufnahme zu erreichen. Einige Ernährungswissenschaftler empfehlen den Frauen deshalb zusätzliche Eisenpräparate. Schwangere Frauen brauchen 30 bis 60 mg mehr als andere, um genug Reserven zu haben.
Das Eisen aus Tierprodukten (Häm-Eisen) wird leichter in den Blutstrom aufgenommen als pflanzliches Eisen. Viele Gemüsearten, zum Beispiel Spinat, enthalten eine große Menge Eisen, doch nur ein kleiner Teil davon bleibt nach der Verdauung im Körper. Eine Ausnahme ist die Sojabohne und ihre Produkte. Sojabohnen sind eisenreich, und das Mineral liegt in einer leichter aufnehmbaren Form vor als in anderen Pflanzenprodukten.
In Gegenwart von Vitamin C funktioniert die Eisenabsorption besser. Das ist wichtig, denn die vegetarische Kost enthält meist mehr von diesem Vitamin als eine fleischzentrierte Kost. Die Absorption ist auch vom Bedarf des einzelnen abhängig. Ein Erwachsener mit ausreichenden

Eisenreserven nimmt oft nur fünf Prozent des Nahrungseisens in den Körper auf, während ein Kind von der gleichen Mahlzeit 20% oder mehr aufnehmen kann.[9] Zahlreiche Studien an Vegetariern und Vegankostessern zeigten, daß diese mit ihrem Nahrungseisen den Richtwert erfüllen.[10]
Leber ist am eisenhaltigsten, aber Eier, grüne Blattgemüse, Kartoffeln, Trockenfrüchte, Vollkornbrot und Vollkorngetreide, Sojabohnen und ihre Produkte (außer dem Öl), Kürbiskerne und Melasse sind ebenfalls gehaltvoll. (Weißbrot und andere Weißmehlprodukte sind gewöhnlich mit Eisen angereichert.)

• *Jod*
ist ein wichtiger Bestandteil von Thyroxin, dem Schilddrüsenhormon, das entscheidende Stoffwechselvorgänge steuert. Jodmangelerscheinungen, vor allem der Kropf, werden durch mit Jod angereichertes Salz reduziert. Ein Teelöffel angereichertes Salz enthält etwa ein Milligramm Jod. Eine Prise genügt, um die empfohlene Tagesmenge an Jod einzunehmen. Wer das Tafelsalz weglassen möchte, kann sich durch pulverisiertes Kelp oder andere eßbare Algen reichlich Jod und andere Mineralstoffe zuführen. Kelp, gekörnt oder in Pulverform, enthält ein Milligramm Jod pro Teelöffel.
Die meisten Nahrungsmittel enthalten kleine Mengen Jod. Die Menge hängt ab vom Bodentyp und den Düngemethoden. Meerestiere und Algen sind die besten Jodlieferanten. Gemüse, Hülsenfrüchte und Getreide enthalten nur wenig Jod. Bei Milch und Eiern hängt der Gehalt vom Futter des Tiers ab.

• *Zink*
ist wichtig für den Geschmackssinn, für das Wachstum, besonders für die sexuelle Reifung, sowie als Bestandteil des Insulins. Es fördert außerdem die Heilung von Wunden und Verbrennungen und ist an zahlreichen Enzymreaktionen beteiligt. Einseitige Ernährung und ungesunde Gewohnheiten begünstigen das Auftreten von Zinkmangel. Stark verfeinerte Nahrungsmittel sind arm an Zink und anderen Mineralstoffen. Übermäßiger Alkoholkonsum kann dazu führen, daß man zuviel Zink ausscheidet.
Vegetarier und Vegankostesser sollten sich besonders um ihre Zinkversorgung kümmern. Einige Wissenschaftler glauben, daß das Zink aus Pflanzen weniger gut ausgewertet wird als das aus Tierprodukten.[11] Nachlässige Vegankostesser bekommen eventuell zuwenig Zink aus ihrer Nahrung.
Zinkreich sind Fleisch, Eier, Milch, Käse, Algen, Kürbiskerne, Vollkorngetreide, Hülsenfrüchte und einige Bierhefearten.
Folgende **Spurenelemente** sind für die menschliche Ernährung wesentlich, doch wurde (außer bei Kupfer) kein Richtwert festgesetzt:

• Chrom
ist an der Umwandlung des Traubenzuckers im Körper beteiligt. Gemüse, Bierhefe, Vollkorngetreide und Obst enthalten Chrom. In verfeinerten Nahrungsmitteln fehlt es.

• Kobalt
ist als Bestandteil des Vitamin B_{12} wichtig. Vegankostesser können Schwierigkeiten mit der Kobaltversorgung haben, da Tierprodukte hierin am gehaltvollsten sind.
Kobalt findet man in Fleisch, Milch und Algen. Landpflanzen enthalten ebenfalls geringe Mengen Kobalt, doch sind darüber keine Einzelheiten bekannt.

• Kupfer
fördert die Eisenaufnahme und die Hämoglobinbildung. Es ist Bestandteil zahlreicher Enzyme.
Leber, Schalentiere, Nüsse, Vollkorngetreide, grüne Blattgemüse, Bierhefe und getrocknete Hülsenfrüchte sind die wichtigsten Quellen.

• Fluor
ist zum Aufbau der Zähne und Knochen wichtig. In vielen Großstädten versucht man, den Zahnverfall bei Kindern durch Zusatz von Natriumfluorid im Trinkwasser aufzuhalten. In einigen Gegenden ist das Grundwasser von Natur aus fluorhaltig.
Die Trinkwasserfluorierung ist umstritten. Natürliches Fluor findet man in Meerestieren, Algen und Tee. Bei Landpflanzen ist der Fluorgehalt vom Bodenzustand abhängig.

• Mangan
beeinflußt die Knochenbildung und ist an verschiedenen Enzymsystemen beteiligt.
Blaubeeren und Weizenkleie sind am gehaltvollsten. Nüsse, Vollkorngetreide, Tee, Hülsenfrüchte, Erdnußbutter, alle Gemüsearten und Obst enthalten ebenfalls Mangan.

• Molybdän
ist ein Bestandteil der Enzyme, die Eisen aktivieren.
Tierische Organe und Hülsenfrüchte sind die besten Quellen. Getreidegerichte und Bierhefe liefern ebenfalls Molybdän.

• Selen
schützt in Verbindung mit Vitamin E die roten Blutkörperchen. Selenüberschuß ist schädlich, doch Schadwirkungen aufgrund von natürlichen Nahrungsmitteln sind nur in Gegenden aufgetreten, wo der Selengehalt des Bodens besonders hoch war.
Meerestiere, Algen, Bierhefe, Milch und Getreide (besonders Weizen) enthalten Selen.

Dieser kurze Überblick über die menschlichen Nährstoffbedürfnisse sollte zeigen, daß das Fleisch keineswegs so unersetzlich ist, wie angenommen wird. Falsche Vorstellungen über den Vegetarismus, das Vorurteil gegen fleischlose Kost und die gesellschaftliche Bedeutung des Fleisches haben lange Zeit eine schlichte Tatsache verdeckt: Gute Ernährung hängt nicht von Fleisch, Geflügel oder Fisch ab. In Wirklichkeit liefern gerade die pflanzlichen Nahrungsmittel die Mehrzahl der wichtigen Inhaltsstoffe – die Vitamine C, E und K, Karotin, Linolsäure, Magnesium und einige andere Spurenelemente. Die beste Quelle für den B-Komplex ist Bierhefe, ein Pulver, das aus einzelligen Pflanzen besteht. Kalzium, Phosphor und alle Spurenelemente sind in Milch, Milchprodukten, Eiern und verschiedenen Pflanzen reichlich vorhanden. Selbst das Vitamin B_{12} ist nicht problematisch für Vegankostesser, wenn sie bereit sind, angereicherte Nahrungsmittel zu verwenden.

Kurz: *Eine wohlausgewogene fleischlose Kost kann mit Leichtigkeit alle Inhaltsstoffe liefern, die für Wachstum und Erhaltung des Menschen als wichtig gelten.* Fleischspeisen enthalten wichtige Nährstoffe für diejenigen, die davon essen, aber Fleisch, Geflügel und Fisch sind nicht unentbehrlich. Die vegetarische Kost wurde lange Zeit irrtümlich für ein Ernährungsrisiko gehalten. Doch die Tatsachen sprechen für sich: Wer den Speisezettel mit Fleisch als Hauptbestandteil aufgibt und statt dessen mehr Getreide, Gemüse, Obst, Sämereien und Nüsse ißt, kann in Wirklichkeit *mehr* von den wesentlichen Nährstoffen und zugleich weniger Kalorien und gesättigtes Fett bekommen.

Die meisten Bücher über Ernährung enthalten einen Tagesplan, damit man durch kluge Nahrungswahl ausreichend und ausgewogen ernährt wird.

Es folgt deshalb ein Tagesplan, der auf die Bedürfnisse des gesundheitsbewußten Vegetariers abgestimmt ist.

(Man nehme möglichst solche Nahrungsmittel, die ohne schädliche Vertilgungs- und Desinfektionsmittel hergestellt wurden. Wenn Pflanzen auf einem Boden mit Kompost und Gesteinsmehl wachsen, wie es in guten biologischen Gärten und Farmen üblich ist, enthalten sie mehr Spurenelemente als Produkte, die unter weniger günstigen Bedingungen herangezogen werden.)

• *Getreide, Nüsse, Sämereien, Bohnen, Erbsen, Linsen.*

Zweimal täglich oder öfter reicht man Kombinationen, deren Proteine sich ergänzen. Getreide und Milch zum Frühstück, Brot mit Nußbutter, Bohnenaufstrich oder Käse für die Mittagspause, und zum Abendessen einen Eintopf aus Getreide und Hülsenfrüchten, einen Auflauf, Bohneneintopf, Reis-Gemüse-Eintopf mit Hülsenfrüchten oder einen Nußlaib. Vollkorngetreide ißt man mehrmals täglich, zum Beispiel in Form von Frühstücksflocken, Nudeln, Spaghetti, Makkaroni (Teigwaren aus Vollkornweizen sind erhältlich); braunem Reis und einigen Scheiben Hefevollkornbrot.

• *Milchprodukte und Eier.*
Vegetarische Eltern, die sich um die Versorgung ihrer Kinder mit Kalzium, Vitamin B_{12} und Riboflavin sorgen, möchten vielleicht den offiziellen Empfehlungen für den Milchkonsum folgen. (Natürlich kann man Kalzium, B_{12} und Riboflavin auch aus anderen Produkten beziehen. Milch ist nur der bequemste und gehaltvollste aller Lieferanten.)

Altersgruppe	*Tassen Milch*
Kinder unter 9	2 bis 3
Kinder von 9 bis 12	3 oder mehr
Jugendliche	4 oder mehr
Erwachsene	2 oder mehr

Man kann Milch auch in Form von Käse konsumieren:
1 Würfel Hartkäse, Kantenlänge 2,5 cm = ½ Tasse Milch
½ Tasse Hüttenkäse = ⅓ Tasse Milch

Joghurt ist leichter verdaulich als Milch, und sein Eiweiß wird vom Körper besser aufgenommen. Er enthält ungefähr soviel an Nährstoffen wie die Milch, aus der er hergestellt wurde, doch sind einige handelsübliche Joghurtsorten eiweißreicher als die entsprechende Menge flüssiger Milch, weil ihnen Festbestandteile der Milch zugesetzt wurden.
Vegankostesser nehmen oft Sojamilch. Diese enthält mehr Eisen, Thiamin und Niacin als Kuhmilch, aber weniger Kalzium, Phosphor und Riboflavin. Man kann Sojamilch selbst herstellen, doch enthalten die handelsüblichen Mischungen im allgemeinen Zusätze von Mineralstoffen und Vitaminen, zum Beispiel Vitamin B_{12}.
Eier kann man ganz oder als Bestandteil eines Gerichtes essen. Im zweiten Fall bekommt man das Eiprotein und läuft doch nicht Gefahr, zu viele Eier zu essen, was für Cholesterinbewußte wichtig ist.

• *Gemüse und Obst.*
Man sollte täglich mindestens einmal von einem Vitamin-C-reichen Obst oder Gemüse essen. Orangen, Grapefruit, Warzenmelonen, Paprika, Brokkoli und Erdbeeren sind einige gute Quellen. Mindestens jeden zweiten Tag sollte man etwas Karotinreiches essen, z. B. Löwenzahnblätter, Lauch, Kohl, Mangold, Spinat und Möhren (gekocht, roh, geraspelt oder als Saft). Auch Wassermelonen, Aprikosen, Mangos und Warzenmelonen sind einige Früchte, die reichlich Vitamin A liefern.

Gemüse und Obst spielen auf dem Speisezettel eines gesundheitsbewußten Vegetariers eine große Rolle. Durch regelmäßigen Verzehr dieser Nahrungsmittel erhält man nicht nur lebenswichtige Nährstoffe sowie Kalorien und Faserstoffe, sondern diese Produkte sehen außerdem noch appetitlich aus. Salate von Obst und Gemüse sollte man täglich essen. Und vielerlei Früchte kann man tagsüber anstelle der üblichen Kaffeepausen mit Süßigkeiten nebenbei essen.
Was soll man von Vitamintabletten halten? Einige Vegetarier, Ernährungswissenschaftler und Naturkostanhänger argumentieren, daß Vitamintabletten unnatürlich und teuer seien und daß wir alle Nährstoffe aus unserer Nahrung beziehen sollten. Das wäre sicher das Ideale. Eine Multivitamintablette am Tag kann keine Fehlernährung ausgleichen.
Doch leider leben wir nicht in einer idealen Welt. Die Herstellung und Verteilung der Lebensmittel ist heute stark zentralisiert. Frisches Obst und Gemüse können an Nährwert verlieren, wenn sie lange Strekken bis zum Verkaufsort transportiert werden. Und sogar wenn Sie Selbstgezogenes essen, können heute Umweltfaktoren die Absorptionsfähigkeit des Körpers für wesentliche Nährstoffe vermindern oder den Nährstoffbedarf erhöhen. Aufgrund der Umweltverschmutzung kann man z. B. mehr Vitamin E und C benötigen, als die üblichen Speisen enthalten. Einige Untersuchungen ergaben auch, daß relativ große Mengen Vitamin A und C möglicherweise die Entstehung umweltbedingter Krebskrankheiten verhindern können.[12] Welchen Einfluß haben all die unüberprüften Chemikalien, Vertilgungsmittelrückstände und sonstige Verunreinigungen sowie der Streß in unserer Umgebung auf unsere Nährstoffbedürfnisse? Die Wissenschaftler haben gerade erst angefangen, sich mit diesem Thema zu beschäftigen.
Soll man Vitamine und Mineralstoffe zusätzlich einnehmen? Die Frage betrifft nicht nur Vegetarier. Bei vernünftiger Anwendung sind diese Zusätze ein preiswerter Schutz gegen die gedankenlose ökologische Zerstörung in unserer heutigen Gesellschaft. Aber der Eckstein guter Ernährung ist nach wie vor der vernünftige Speisezettel, nicht die Schublade voller Pillen und Pulver. Die beste Garantie für ein gesundes Leben ist wahrscheinlich eine wohlausgewogene vegetarische Kost auf der Basis vielfältiger naturbelassener Produkte ohne wertlose Naschereien, Tafelzucker und Salz, chemische Zusätze, Tabak, zuviel Alkohol, Streß und ein Leben ohne genügend körperliche Bewegung. Bei solch einem idealen Lebensstil kommen einem zusätzliche Vitamin- und Mineralstoffgaben überflüssig vor. Sie können aber trotzdem eine lohnende Ausgabe sein.

Viele Leute glauben noch immer, die Vegetarier seien ein Haufen Käsegesichter mit hängenden Schultern, zu schwach, um eine Selleriestange zu ernten. Diese Vorstellungen sind zwar weitverbreitet, entsprechen aber keineswegs den Tatsachen. 1907 wurde an der Yale-Universität eine der ersten Untersuchungen über die »geheimnisvollen kraftspendenden Eigenschaften des Fleisches« unternommen. Professor Irving Fisher führte eine Versuchsreihe durch, »um die Beziehung bestimmter Ernährungsfaktoren, besonders des Proteins und der Fleischspeisen, hinsichtlich der Ausdauer von Menschen zu untersuchen.« Fischer wählte 49 Männer aus, die drei Gruppen angehörten: Sportler die Fleisch aßen, Sportler die kein Fleisch aßen, und Versuchspersonen mit vorwiegend sitzender Lebensweise, die kein Fleisch aßen. (Das Wort Vegetarier wurde vermieden, da es ethische und religiöse Vorstellungen weckt und da einige aus den Gruppen zwei und drei keine strengen Vegetarier waren. Einige aßen einmal in der Woche oder noch seltener etwas Fleisch.) Fisher bezeichnete die Fleischesser gesondert, um zu betonen, daß diese Leute vielerlei Fleisch, Geflügel und Fisch aßen.

Die drei Gruppen mußten Übungen ausführen, anhand derer ihre Ausdauer gemessen werden sollte: die Arme so lange wie möglich ausgestreckt halten, tiefe Kniebeugen bis zur Erschöpfung machen und immer wieder die Beine anheben. Fisher gab den Gruppen zwei und drei absichtlich die schlechtere Ausgangssituation, um sie »streng und entschieden« zu prüfen. (Fisher interessierte sich nicht für die philosophischen Aspekte des Vegetarismus. Ihm ging es in erster Linie um Schlußfolgerungen zum Vergleich des Wertes von proteinreicher und proteinarmer Kost.)

Fisher war verblüfft über die Ergebnisse. »Von den drei Vergleichsgruppen«, so schrieb er, »erwiesen sich die ausgeprägten Fleischesser als weniger ausdauernd als die Nichtfleischesser, selbst wenn letztere eine vorwiegend sitzende Lebensweise hatten.« Bei den Kniebeugen beispielsweise schaffte nur einer der fleischessenden Sportler 1000. Sechs aus den beiden anderen Gruppen erreichten diese Grenze, davon einer aus Gruppe 3. Zwei aus der Gruppe 2 schafften mehr als 2000 Kniebeugen. Keiner der Fleisch essenden Sportler erreichte dies, und nur einer von ihnen schaffte die Hälfte. (Fisher war überzeugt, daß alle ihr Bestes gaben. Er sah einen Sportler aus der Gruppe 1 nach 502 Kniebeugen ohnmächtig werden.) Im Durchschnitt schafften die Versuchspersonen der Gruppen 2 und 3 zweimal so viele Kniebeugen wie die der Gruppe 1. Auch beim Armhalten und Beinheben schnitten sie im allgemeinen besser ab als die Fleischesser.

Fisher erklärte die verschiedensten psychischen, emotionalen und körperlichen Faktoren, die die Fleischesser begünstigten, für weniger entscheidend und zog den Schluß:
»Der Unterschied in der Ausdauer zwischen Fleischessern und Nichtfleischessern ist gänzlich auf die unterschiedliche Ernährung zurückzuführen, (...) offensichtlich erhöht eine proteinarme, fleischlose oder fleischarme Kost die Ausdauer, wenn auch die Gründe unbekannt sind.«[13]
Professor Fishers gelehrte Vermutung wurde fast sechzig Jahre später experimentell bestätigt, als eine Versuchsserie in Dänemark einen Schlüssel zu den erstaunlichen Leistungen der Nichtfleischesser lieferte.
Dänische Forscher testeten die Ausdauer von Männern bei verschiedenen Kostformen, wobei die Leistung auf einem feststehenden Tretrad gemessen wurde. Neun Männer bekamen zunächst Gemischtkost aus Fleisch und Gemüse. Nach drei Tagen bei dieser Kost testete man die Männer auf dem Tretrad. Im Durchschnitt traten sie eine Stunde und 54 Minuten lang. Dann bekamen sie eine proteinreiche Kost mit viel Fleisch, Milch und Eiern. Als sie nach drei Tagen wieder getestet wurden, konnten sie im Durchschnitt nur noch 57 Minuten lang in die Pedale treten. Die Kost der letzten drei Tage bestand nur aus Getreidegerichten, Brot, Gemüse und Obst. Diesmal traten die Versuchspersonen im Durchschnitt zwei Stunden und 47 Minuten lang, wobei *einige Männer vier Stunden überschritten.*
Ein dänischer Arzt, der diese Ergebnisse auswertete, zog folgenden Schluß:
»Weil Muskeln aus Protein aufgebaut sind, ist die Versuchung groß, die Aufnahme von zusätzlichem Protein für ein Mittel zur Förderung des Muskelwachstums und der Muskelkraft zu halten. Seit mindestens 2500 Jahren beeinflussen solche Gedanken die Ernährung der Sportler (...) doch Protein ist kein guter Brennstoff für arbeitende Muskelzellen. Es sind die Fette und Kohlenhydrate (...) Wenn man einige Tage lang kohlenhydratreich ißt, nimmt die Fähigkeit zu ausdauernder Bewegung zu.«[14]
Das erklärt, warum bei Professor Fishers Versuch die beiden Gruppen, die kein Fleisch aßen, die Fleisch essenden Sportler übertreffen konnten. Vegetarische Kost enthält von Natur aus mehr Kohlenhydrate als eine Kost auf der Grundlage von Fleisch, Milch und Eiern. Die Fleisch essenden Sportler des Yale-Experiments, von denen einige dreimal täglich Fleisch aßen, blieben also buchstäblich in dem schweren Essen stecken, das sie gerade zur Steigerung ihrer Ausdauer gewählt hatten.
Die überlieferte Idee »Fleisch gibt Kraft« kettet nach wie vor viele Profis und Amateure an eine Kost voller

tierischen Eiweißes. Die Vorstellung, daß ein guter Sportler Vegetarier sein könnte, ist bei amerikanischen Sportfans nie beliebt gewesen. »Kaninchenfutter« mag gut sein für einen Schachspieler mit Superhirn oder einen Kreuzworträtselweltmeister, aber richtige Sportler brauchen richtiges Essen – rotes Fleisch. Dieses tief verwurzelte Vorurteil stimmt jedoch kaum mit der Wirklichkeit überein.

Paavo Nurmi, der »Fliegende Finne«, stellte zwischen 1920 und 1932 neun Weltrekorde im Laufen auf und gewann neun olympische Medaillen. Nurmi trainierte mit vegetarischer Kost.

1956 durchschwamm der Vegetarier und Schwimmer Bill Pickering aus Großbritannien den Ärmelkanal in Rekordzeit.

Im gleichen Jahr wurde der siebzehnjährige Australier Murray Rose der jüngste dreifache Goldmedaillengewinner der Welt. Er gewann im Freistil über 400 und 1.500 m sowie beim Brustschwimmen über 1.500 m. 1960 nahm Rose wieder an den Olympischen Spielen teil und errang Gold- und Silbermedaillen, darunter die für 400-m-Freistil zum zweiten Mal. Er war der erste Schwimmer in der Geschichte der olympischen Bewegung, dem dies gelang. In späteren Jahren stellte er neue Rekorde über die Distanzen 400 und 1.500 m auf. Rose war seit seinem zweiten Lebensjahr Vegetarier.

Ausdauer? Der derzeitige Weltrekord im ununterbrochenen Aufrichten (17.003 mal) wird von einem Vegetarier gehalten. Es ist Marinekapitän Alan Jones aus Quantico, Virginia. (Ein vegetarischer *Seemann?* Jawohl, und Kapitän Jones läuft jede Woche 180 km, um fit zu bleiben.)

Die größte Zahl Sportler, die Vegetarier sind, findet man wohl in Großbritannien, wo der Vegetarismus immer recht populär war. Der Club vegetarischer Radfahrer und Sportler, 1887 gegründet, rühmt sich seiner nationalen und lokalen Rekorde im Ringen, Langstrecken-Radfahren, Rennen und Gehen. Der Club weist darauf hin, daß die vegetarischen Sportler in Großbritannien eine Minderheit darstellen und trotzdem im Vergleich zu ihrer kleinen Zahl viele Preise gewinnen.

Einer der besten Beweise für die kraftspendende Eigenart gesunder vegetarischer Kost ist das Leben von Helen und Scott Nearing. Durch ihre Farm in Maine und ihre Bücher wie *Living the Good Life* und *The Maple Sugar Book* (Wie man gut lebt; Das Ahornzuckerbuch) setzten sie Meilensteine für die amerikanischen und europäischen Bewegungen der Selbstversorgung und des biologischen Gartenbaus. Sollte jemand noch nicht von der Gesundheit und Kraft durch vegetarische Kost überzeugt sein, dann möge er die Worte von Helen Nearing lesen. Sie beschreibt das tatkräftige Leben, das sie und ihr Gatte fast 50 Jahre lang führten:

»Als Vegetarier bauten wir unsere Nahrung selbst an, aßen davon und erfreuten uns bester Gesundheit. Wir schlugen unser Feuerholz selbst und kochten und heizten damit. Wir schufen Mutterboden durch Kompost und anderes organisches Material, trockneten Sümpfe und füllten sie auf, gruben einen Teich, lichteten unseren Wald aus, machten ein paar zusätzliche Morgen Land urbar und bauten ein sonnenbeheiztes Gewächshaus ...«[15]

Man kann sich kaum einen rustikaleren Lebensstil vorstellen als den der Nearings. Den erwähnten Teich hat Scott Nearing nur mit Spitzhacke und Schaufel geschaffen. Kraft durch vegetarische Kost? In seinen Fünfzigern schaffte Nearing 15.000 Schubkarren voll Grasboden und Schutt fort, um die Teichgrube auszuheben. Die beiden Nearings sind außerdem für ihre Natursteingebäude bekannt, von denen sie mehr als ein Dutzend errichteten. Mit den Händen holen sie die schweren Brocken und vermauern sie. Als Helen Nearing 1974 die obigen Worte schrieb, waren sie (73 Jahre) und Scott (94) gerade mit dem Bau zweier weiterer großer Steingebäude auf ihrer Farm beschäftigt.

Wer gewohnt ist, sich den Vegetarismus als eine Opferlehre vorzustellen, wird über diese lange körperliche und geistige Aktivität der Nearings bei einfacher, selbst angebauter Pflanzenkost erstaunt sein. Doch das ist es, wovon Vegetarier die Menschen seit Jahrhunderten zu überzeugen versuchen: Vernünftige fleischlose Kost kann, wie Nearing sagt, »einen gesunden Körper als Werkzeug für einen gesunden Geist und ein bewußt gewaltloses Leben erhalten.«[16]

»Aber Menschen haben *immer* Fleisch gegessen. Fleisch ist die *natürliche* Nahrung des Menschen.«

Dieses oft gehörte Argument entmutigt nicht nur angehende Vegetarier, sondern enthält außerdem zwei falsche Annahmen: (1) daß *alle* Menschen *immer* Fleisch gegessen haben und (2) daß Menschen ein natürliches und angeborenes *Bedürfnis* nach Fleischspeisen kennen und diese auf dem Speiseplan haben *müssen.* Nach dieser verbreiteten irrigen Meinung wären Menschen Fleischfresser und eine vegetarische Kostform daher unnatürlich und ungesund – wie für einen Löwen, der mit Salat großgezogen wird.

»Ein Bauer sagte mir: ›Sie können nicht nur von Pflanzenkost leben, da ist nichts drin zum Aufbau der Knochen.‹ Und deshalb weiht er gläubig einen Teil seines Tages der Versorgung seines Körpers mit Rohmaterial für Knochen. Während er spricht, geht er hinter seinen Ochsen her, die mit aus Pflanzen aufgebauten Knochen ihn und seinen schweren Pflug trotz aller Hindernisse weiterzerren.«[1]

Henry Walden Thoreau schrieb diese Anekdote in *Walden* nieder. Er sah die Ironie des Argumentes vom Fleisch, das Kraft gibt. Kritiker der vegetarischen Ernährung nehmen an, daß nur Fleischspeisen Kraft und Wohlbefinden ermöglichen. Doch die größten und stärksten Landtiere sind wie die Ochsen des Bauern Pflanzenfresser: Elefanten, Nashörner, Flußpferde und Wasserbüffel.

Sicher, Menschen können nicht wie diese Tiere von Gras leben. Doch während wir uns gern als Verwandte des Tigers, Panthers, Wolfes und Bären betrachten, vor allem die brutaleren Männer unter uns, sind die Menschen in Wirklichkeit doch näher mit den Pflanzen- und Fruchtfressern verwandt als mit den Raubtieren. Menschen können furchterregende Raubtiere sein, aber das wird uns durch unsere Intelligenz und unsere Fähigkeit zur Herstellung und zum Gebrauch von Waffen ermöglicht, nicht durch unseren verhältnismäßig schwächlichen Körper.

»Der Mensch ist ein Fleischfresser. Warum? Sehen Sie doch unsere großen Eckzähne. Wir sind zum Fleischessen *geschaffen.«* Stimmt nicht. Nur wenig verbindet uns mit dem Körperbau fleischfressender Tiere. Wer glaubt, daß unsere kläglichen Eckzähne uns zu Fleischfressern machen, hat zu viele Dracula-Filme gesehen.

Genauer gesagt ist jeder Fleischfresser ein Säugetier der Ordnung *Carnivora.* Zu dieser Ordnung gehören Katzen (ob zahm oder wild), Hunde, Wölfe, Bären, Wiesel, Seehunde, Füchse, Stinktiere und Otter. Typisch für die Fleischfresser sind ihre Eckzähne, die Fänge, die im Gebiß oben und unten auf die Schneidezähne folgen. Hinter den Eckzähnen kommen die Backenzähne, die von Art zu Art verschieden sind. Im all-

8

Wer hat denn schon ein Raubtiergebiß?

gemeinen sind bei Fleischfressern oben die vorderen Backenzähne und unten die hinteren Backenzähne besonders groß und haben statt einer Kaufläche eine Schneidekante. Diese Art Schneidezähne, *Carnassialen* oder Fleischzähne genannt, durchtrennen das Fleisch wie eine Schere.
Fleischfresser haben offensichtlich eine furchterregende Fähigkeit zum Beißen und Reißen, aber sie können ihre Nahrung nicht richtig kauen. Gebiß und Kiefer erlauben nur senkrechte Bewegungen, aber kaum eine Mahlbewegung. Fügt man zu den mächtigen Zähnen noch Körperstärke, Ausdauer und Krallen hinzu, so erhält man ein Geschöpf, das zur Jagd wie geschaffen ist. Ein Löwe kann in einem Obstgarten sowenig überleben wie eine Kuh in der Wüste (es sei denn, er frißt die Obstpflücker).
Der Körper der Pflanzenfresser ist in die entgegengesetzte Richtung spezialisiert. Es gibt keine Ordnung »Herbivora«. Zu den Tieren, die hauptsächlich von Pflanzen leben, gehören Vertreter verschiedener Ordnungen: Elefanten, Seekühe, Pferde, Bisons und die gesamte Ordnung der *Ruminantia* oder Wiederkäuer - dazu zählen Rehe, Elche, Schafe, Kühe, Ziegen und Giraffen. Die meisten Wiederkäuer haben im Oberkiefer weder Schneidezähne noch Eckzähne. Ziegen und Rehe wie auch Kühe haben zum Beispiel eine Hornplatte vor dem Gaumen. Diese Platte dient zusammen mit den scharfen unteren Schneidezähnen zum Rupfen von Gras und Gestrüpp. Das Pferd jedoch hat oben und unten Schneidezähne und knipst das Gras wie mit einer Schere ab.
Pflanzenfresser haben auch die deutliche seitliche Kiefernbewegung und die abgeflachten Backenzähne, die man zum Kauen, Mahlen und Zerkleinern der zähen Pflanzen braucht, von denen diese Tiere leben. Die Wiederkäuer mit ihrem komplizierten Magensystem müssen ihr Futter gründlich kauen, bevor sie es in ihren ersten Magen schicken. Dann kommt das Futter noch einmal herauf und wird wiedergekäut. Fleischfresser fressen auch Pflanzen, wie jeder weiß, der eine Katze oder einen Hund beim Grasfressen gesehen hat. Fleischfresser fressen auch die Eingeweide ihrer Beute und damit das halbverdaute Grünfutter darin. Und grasende Paarhufer fressen tatsächlich auf ihre Art Fleisch, indem sie mit Gras und Weidepflanzen automatisch Insekten schlucken - doch das spielt wahrscheinlich keine entscheidende Rolle in ihrer Ernährung. Im ganzen betrachtet sind die meisten Fleischfresser und Pflanzenfresser durch ihr spezialisiertes Gebiß und ihren Stoffwechsel an ihr entsprechendes Futter gebunden.
Wie geht es mit dem Menschen? Schreibt unser Körperbau uns bestimmte Speisen vor? Wir sind Tiere

ohne Spezialisierung. Leicht kann man falsche Schlüsse ziehen über das, was wir essen sollen. Wir haben die gleichen Zahnarten wie viele andere Säugetiere, vorne Schneidezähne, an den Seiten Eckzähne und in jedem Kiefer Backenzähne. Doch die Form und Arbeitsweise unserer Zähne ist einzigartig. Unsere berühmten Eckzähne zum Beispiel sind ziemlich klein und wirkungslos neben den furchterregenden Waffen eines Tigers oder einer Hauskatze. Fleischfresser töten und durchbohren ihre Beute mit den Fängen. Menschliche Eckzähne sind daneben kümmerlich.

Die frühesten affenähnlichen Vorfahren des Menschen hatten vielleicht große Eckzähne zum Imponieren und zur Verteidigung, doch als sie den Gebrauch von Werkzeugen und Handwaffen lernten, ging die Zahngröße wahrscheinlich durch natürliche Auslese zurück. Unsere Vettern, die Schimpansen und Gorillas, haben noch mächtige Eckzähne, doch wir werden später sehen, daß diese Zähne selten oder gar nicht als Jagdwaffen benutzt werden. Gebiß und Kiefer des Menschen (kleine Eckzähne, abgeflachte Backenzähne, große Schneidezähne und bewegliche Kiefern) sind denen der Pflanzenfresser ähnlicher als denen der echten Fleischfresser.

Der Fleischfresser hat spitze Bakkenzähne und einen recht unbeweglichen Kiefer. Fleischfresser müssen ihr Futter stückweise herunterschlingen, wie man es dem Wolf nachsagt. Die meisten Fleischfresser haben winzige Schneidezähne, die zugunsten der großen Fänge neben diesen zurückgebildet wurden. Menschliche Schneidezähne hingegen sind gute Messer. Sie eignen sich dazu, das Fleisch der Früchte, Gemüsepflanzen und Nüsse zu zerstückeln. Nachdem die Nahrung von den Schneidezähnen vorbereitet wurde, wird sie von den Backenzähnen weiter zermahlen. Unser Mund mit seinen Zähnen, seinem Kieferaufbau und den Speicheldrüsen macht es erforderlich, daß die Nahrung vor dem Schlucken zu einem Brei zerkaut wird. Der Mensch kann seine Speise nicht gefahrlos reißen und herunterschlingen wie ein echter Fleischfresser; ihm fehlen nicht nur die Zähne, Krallen, Körperkräfte und das Laufvermögen der »hauptberuflichen« Fleischfresser, sondern auch die Körpervorgänge sind entschieden anders.

Der Verdauungskanal eines Fleischfressers ist nur dreimal so lang wie der Rumpf. Da rohes Fleisch sich sofort zu zersetzen beginnt und Giftstoffe abgibt, ist es lebenswichtig für einen Fleischfresser, sein Futter schnell zu verdauen und den Kot sofort auszuscheiden. Das Verdauungssystem des Fleischfressers hat einen kurzen, glatten Darm und gibt genug Salzsäuresekrete ab, um Knochen aufzulösen. Es eignet sich ausgezeichnet für seine Aufgabe. Die unzerkauten Fleisch- und Knorpel-

stücke werden schnell in ihre Bestandteile zerlegt, giftige Reste sofort ausgeschieden.
Das menschliche Verdauungssystem ist ganz anders als das des Fleischfressers. Unser Darm ist zwölfmal so lang wie der Rumpf, ein langes gewundenes Band, zusammengeschoben und mit Ausstülpungen versehen. Substanzen, die von einem solchen System aufgenommen werden, brauchen ziemlich lange, ehe sie verdaut sind und der Abfall ausgeschieden ist. Das ist gut für Gemüsenahrung mit zähen Fasern und unverdaulicher Zellulose, die viel Zeit zur Zersetzung braucht. Bei Fleisch und anderen an Rückständen armen Speisen ist diese Art der Verdauung fragwürdig. (Deshalb wird soviel von rohfaserreicher Diät gesprochen.)
Es bestehen noch andere Unterschiede. Urin und Speichel des Fleischfressers sind sauer, bei uns sind diese Substanzen basisch. Unser Speichel enthält Ptyalin, das Enzym zur Vorverdauung der Stärke. Da Stärke aus Pflanzen stammt und Fleischfresser nicht viel Stärke aufnehmen, brauchen sie kein Ptyalin und produzieren es auch nicht. Fleischfresser schwitzen nicht. Sie regulieren ihre Körpertemperatur durch Atmen oder Hecheln, wobei sie in den Lungen heiße Luft gegen kalte austauschen. Menschen und pflanzenfressende Tiere schwitzen durch Poren, mit denen sie verschiedene Schlacken ausscheiden. Da Fleischfresser nicht schwitzen können, scheiden sie Abfallstoffe durch den Urin aus.
Und noch etwas: Fleischfresser trinken durch Schlecken mit der Zunge. Menschen und Pflanzenfresser nehmen das Wasser durch Saugen auf.

Fleischfresser	*Mensch*
Fänge zum Töten und Festhalten	verkümmerte Eckzähne
spitze Backenzähne zum Schneiden	abgeflachte Backenzähne zum Mahlen
kleine Schneidezähne	große Schneidezähne
geringe oder keine Kaufähigkeit	bewegliche Kiefer
kurzer Darm (dreifache Rumpflänge)	langer Darm 12fache Rumpflänge
glatter Darm	Darm mit Windungen
saurer Urin und Speichel	basischer Urin und Speichel
Regulation der Körperwärme durch Atmen	Regulation der Körperwärme durch die Poren (Schwitzen)
Ausscheidung durch Urin	Ausscheidung auch durch die Haut
Trinken durch Schlecken	Trinken durch Saugen

Menschen können Fleisch essen. Deshalb werden sie oft – wenn man sie nicht gerade als Fleischfresser bezeichnet –, Allesfresser genannt. Dies kompliziert die Sachlage noch mehr, denn Menschen haben mit den sogenannten Allesfressern wenig gemeinsam. (Es gibt keine Ordnung Allesfresser oder »Omnivora«.) Bären sind ein gutes Beispiel für Allesfresser. Trotz ihres furchterregenden Rufes leben Bären von Früchten, Honig, Insekten, Fröschen, Fischen, Kleinsäugern, Pilzen und Wurzeln. Sie können auch wie Kühe grasen. Obwohl sie zur Ordnung Carnivora gehören, fressen sie doch von allen Fleischfressern am wenigsten Fleisch. Andere Tiere mit Allesfresserneigungen sind Waschbär, Opossum, Fuchs, Ratte und Koyote. Obwohl Menschen sich wie Allesfresser ernähren können, haben sie in den Körpervorgängen wenig mit echten Allesfressern gemeinsam. (Koyoten gehören zu den *Carnivora,* Ratten zu den *Rodentia* oder Nagetieren, das Opossum zu den *Marsupialia* oder Beuteltieren.)

Wir alle sind Säuger, doch die Menschen gehören zur Ordnung der Primaten, Unterordnung *Anthropoidea,* Familie der Hominiden. Unsere nächsten Verwandten sind die großen Affen: Schimpanse, Gorilla, Orang-Utan und Gibbon. Falls wir im Tierreich nach dem Schlüssel zu unserer wahren Natur suchen, sollten wir uns lieber an die Menschenaffen als an Fleischfresser oder Pflanzenfresser halten. Die Menschen sind natürlich keine direkten Nachkommen der Affen. In den letzten zwanzig Millionen Jahren entstanden die beiden Zweige des Affen und des Hominiden aus einem gemeinsamen Ursprung, und jeder nahm seinen eigenen Entwicklungsweg. Warum und wie diese Verzweigung genau stattfand, ist noch immer ein Geheimnis, doch sie geschah spät genug, um deutliche Gemeinsamkeiten zwischen Menschen und Menschenaffen (nicht allen Affen) zu hinterlassen. Nach einigen Theorien hat die Trennung erst in den letzten fünf Millionen Jahren stattgefunden.

Der Mediziner und Anthropologe S. L. Washburn bemerkt dazu: »Menschen und afrikanische Affen sind biologisch so nahe verwandt, daß man sie in manchen Merkmalen kaum unterscheiden kann.«[2] Die DNS-Strukturen von Mensch, Schimpanse und Gorilla sind nahezu gleich. Die Aminosäurezusammensetzung des Hämoglobins, des sauerstofftragenden Bluteiweißes, ist beim Menschen und beim Schimpansen gleich, immunbiologische Untersuchungen zeigen Gemeinsamkeiten von Mensch, Schimpanse und Gorilla, wobei die Unterschiede zwischen den Menschen und den übrigen Primaten entsprechend größer sind. Verdauungssystem, Skelettaufbau und Zentralnervensystem sind bei Menschen, Schimpansen und Gorillas im wesentlichen gleich. Fast jedes unserer Organe entspricht dem des Menschenaffen. Gemeinsam haben wir auch das auffallend bewegliche Gesicht und die Greifhände. Der Mensch unterscheidet sich vom Menschenaffen hauptsächlich durch das höher entwickelte Gehirn und durch den aufrechten Gang.

Lange Zeit nahmen die Theoretiker des Vegetarismus die erstaunlichen Ähnlichkeiten zwischen Menschen und Menschenaffen als glaubwürdigen Beweis dafür, daß der Mensch als Vegetarier geschaffen wurde. Da unsere nächsten Verwandten im Naturzustand kein Fleisch aßen, so argumentierte man, sollte es auch der Mensch nicht tun. Dieses Argument litt ein wenig, als Dr. Jane Goodall in Tansania ihre berühmten Feldstudien an wilden Schimpansen durchführte. Dr. Goodall beobachtete, daß die Schimpansen Früchte, Knospen, Blätter, Samen und Baumrinde fraßen. Diese Kost wurde oft durch Insektenlarven, Termiten, Ameisen, Honig, Vogeleier und Jungvögel ergänzt.

Ihre Beobachtung, daß Schimpansen Fleisch aßen, verblüffte Primatenspezialisten und Vegetarier gleichermaßen. Nie zuvor hatte man wilde Schimpansen Fleisch fressen sehen. Doch Frau Dr. Goodall sah mit eigenen Augen, wie Schimpansen kleine Affen, Busch-Schweine, junge Buschgazellen und junge Paviane töteten und verzehrten. Es ist auch behauptet worden, daß Schimpansen Menschenbabys töteten und fraßen. »Schrecklich, aber verständlich«, sagt Dr. Goodall, »Menschenbabys sind nicht weniger verlockend als Pavianbabys.« Außerdem: »Der Gedanke, daß Schimpansen in vielen Gegenden von Menschen als Delikatesse verzehrt werden, sollte uns ebenso entsetzen.«[3]

Doch Schimpansen sind kaum solch gierige Fleischfresser wie ein durchschnittlicher Nordamerikaner. Dr. Goodall berichtete, daß die von ihr beobachteten Schimpansen anscheinend nur in bestimmten Abständen durch eine Beute, die ihnen zufällig in die Hände fiel, vom Jagdfieber ergriffen wurden. Dieses Ereignis führte dazu, daß die Schimpansen eine Zeitlang absichtlich jagten und Fleisch fraßen. Nach ein oder zwei Monaten war das Jagdfieber vergangen. Wahrscheinlich war die Gier dann gestillt, oder die Tiere verloren angesichts der Schwierigkeit des Jagens das Interesse. Sie kehrten zu ihrer üblichen Kost aus Pflanzen, Früchten und Insekten zurück.[4]

Nach Dr. Goodall treten diese Stimmungen nicht häufig auf. Die von ihr beobachteten Schimpansen töteten in einem Jahr nur etwa 12 Beutetiere. Ihre Beobachtungen beweisen auch keinesweges, daß alle Schimpansen regelmäßig Fleisch fressen. Vernon Reynolds, der eine ähnliche Studie an wilden Schimpansen im Budongowald in Uganda durchführte, sah diese nie Fleisch fressen oder Werkzeuge benutzen.

Der zweite unserer nahen Verwandten, der Gorilla, wird zu Unrecht für ein wildes Tier von gefährlichem Temperament gehalten. Obwohl einige Gorillas in Gefangenschaft Fleisch fressen lernen, sind sie in freier Wildbahn scheue, friedfertige Pflanzen- und Fruchtfresser. Georg Schaller beobachtete zwei Jahre lang Gorillas in Ost- und Mittelafrika. Er berichtet: »Niemals sah ich Gorillas in der Wildnis tierische Nahrung fressen ... keine Vogeleier, Insekten, Mäuse oder andere Lebewesen, obwohl sie manchmal Gelegenheit dazu gehabt hätten.«
Ehe wir das Fleischessen oder den Vegetarismus beim Menschen auf das Verhalten eines Gorillas oder Schimpansen zurückführen, sollten wir Schallers Mahnung bedenken: »Wir können das Verhalten von Menschenaffen nicht einfach verallgemeinern. Selbst innerhalb einer Art können große Unterschiede zwischen den Bewohnern verschiedener Gegenden bestehen.«[5]
Was können wir daraus über die menschliche Nahrungswahl schließen? Wir sehen, daß dem Menschen die Fänge und das Verdauungssystem des Fleischfressers fehlen, und trotzdem hat er jahrtausendelang Fleisch gegessen, nachdem sie Waffen zur Jagd hergestellt hatten und das Fleisch durch Kochen und andere Techniken verdaulicher machen konnten. Wir wissen, daß der Mensch keinen Mehrfachmagen wie ein Wiederkäuer hat, trotzdem kann er gut Gemüse, Getreide und Obst essen. Die Menschen haben nicht die riesigen, sich selbst schärfenden Schneidezähne der Nagetiere, trotzdem können sie nagen, Nüsse knakken und sich fast so vielseitig ernähren wie die Ratte.
Die Menschen sind also nicht von Natur aus Fleischfresser, Fruchtfresser, Pflanzenfresser oder Allesfresser. Die Menschen bilden wie die Menschenaffen eine einzigartige, anpassungsfähige und körperlich nicht festgelegte Art und zeigen vielerlei persönliche Geschmacksrichtungen und Verhaltensweisen. Menschen und Schimpansen können Fleisch essen, aber ihr Körperbau und ihre Lebensvorgänge zwingen sie keineswegs dazu. Einige Menschen essen Fleisch, andere nicht, und das beweist nur, daß »selbst innerhalb der gleichen Art große Unterschiede bestehen können.« Wir Hominiden können ungefährdet jede Eßgewohnheit übernehmen, solange unsere Nahrung alle nötigen Nährstoffe liefert. Warum sollte man Zeit für die Diskussion verschwenden, welche Kost – Fleisch oder Pflanzen – für den Menschen natürlicher ist? Dr. Alfred Kinsey hatte einmal eine ähnliche Frage in bezug auf die Sexualität zu beantworten. Man bat ihn um die Definition eines unnatürlichen Sexualaktes, und er antwortete: »Das ist ein Akt, der nicht durchführbar ist.« Da Menschen mit oder ohne tierische Nahrung überleben können, sind of-

fensichtlich sowohl das Fleischessen als auch der Vegetarismus natürlich. Wir sollten lieber fragen: Welche der beiden Möglichkeiten ist die beste?

Ein weiteres verbreitetes Argument gegen den Vegetarismus ist die Vorstellung, daß die Menschheit ihr Überleben und ihre Entwicklung einzig und allein unseren Vorfahren verdankt, die mit Keulen und Speeren töteten. Robert Ardrey faßte diese Theorie in *The Hunting Hypothesis* (Die Jagd-Hypothese) zusammen.

»Wenn der Mensch unter allen Mitgliedern unserer Primatenfamilie einzigartig dasteht, dann beruht das trotz unserer edelsten Regungen darauf, daß wir allein unzählige Millionen Jahre töten mußten, um zu überleben.«[6]

Viele Anthropologen stimmen dem zu. Sie glauben, daß unsere frühesten Vorfahren die Wahl hatten »zu jagen und Fleisch zu essen oder auszusterben.«[7] Einige Theorien behaupten sogar, daß bestimmte Stoffe im Fleisch – zum Beispiel verlängerte Ketten essentieller Fettsäuren – für die Weiterentwicklung des menschlichen Gehirns verantwortlich seien. Daraus wird dann abgeleitet, daß es zwingende Gründe gibt, an der Tradition des Fleischessens festzuhalten.

Eine andere anthropologische Sicht des Frühmenschen hat ebenfalls ihre Anhänger. Diese Theorie besagt, daß die Urmenschen für die Jagd als »Hauptberuf« körperlich schlecht ausgestattet waren, daß Pflanzen ihnen als Nahrungsgrundlage dienten und Fleisch von untergeordneter Bedeutung war. Die Jagd mit primitiven Waffen, Knochen, Steinen, Speeren war viel schwieriger, als heutige Menschen sie sich vorstellen. Schon die Fähigkeit, mit einem Stein genau zu treffen, erforderte Übung und angeborene Geschicklichkeit. Das Suchen und Sammeln von Pflanzennahrung, so die Hypothese, nahm bei den Urmenschen mehr Zeit in Anspruch als das hart erkämpfte, launische Jagdglück.

Menschen gibt es auf der Erde seit mindestens drei Millionen Jahren. Doch mit organisierter Jagd und wirkungsvollen Waffen kann man erst während der letzten 500000 bis eine Million Jahre rechnen. Danach hat sich der Mensch während mehr als der Hälfte seiner Erdenzeit ausschließlich von Pflanzen ernährt.

Die Anhänger der Mensch-als-Jäger-Theorie entgegnen darauf, daß die Herstellung und der Gebrauch von Werkzeugen (Waffen) den aufrechten Gang und die Weiterentwicklung des Gehirns günstig beeinflußt haben. Nur der Selektionsdruck zur Jagd hätte aus einer beschränkten Affen-Kreatur den *Homo sapiens* machen können.

Doch es ist irreführend, vom Menschen schlechthin zu sprechen. Von unseren Vorfahren (soweit wir sie kennen) gab es viele Gruppen mit den unterschiedlichsten Verhaltensweisen entsprechend ihrem Lebensraum. Die Jagd mag für die eine Gruppe notwendig, für die andere ein seltenes Ereignis gewesen sein, je nach vorhandener Nahrung und Beute. Man nimmt zum Beispiel an, daß die Urmenschen während der Eiszeit in erster Linie zum Fleischessen gezwungen waren. Doch das Eis bedeckte nie den ganzen Planeten, und die Wissenschaftler wissen nichts Genaues über das Klima jenseits des vordringenden Eises. Temperatur und Umweltbedingungen können innerhalb relativ kurzer Entfernungen verschieden gewesen sein. Vielleicht waren einige gezwungen, von Mammuts und Höhlenbären zu leben, während andere weiterhin vorwiegend Pflanzenkost verzehrten. Wer annimmt, daß unsere Vorfahren sich alle gleichartig verhielten, vergißt die großen Unterschiede, die zwischen Primaten möglich sind. Aber es ist natürlich sehr romantisch, sich vorzustellen, daß unsere Vorfahren sich ihre Nahrung durch Klugheit und Waffengebrauch erkämpften. Unsere Urahnen sind als Jäger des Pleistozäns viel aufregender, als wenn sie nach Wurzeln gegraben hätten. Und welche Geschichte erzählt man am flakkernden Lagerfeuer am liebsten? Würde unser Stamm das eintönige Beerenpflücken und das Sammeln von Fallobst und Nüssen verherrlichen? Oder würden sie untereinander wetteifern mit spannenden Geschichten von Pirsch und Gefahr, von Augenblicken höchsten Mutes und der Kraft wilder Bestien und den magischen Kräften, von denen das launische Jagdglück abhängt. Mündliche Überlieferung mag dazu beigetragen haben, daß die Bedeutung der Jagd überschätzt und das ebenso wichtige oder sogar wichtigere Sammeln unterschätzt wurden. Die wahre Geschichte der Menschheitsentwicklung liegt im dunkeln. Anthropologen und Paläontologen sichten ständig neue und alte Funde und verwerfen Theorien fast so schnell, wie sie sie aufstellen. Sie räumen ein, daß es über unsere Vergangenheit mehr Spekulationen und Hypothesen gibt als gesicherte Tatsachen. Wie können wir mit Gewißheit darüber sprechen, was wir aßen, wenn wir noch nicht einmal wissen, wer wir waren? Dicke Bücher wurden über die Lebensgewohnheiten unserer Vorfahren, der *Australopithecinen* geschrieben. Sie durchstreiften vor 14 Millionen Jahren die Ebenen Afrikas. Doch von ihnen haben wir nur etwa ein Dutzend Knochenfunde. *Ramapithecus,* ein früher Hominide, ist sogar nur durch einen halben Kieferknochen vertreten.

»In zwanzig Jahren werden wir mehr Funde haben«, sagt Dr. Lucille St. Hoyme, stellvertretender Direktor für biologische Anthropologie am Smithsonian-Institut, »und die Lage wird noch komplizierter sein. Fragen Sie ein Dutzend Anthropologen, und Sie werden ebenso viele verschiedene Meinungen hören.«[8] Wer also behauptet, daß Menschen in erster Linie Jäger *oder* in erster Linie Sammler gewesen seien, zwingt einem geheimnisvollen und letztlich in seinen Fähigkeiten unbegrenzten Geschöpf durch seine Theorie Grenzen auf.

»Der Mensch als Jäger, Sammler, Nahrungssucher. Er tut stets das, wozu die Umstände ihn zwingen«, sagt der Anthropologe Dr. Charles McNett, der sich mit der Geschichte der menschlichen Ernährung beschäftigt. »Um ihren Nahrungsbedarf zu decken, essen Menschen alles, was sie nicht gerade umbringt.«[9] Sie tun dies, weil sie sich im Gegensatz zu vielen Tieren körperlich nie spezialisiert haben. Eher läßt sich schon sagen, daß das Zusammenleben der Menschen einem Spezialisierungsprozeß unterlag. Dies war in erster Linie eine kulturelle Leistung, und Kulturen können sich aufgrund von Umweltveränderungen schnell wandeln. Falls eine Nahrungsquelle versiegt, wenden sich die Menschen anderen Nahrungsmitteln zu. Körperlich spezialisierte Geschöpfe, die sich nicht umstellen können, sterben dann oft den Hungertod. Nicht das Fleischessen als solches, sondern die außerordentliche Vielseitigkeit des Menschen hat das Überleben seiner Art ermöglicht.

Anthropologen bezeichnen die Methoden der menschlichen Nahrungsbeschaffung als Versorgungssysteme. Die Indianer der Ostküste hatten zu der Zeit, als die Mayflower dort landete, zum Beispiel mehrere Versorgungssysteme in Abhängigkeit von den Jahreszeiten: Maisanbau im Sommer, Rotwildjagd im Herbst und Winter, Fischen und Sammeln im Frühjahr. Je nachdem, zu welcher Jahreszeit man diese Stämme beobachtete, hätte man sie also irrtümlich als Ackerbauern, Jäger oder Sammler ansprechen können. Doch wie jeder Mensch übten sie alle drei Tätigkeiten aus. Deshalb hat es keinen Zweck, beweisen zu wollen, welche Nahrung – Fleisch oder Pflanzen – am meisten den historischen Gegebenheiten entspricht. Nach Dr. St. Hoyme und anderen Experten haben wir nur wenig gesichertes Wissen über die Ernährung der Urmenschen.

»Wir können nicht mit Sicherheit sagen, was sie aßen, wieviel sie verzehrten, wie ihr Körper es auswertete oder welche Nährstoffe sie brauchten«, sagt Dr. St. Hoyme, »und seit 20000 Jahren hat niemand mehr genauso wie ein Urmensch gelebt. Es gibt heute keine Menschengruppen, die auch nur annähernd so leben wie unsere Primatenvorfahren. Was war ihre Ernährungsgrundlage? Wir wissen es nicht.«

Wir können sagen, die richtige Nahrung für Menschen ist das, was funktioniert. Eskimos mit traditioneller Lebensweise können keine Vegetarier sein, so wie schiffbrüchige Seeleute nicht ohne Fisch auskommen, wenn sie überleben wollen. Kultur-

bedingte Ernährungsmethoden müssen mit den verfügbaren Nahrungsvorkommen übereinstimmen. Selbst wenn wir also irgendwie die ursprüngliche Kost des Menschen herausfinden könnten, was würde dies uns heutigen Menschen nützen?
Man denke an all die veränderlichen Faktoren. Wie war der Stoffwechsel unserer Vorfahren beschaffen? Worin unterschieden sich vielleicht ihre Verdauung und ihr Enzym- und Hormonsystem von unseren Systemen? Welche äußeren Einflüsse prägten Nahrungswahl, Zubereitung und die Auswertung im Körper? Waren Klima, Strahlung, Wasser, Luft und Boden anders? Von welchen heute ausgestorbenen Pflanzen und Tieren haben sie vielleicht gegessen?
Die entscheidende Frage lautet daher: Welche Ernährungsform ist angesichts unserer Nährstoffbedürfnisse und unserer Umwelt und Kultur am besten für den heutigen Menschen? Die *Australopithecinen* mögen vor Jahrmillionen auf den dürren Savannen das Gehirn ihrer Beute gegessen und das Mark aus den Knochen geschlürft haben, aber das braucht unseren eigenen Geschmack nicht mehr zu beeinflussen als die Tatsache, daß Ihr Vater einen Ford fuhr, während Sie lieber einen Chevrolet fahren. Das Wissen über die Vergangenheit ist wissenschaftlich und kulturell sehr bedeutsam, doch das Verhalten unserer Urahnen zwingt uns als Einzelpersönlichkeiten wohl kaum zu gleichem Handeln.
Nehmen wir zum Beispiel die Theorie, daß die Menschen von Natur aus und aus genetischen Gründen zu Gewalt und Aggression neigen. Falls das zutrifft, würde es erklären, warum die menschliche Geschichte ein einziger langer Krieg mit ein paar Augenblicken des Friedens ist. Doch zwingt die Tatsache, daß der Mensch von Natur aus einen schäbigen Zug in sich hat, uns dazu, unsere Kinder zu prügeln und den Hund zu treten? Oder sind wir freie Persönlichkeiten, die ihre Aggressionen in Malerei, Musik, Handwerk und Beruf ausleben können? Wir sind Nachfahren von da Vinci ebenso wie von Attila, dem Hunnenfürst. Warum sollte das Jagdverhalten des *Australopithecus africanus* oder des heutigen *Homo sapiens* den Wert einer persönlichen Weltanschauung auf der Grundlage des Vegetarismus oder der Gewaltfreiheit mindern? Die Brutalität und Grausamkeit der Vergangenheit haben den Menschen nie daran hindern können, nach dem Besten in seinem Inneren zu streben: nach Mitleid, Liebe und Kreativität.
Wir brauchen die Geschichte nicht zu verfälschen. Wenn Ardrey und andere recht haben und die Jagderfahrung das menschliche Tier schuf, dann haben wir hier einen hübschen Fall von Ironie: der Jäger ist der Vater des Vegetarismus. Hätten die Epochen der Jagd nicht dazu beige-

tragen, abstraktes Denken, Vorstellungskraft, Sprache und Symbolverständnis zu schulen, dann hätten die Menschen vielleicht nie die Fähigkeit erworben, moralische oder ästhetische Werte als oberste Richtschnur des Handelns zu entwickeln. Statt die Dualität unserer Natur zu leugnen, sollten wir sie feiern wie Thoreau:

»Ich fand in mir und finde noch immer ein Gefühl für ein höheres, ein spirituelles Leben, und den meisten Menschen ergeht es ebenso. Ich kenne aber auch das Sehnen nach einem ursprünglichen, einem wilden Leben, und ich achte beides. Ich liebe das Wilde nicht weniger als das Gute.«[10]

Millionen haben sich dem Vegetarismus zugewandt, weil sie wissen, daß er sowohl gesund ist als auch kulturell wertvoll. Der Verzicht auf Fleisch ist nicht eine radikale Idee oder eine Mode unserer Zeit, sondern hat eine Geschichte von mehreren tausend Jahren und reicht in die Anfänge philosophischen Denkens zurück. Wäre freiwillige vegetarische Ernährung dem Menschen nicht völlig angemessen, dann wären die Vegetarier schon seit Jahrhunderten ausgestorben. Im Gegenteil, die Idee pflanzt sich fort; sie wird vielleicht nie die ganze Welt erobern, aber sie wird auch nie aussterben und immer wieder ihre Blütezeiten erleben.

Vielleicht stehen wir am Anfang einer vegetarischen Renaissance, denn immer mehr Menschen erkennen, daß der Verzicht auf Fleischspeisen längst fällig ist. Es gibt drei prinzipielle Gründe, weshalb der Vegetarismus ein ideales Ernährungssystem für die heutige Welt ist:

1. Die Welt ist unglaublich viel kleiner als zu den Nomadenzeiten der Menschheit. Das Ökosystem unseres Planeten ist stark überlastet. Trotz kultureller und nationaler Unterschiede sind wir eine einzige Art, ein Stamm. Früher hatte die Ernährungsweise einer Kultur kaum einen nachhaltigen Einfluß auf andere Menschengruppen. Doch heute kann ein Ernährungssystem mit seinen Eigenarten, Vorlieben und Wandlungsmöglichkeiten die ganze Welt erschüttern. Ein paar reiche Nationen sind der intensiven Produktion und dem übermäßigen Konsum von Fleisch verfallen. Entwicklungsländer äffen dieses Verhalten nach, sobald ihr eigenes Wirtschaftsleben aufblüht. Das alles führt dazu, daß man die Armen geradezu ihrer Nahrung beraubt, um die Reichen zu überfüttern. Nahrung, Wasser, Luft, Energie und Land sind Mangelware. Fleischproduktion im großen verbraucht nicht nur viele wertvolle Rohstoffe, sondern verdirbt und mißbraucht diese auch durch ihr Verfahren.

2. Gewohnheitsmäßiger Überkonsum von Fleisch schädigt anscheinend die Gesundheit der Menschen in Industriestaaten. Der moderne Mensch aus den reichen Industriestaaten sitzt, fährt, ruht und gebraucht seine Augen. Obwohl er meistens sitzt, futtert er Tierfett und Tiereiweiß, als lebe er im Pleistozän. Herzkrankheiten, Krebs und Verdauungsstörungen wurden zu verschiedenen Ernährungsfaktoren in Beziehung gesetzt, wobei der Fleischkonsum ziemlich weit oben auf der Liste steht. Ein vernünftiges Ernährungssystem sollte seine Teilnehmer nicht töten. Dagegen erwiesen sich viele Vegetarier als überdurchschnittlich gesund.

3. Ist unnötiges Schlachten ethisch zu rechtfertigen? Paßt dieses Töten zu unseren eigenen Vorstellungen von geistiger Entwicklung? Entspricht das den Bedürfnissen und Empfindungen der Mehrheit moderner Menschen? Ist es richtig, Mitgeschöpfe zu töten, wenn dies überflüssig ist? Es gibt eine Fülle vollwertiger, nahrhafter Alternativen zu den Fleischspeisen. Selbst wenn unsere Vergangenheit blutig war, finden die meisten Menschen heute die Tötung eines Tieres widerlich. Sie schauen nicht hin, um das Problem der Schlachtung wegdiskutieren zu können. Doch das Töten geht weiter. Millionen Geschöpfe werden geschlachtet, gejagt oder in Fallen gefangen, nur um einer tief verwurzelten Geschmacksvorliebe willen. Die Welt hat sich gewandelt. Ökologisch, sozial, politisch und auch emotional sind die Völker dieses Planeten in eine neue Phase eingetreten.
Und da jede Umweltveränderung eine entsprechende kulturelle Änderung verlangt, werden wir mit vielen Fragen über unsere Zukunft konfrontiert. Eine dieser Fragen lautet: Welche Ernährungsweise ist für uns als Einzelpersonen und als Gruppenangehörige in einer veränderten Welt die beste?
Die Vegetarier glauben, einige Antworten zu wissen.

Versagen die Vegetarier sich vollwertige, nahrhafte Speisen, indem sie Fleisch, Geflügel und Fisch ablehnen? Oder war der Wert der Fleischspeisen schon immer umstritten? Die Abneigung gegen das Töten von Tieren ist seit jeher üblicher Grund für den Übergang zu fleischloser Kost gewesen. Doch heute wenden sich immer mehr Menschen dem Vegetarismus aus den verschiedensten gesundheitlichen Motiven zu.

Entweder zweifeln sie am Gesundheitswert einer an tierischen Fetten reichen Nahrung, oder sie glauben wie die Anhänger der Naturheilkunde, daß der menschliche Organismus bei einfacher Pflanzenkost am besten arbeitet. Vielleicht machen sie sich auch wegen der schädlichen Chemikalien oder Krankheitserreger im Fleisch Sorgen. Hiervon handelt dieses Kapitel.*

Wenn Herz und Hirn eines Tieres aufhören zu arbeiten, erklären wir dieses Geschöpf für tot. Doch das Leben in den Zellen stirbt viel langsamer. Solange etwas Blut mit den Zellen in Verbindung bleibt, liefert es genug Sauerstoff und Nährstoffe, um das Gewebe vorübergehend am Leben zu erhalten. Aufgrund dieser Versorgung produzieren die Zellen weiterhin Abfallstoffe, die normalerweise durch das zirkulierende Blut weggeschwemmt würden. In einem toten Körper aber bleiben all diese Giftstoffe im Blut und im verwesenden Gewebe stecken.

Eine der ersten Lektionen über Fleisch, die der Mensch lernte, bestand darin, das erschlagene Tier so schnell wie möglich ausbluten zu lassen. So wurden Abfallstoffe aus dem Körper entfernt, die sonst das Fleisch hätten verderben können. Einige dieser Stoffe werden jedoch vom Fleischliebhaber geschätzt. Nitrogenverbindungen, die in den Muskeln des Tieres zurückbleiben, sind teilweise für den Geschmack des Fleisches verantwortlich. Sie werden durch das Kochen freigesetzt und vom Menschen aufgenommen. Diese wasserlöslichen Stoffe können auf den Verdauungstrakt wirken und den Appetit anregen. Andere im tierischen Gewebe zurückbleibende Stoffe sind weniger verlockend. Fleischhersteller wissen das und mahnen: »Fleischtiere sollten nie geschlachtet werden, wenn sie überhitzt, aufgeregt oder erschöpft sind. Sie sollten ganz ruhig und ausgeruht sein.«[1]

Solche Rücksicht gründet sich auf chemische Analysen, nicht auf Mitleid. Wenn ein verängstigtes Tier geschlachtet wird, bekommt es eine Schmerzvergiftung, die den Geschmack und die Qualität seines Fleisches beeinträchtigt. Ist ein Tier aufgeregt oder zornig, löst sein Kör-

* Die in diesem Kapitel recherchierten Fakten beziehen sich auf die Verhältnisse in den USA. Sie sind jedoch auch für uns relevant, wenn man bedenkt, wieviel Fleisch importiert wird. Außerdem sind die Bedingungen der Tiermast und die Schlachtung von Tieren hierzulande zumindest sehr ähnlich.

9
Fleisch ist Fleisch

per normalerweise die chemischen Veränderungen aus, die zum Überleben nötig sind. Verschiedene körperlich-seelische Vorgänge werden intensiviert, um das Tier auf Kampf oder Flucht vorzubereiten. Doch in einem Schlachttier, das weder kämpfen noch fliehen kann, werden sich die produzierten Hormone und Körpersäfte ansammeln, statt zur Selbstverteidigung genutzt zu werden.
Bei gestreßten Menschen haben diese gestauten Sekrete oft etwas mit der Entstehung von Herzkrankheiten, Krebs und anderen Leiden zu tun. Wer ein Magengeschwür hat, kennt die zerstörerische Wirkung der Magensäfte, die buchstäblich Löcher in die Eingeweidewände brennen können. Auch Tiere, die nach den üblichen Methoden geschlachtet werden sollen, sind nicht immer ruhig und ausgeruht. Das Sortieren der Tiere am Fließband kann sie erschrecken und verwirren. Eng gedrängt und mit elektrischen Schlägen vorwärtsgetrieben, brüllen und quieken sie angstvoll, wenn ihre überwachen Sinne den Geruch von Blut und Tod wahrnehmen. Im Schlachtraum angekommen, werden sie niedergeschlagen, erstochen oder elektrisch betäubt.
Die Angst läßt ihre Herzen heftig schlagen und treibt so das Blut und die in der Angst produzierten chemischen Stoffe in jedes kleinste Blutgefäß ihres Gewebes. Man wird die Tiere ausbluten, aber einige Säfte, Hormone und andere chemische Stoffe werden in ihrem Fleisch zurückbleiben.
Welche Wirkung haben solche Stoffe auf die Fleischesser? Vielleicht bewirken sie nicht mehr als den Appetit anzuregen. Doch erst in den letzten Jahrzehnten hatte eine Vielzahl von Menschen die Möglichkeit, ihr Leben lang täglich Fleischspeisen in großen Mengen zu essen.
Man wird die Wirkung von streßbedingten Stoffen im Fleisch weiter erforschen müssen. Die Wissenschaftler wissen natürlich, daß Hormone erhebliche Veränderungen in Tierkörpern hervorrufen können. Vielleicht wirkt der lange, komplizierte menschliche Darm wie ein Mixbecher und verteilt die aus zweiter Hand bezogenen Hormone und Giftstoffe aus dem Fleisch im ganzen Körper des Konsumenten?
Außerdem nehmen Fleischesser sämtliche Bakterien, die im Gewebe des Tieres sitzen, mit dem Essen auf. Verwesendes Fleisch ist ein Paradies für Bakterien. Man kann sich kaum ein besseres Medium für den Befall und die Vermehrung vorstellen. Und das Fleisch beherbergt nicht nur jene Bakterien, die das lebende Tier befallen, sondern kann auch Schimmelpilze, Sporen, Hefepilze und Bazillen enthalten, mit denen es nach dem Tod in Berührung kam.
Das trifft auf fast alle Lebensmittel zu, doch bei Fleischspeisen ist das Problem schwerwiegender. (Würden Sie lieber den Verzehr einer alten Banane oder den eines alten Ham-

burgers wagen?). Je länger Fleischspeisen herumliegen - ob gekühlt oder nicht – desto mehr können sich Fäulnis- und Krankheitserreger ausbreiten. Supermärkte und Fleischer erzählen der Öffentlichkeit gern, daß sie sich die Mühe machen, immer nur das frischeste Fleisch zu liefern. Die Reklame erweckt den Eindruck, als würde das Vieh im Nebenraum niedergestreckt, als würden die Bauchstücke und Koteletts verpackt und in Warenkörbe gelegt, noch ehe das Blut gerinnen konnte. Doch kaum ein Fleischer würde wirklich frisches Fleisch verkaufen. Auch würden viele Fleischesser das Fleisch der meisten frisch getöteten Geschöpfe nicht mögen. Jeder Leser von Kriminalgeschichten weiß, daß bald nach dem Tod die Leichenstarre eintritt, die Fleisch und Muskeln steif macht. Frisches Fleisch ist daher meist zäh und geschmacklos. Ein Buch über Fleischzubereitung erklärt:

»Rind, Lamm, Wild und Wildgeflügel werden zarter und schmackhafter durch den Prozeß des Reifens, Abhängens oder Alterns.«[2]

Rinderstücke werden meist 10–14 Tage bei 1–2 Grad Celsius aufgehängt. Der steife Kadaver wird auf natürliche Weise zarter, weil Enzyme und Bakterien die faserigen Bindegewebe zersetzen. Der Unterschied zwischen Aas und dem Steak im Glaskasten beruht nur auf der Kontrolle: Das Reifen des Rindfleisches wurde überwacht, während der Kadaver am Straßenrand einfach verrottet. Die wenigsten Fleischesser hören jedoch im Zusammenhang mit ihrem Braten- oder Lendenstück gern die Worte Fäulnis, Leichenstarre und Verrottung. Aber Fleisch bleibt Fleisch, auch wenn die schönfärberischen Worte vom Reifen und Zäh-Werden und von Enzymbehandlung angenehmer klingen.

Die Beschaffung einwandfreien Fleisches war stets ein Problem für Fleischesser, seit unsere Vorfahren aufhörten, die erlegte Beute sofort aufzuessen. Verantwortungsbewußte Regierungsbeamte und Verbraucherschutzgruppen kämpfen pausenlos, um die Fleischesser vor beabsichtigten oder zufälligen Mißständen zu schützen. Aber die Fleischüberwachung ist sehr schwierig.

Erstens wird in unserem Land immer mehr Fleisch verkauft und verteilt (Fisch und Geflügel ausgenommen zehn Milliarden Tonnen jährlich), und zweitens essen die Opfer eines Verstoßes gegen die Fleischverordnung im allgemeinen das Beweisstück auf, ehe die Gesetzesübertretung auch nur entdeckt wird. Die Autoindustrie kann unter Umständen fehlerhafte Wagen zurückrufen, ehe die Öffentlichkeit in Gefahr gerät. Aber die Fleischindustrie, die Verbraucherorganisation und der Konsument haben selten solches Glück.

Moderne Schlachthäuser haben nichts mehr mit Upton Sinclairs düsteren Beschreibungen von *Packingtown* gemeinsam, doch es bestehen noch genug alte und neue Gefahren, so daß viele Vegetarier, Verbraucherorganisationen und Wissenschaftler von der Gefährdung der Fleischesser überzeugt sind.

Man lese, was mir ein Beamter des USDA inoffiziell verriet: Wir leisten gute Arbeit, aber die Öffentlichkeit kann nur soviel Schutz erhalten, wie sie bezahlen will. Es wäre unrealistisch zu erwarten, daß jedes untersuchte Stück Fleisch hundertprozentig rein sei. Der Fleischpreis würde in schwindelnde Höhe steigen, wenn wir jeden Tierkörper von oben bis unten untersuchen müßten. Einige fragwürdige Tiere entgehen der Fleischbeschau. Das ist nicht zu vermeiden.

Man kann dies auch anders interpretieren: Die einzige Möglichkeit für Nichtvegetarier, einigermaßen sicher vor »fragwürdigen Produkten« zu sein, ist die Aufzucht eigener Tiere oder der Fleischkauf bei Bauern, die biologisch arbeiten.

Stellen Sie sich den Komplex einer modernen Großschlachterei vor: Eine große Geflügelanlage kann täglich bis zu 500.000 Hähnchen schlachten und verarbeiten. Nimmt man an, daß diese Anlage voll ausgelastet wäre, müßten 26 Fleischbeschauer (Veterinäre und Verwaltungsangestellte) den ganzen Tag die auf Fließbändern vorüberziehenden Kadaver prüfen. Jeder Fleischbeschauer ist für 20 bis 22 Vögel pro Minute verantwortlich. Er hat also für die Überprüfung jedes Tieres nur etwa *drei Sekunden* Zeit. (Ähnliches gilt für die Fleischbeschauer von Rindern und Schweinen.)

Geflügel wird sowohl vor als auch nach der Schlachtung überprüft. Ein Fleischbeschauer muß in Sekundenschnelle jede der zahlreichen Krankheiten entdecken können, die bei Geflügel vorkommen:

Ornithosis, Geflügelpocken, Geflügeltyphus, Geflügelcholera, ansteckende Bronchitis, Papageien-Krankheit, Kokkeninfektion, Entzündung der Luftsäcke (Vogel-Lungenentzündung) und Vogel-Leukose (Krebs) sind nur einige davon.

Der Dienst für Lebensmittelsicherheit der USDA erklärt, daß ein geübter Angestellter in drei Sekunden jeden Kadaver auf die verbreiteten Krankheiten hin untersuchen kann. Die Inspektoren arbeiten mit Gesichtssinn, Geruchsinn und Berührung, wobei im Verdachtsfall Gewebeproben und mikroskopische Untersuchungen herangezogen werden. Doch selbst die Gewissenhaftesten sind durch die Umstände und den Zeitdruck gezwungen, verdächtige Kadaver passieren zu lassen. Keiner zeichnet auf, wie viele geschädigte oder kranke Vögel jeden Tag auf den Markt gelangen, doch am Ende müssen die Fleischesser diese gräßliche Statistik aufessen. Das ist besonders unappetitlich, wenn man bedenkt, daß mindestens 26 Vogelkrankheiten auf den Menschen übertragbar

sind. Und ähnliche Zustände herrschen bei der Inspektion in den Anlagen für Rinder und Schweine.
Auch Fleischbeschauer für Rinder und Schweine kontrollieren vor und nach der Tötung. Sie suchen an lebenden Tieren nach Anzeichen von Tollwut, Listeriose, Milzbrand, Wundstarrkrampf, Hautgeschwüren, Milchdrüsenentzündung, Schweinerotlauf*, Bläschenausschlag an der Mundschleimhaut*, Infektionen mit Strahlenpilzen* und Fadenbakterien*, ansteckender Hals-Nasenentzündung der Rinder, Selen- oder Fluorvergiftung, Hautverhornung, Salzvergiftung, Mutterkornvergiftung, Hautinfektion durch Fadenbakterien – und so weiter.
Lebende Tiere, die offensichtlich ungeeignet für den menschlichen Verzehr sind, werden vor der Schlachtung aussortiert. Einige Tiere werden abgelehnt, weil sie mitten im Pferch tot umfallen. Doch nicht alle kranken oder von Parasiten befallenen Rinder und Schweine können bei der Vorinspektion gefunden werden. Sie sollten bei der Inspektion nach der Schlachtung zum Vorschein kommen. Aber selbst wenn die Inspektoren einen kranken Kadaver aussondern, kann man noch nicht sicher sein, daß dieses Fleisch beseitigt wird. *Es ist üblich und vom USDA gebilligt, daß Inspektoren nur den erkankten oder verseuchten Körperteil entfernen und den Rest des Fleisches auf den Markt gehen lassen.*
1976 wurden etwa 13 Millionen Rinder, Kälber, Schafe und Schweine nach den Worten der USDA »wegen verschiedener Krankheiten und Schäden zurückgehalten, aber nach Entfernung der befallenen Teile zum Verzehr freigegeben.«[3]
Jeder von uns ist es gewohnt, einen braunen Fleck von einem Apfel oder einer Banane wegzuschneiden, aber hier handelte es sich um Kadaver, die Symptome von einer von 45 verschiedenen Krankheiten zeigten. Dazu gehörten z. B. Lungenentzündung, Parasiten, Abszesse, Tuberkulose sowie Rückstände von Medikamenten und Schädlingsbekämpfungsmitteln.
Sogar Tiere mit bestimmten Krebserkrankungen werden routinemäßig zerlegt, wobei das krebsbefallene Stück entfernt, während der vermutlich gesunde Rest zum Konsum freigegeben wird. 1976 wurden etwa 117.000 Tiere mit verschiedenen Wucherungen** »nach Entfernung des befallenen Teils als Lebensmittel verwertet.«[4] Der USDA bezeichnet diese chirurgische Methode, so unappetitlich sie auch sein mag, als sicher. Es gibt keine Anzeichen dafür, daß Menschen beim Verzehr des Hinterendes eines Kadavers durch das am Vorderende entfernte Krebsgewebe gefährdet sind, sagt die Regierung. Doch nicht alle Krebsfor-

* Auf Menschen übertragbare Krankheiten
** Meist Rinder mit einer bösartigen Krankheit, die von Züchtern Krebsauge genannt wird.

scher stimmen dieser Äußerung des USDA zu. Viele Wissenschaftler geben zu, daß sie nicht wissen, ob die Entfernung von Tumoren genügt, um den Rest des Kadavers zu einem unschädlichen Nahrungsmittel für den Menschen zu machen. Hierzu wären weitere Untersuchungen nötig. Letztlich sagt der USDA damit, daß die Konsumenten solches Fleisch essen können, bis das Gegenteil erwiesen ist.

Die Tatsache, daß überhaupt Tiere aussortiert oder zumindest Teile von ihnen zurückgehalten werden, klingt für einige Fleischesser sicher erfreulich. »Na, das beweist immerhin, daß Vater Staat mein Fleisch kontrolliert«, sagen sie. Doch 1976 wurden wie im Jahr zuvor von fast 119 Millionen Tieren weniger als 290.000 aussortiert (für den menschlichen Verzehr verkaufte Tiere ohne Geflügel). Wenn von allen zu Nahrungszwecken verwendeten Tieren weniger als ein halbes Prozent ausscheiden, kann das zweierlei bedeuten: Entweder sind die meisten Schlachttiere sehr gesund, oder das Inspektionsverfahren erfaßt nicht alle Kranken.

Ferner: Bei einer Kontrolle durch das übergeordnete Inspektionsbüro des USDA fand man, daß fast die Hälfte von 38 wahllos herausgegriffenen Schlachthäusern die Vorschriften nicht erfüllten. Die Behörde berichtete, daß weder die staatlichen noch die firmeneigenen Fleischbeschauer »gründlich und wirkungsvoll gearbeitet« hätten. Unordnung, niedrige Arbeitsmoral und fehlerhaftes Verhalten war bei den Arbeitern an der Tagesordnung. Die Angestellten waren schlecht ausgebildet, gelegentlich wurde Berichte verfälscht, und die Labors arbeiteten sehr nachlässig.[5]

Außerdem: Ein Bericht der Rechnungsbehörde der Regierung stellte fest, daß die Gesetze von 1967 nicht gebührend beachtet wurden. Bei der Untersuchung wurde entdeckt, daß 17% der staatlichen 15.000 Schlachthäuser die bundestaatlichen Normen über Hygiene und Kontrolle nicht erfüllten, trotzdem aber eine gute Berurteilung der USDA erhielten.[6]

Der USDA behauptet, daß die Mehrheit der zur Schlachtung bestimmten Tiere bei guter Gesundheit sei. »Die meisten sind junge Tiere, die sorgfältig gemästet wurden«, sagte mir ein Tiermediziner des USDA. Doch Beatrice Trum Hunter schreibt in *Consumer Beware* (Warnung an den Konsumenten):

»Radikale Veränderungen der Viehzuchtmethoden haben die Gesundheit der Tiere erheblich verschlechtert ... Nur durch ständigen Gebrauch eines breiten Spektrums von Medikamenten konnte man die Infektionskrankheiten unter Kontrolle halten.«[7]

Die Zeitschrift *Cooperative Farmer* meldet: »Trotz aller Fortschritte in der Schweinehaltung verlieren die Schweinezüchter in den USA noch immer 25% aller Schweine ... vor der Entwöhnung.« Der Artikel räumt ein, daß diese Verluste auf die »zunehmende Automation und Mechanisierung« zurückzuführen sind. Zur Lösung der Schweineaufzuchtprobleme werden verschiedene Antibiotika, Antitoxine und Wurmvertilgungsmittel empfohlen.[8]

Der gemütliche Old MacDonald mit Strohhut wurde durch einen städtisch gekleideten Agrarökonom ersetzt. Er spritzt, füttert, wäscht und besprüht sein Vieh mit zahlreichen Chemikalien. Und die Medikamente, die seine Tiere regelmäßig erhalten, schluckt auch der Fleischesser. Trotz der gegenteiligen Beteuerungen des USDA – der einen Produktionszweig überwachen muß, den er zugleich fördert –, und der Behörde für Lebensmittel und Arzneimittel nehmen die Fleischkonsumenten regelmäßig Rückstände von möglichen oder erwiesenen Krebserregerstoffen sowie von Antibiotika mit dem Fleisch auf.

Die Biochemikerin Jacqueline Verrett hat nachgewiesen, daß die Hälfte aller in den Vereinigten Staaten produzierten Antibiotika für das Futter von Schlachttieren verwendet wird, »damit das Vieh schneller zunimmt und keine Krankheiten bekommt.«[9]

Wer verabreicht diese Chemikalien – Oxytetracyclin, Penicillin, Progesteron, Testeron, Zeranol, Tetracylin, Sulfachlorpyridazin und Dutzende von anderen Antibiotika und Hormonen, deren Rückstände sich im Fleisch ansammeln? Es ist nicht immer ein Tierarzt, sondern oft ein Bauer, der sein Futter mischt, seinen Tieren Spritzen gibt und manchmal meint: Wenn wenig gut ist, dann ist mehr vielleicht besser.

FDA und USDA räumen ein, daß Rückstände zumeist durch das Mischen und Verteilen von Futter mit medizinischen Zusätzen direkt auf dem Bauernhof auftreten, und weil die Züchter die Medikamente nicht rechtzeitig vor der Schlachtung absetzen. Die verwendeten Medikamente sind so stark, daß Rückstände im Fleisch auftreten können, selbst wenn der Hersteller zu arzneifreiem Futter übergegangen ist. Es genügt oft, wenn er bei der Umstellung die gründliche Reinigung seiner Futtereimer versäumt.[10]

Der FDA hat sich endlich dazu entschlossen, die Verwendung bestimmter Antibiotika im Viehfutter einzuschränken, weil diese Stoffe auch zur Bekämpfung menschlicher Krankheiten dienen. Beispielsweise werden Penicillin und Tetracyclin routinemäßig an alle Truthähne, 80% der Schweine und Kälber, die Hälfte aller Rinder und ein Drittel aller Hähnchen, die in den USA für den menschlichen Konsum aufgezogen werden, verfüttert.[11] Die derzeitige Verwaltung des FDA sähe diese Medikamente lieber ausschließlich zur Behandlung bestimmter Tierkrankheiten eingesetzt. Die Fleischindustrie ist über diesen Vorschlag entsetzt. Wir können deshalb eine lange Serie von Konferenzen und Gerichtsverfahren erwarten. In der Zwischenzeit werden Antibiotika weiterhin routinemäßig an Tiere verfüttert.

Bei sorgfältiger Anwendung sind Antibiotika sehr wirkungsvoll gegen bakteriell verursachte Krankheiten. Sie können lebensrettend sein. Werden sie aber wahllos und verschwenderisch gegeben, kann dies schlimme Folgen haben. Übermäßiger Konsum von Antibiotika – ob sie nun wohl oder übel bei jeder leichten Angina verschrieben oder aber regelmäßig an das Vieh verfüttert werden – kann das Wachstum von Bakterien begünstigen, die gegen Antibiotika resistent (unempfindlich) sind.

Dadurch werden Krankheiten, die zuvor leicht durch Medikamente eingedämmt werden konnten, unheilbar. Bakterien können diese Resistenz nicht nur sehr schnell auf andere Bakterien übertragen, sondern auch gegen sieben oder acht Medikamente gleichzeitig resistent werden. 1974 starben in Guatemala zwölftausend Menschen an Ruhr, weil die für die Epidemie verantwortliche Bakterienart gegen die üblichen Antibiotika resistent geworden war. Ähnliche Fälle von Bakterienresistenz häufen sich in der medizinischen Literatur.

Dr. Bernard Dixon, Mikrobiologe sagt dazu: »Übertragbare Resistenz ist eine natürliche Erscheinung. Wir haben daraus ein ernstes Problem gemacht. Die Antibiotika der Fließbandviehzucht haben der Resistenz ideale Bedingungen geschaffen, so daß sie gedeihen und sich ausbreiten kann.«

Der Konsument, der regelmäßig Lebensmittel mit Antibiotikarückständen verzehrt, kann allergische Reaktionen und Verdauungsstörungen bekommen, die er vielleicht nicht einmal dem betreffenden Lebensmittel zuschreibt. Außerdem kann er, ohne es zu wissen, das Wachstum resistenter Bakterien in seinem Körper fördern.[12]

Und wie wünschen Sie Ihre Hormone – gegrillt oder mit Soße? Synthetische Hormone im Futter haben die Viehzucht revolutioniert, weil das Vieh dadurch von weniger Futter schneller wächst und zunimmt. Das schlimmste dieser Hormone ist DES (Diäthylstilböstrol). Es mästet Rinder um 15% schneller bei 10% weniger Futter und spart dem Züchter pro Pfund Fleischertrag etwa ein Pfund Getreide.*

Ein kleines Problem: DES hat bei Labortieren und Menschen Krebs verursacht.

Die Behörde für Lebensmittel und Arzneimittel brauchte acht Jahre, um DES im Tierfutter zu verbieten, obwohl viele ihrer Wissenschaftler schon lange vor Krebs bei Menschen durch DES im Fleisch ge-

* Dies wird in Untersuchungen der Fleischindustrie behauptet. Nach anderen Studien fördert DES die Gewichtszunahme gar nicht.

warnt hatten.* (Während ich dies schreibe, wird DES jedoch noch immer verwendet. Das Verbot des FDA wurde von einem Bundesgericht wegen eines Formfehlers für ungültig erklärt.) Die Spitze des FDA setzte sich mit dem Eifer einer Industrielobby für das DES ein und behauptete, daß jeder winzige Rest, der eventuell der Inspektion entging, selbst bei jahrelangem Verzehr unschädlich sei. Doch Dr. Verrett berichtet: »Forscher des Nationalen Krebsinstituts versicherten vor Kongreßmitgliedern, daß bereits ein einziges DES-Molekül unter den 340 Billionen Molekülen eines Viertelpfundes Rinderleber nach ihrem Wissen Krebs auslösen könne.«[13]

Der Fleischesser im Supermarkt scheint ein Spiel ohne Gewinnchancen zu spielen. Das DES loswerden – aber was dann? Es gibt noch viele andere chemische Stoffe unter den Vorräten des Agrarökonomen. Einige von ihnen sind erwiesenermaßen krebserregend.

Ferner: Die Behörde für Lebensmittel und Arzneimittel warnt Ärzte vor der Verabreichung von Dienestroldiacetat an schwangere Frauen. Das Hormon könnte Scheidenkrebs verursachen. Die gleiche Substanz ist als Beimischung zum Geflügelfutter üblich. Die Regierung räumt ein, daß Rückstände auftreten können. Aber sie behauptet, keine verläßlichen Tests zu ihrer Bestimmung zu haben.[14]

Außerdem: Melangesterol-Acetat (MGA) ist ein künstliches Hormon zur Förderung des Wachstums. Sein Entdecker gibt zu, daß es bei weiblichen Mäusen Tumore hervorruft. MGA ist noch in Gebrauch.[15]

Außerdem: Arsen wird in Form von Arsensäure oder arseniger Säure routinemäßig an Brathähnchen verfüttert, um das Wachstum anzuregen und Parasiten abzutöten. Das Gesetz schreibt vor, daß dieser Futterzusatz vor dem Schlachten rechtzeitig abgesetzt wird, damit keine Arsenrückstände im Fleisch bleiben. 1973 wurden für die Fernsehsendung »ABC-Nachrichten« Proben des letzten Futters vor der Schlachtung untersucht. Man fand bei den wichtigsten Hähnchenproduzenten Arsen in vier von fünf Proben. Arsen ist als krebserregend bekannt.[16]

Viele andere Schädlingsbekämpfungsmittel, Schwermetalle und Giftstoffe kommen nicht durch das Futter, sondern einfach durch die Umwelt in unsere Nahrung. Schädlingsmittelrückstände sind ein Problem für alle, auch für Vegetarier, doch Fleisch, Fisch und Geflügel sind stärker verunreinigt als andere Nahrungsmittel. Erstens können diese Stoffe in Tierfett länger gespeichert werden als in Pflanzengewebe. Zweitens bewirkt die Nahrungskette, daß diese Substanzen sich in Tieren ansammeln. Das ist vor allem

* Seit 1950 haben mehr als 20 Länder DES und andere Wachstumshormone für die Viehzucht verboten. Italien und Schweden verboten die Einfuhr von DES-gefütterten Rindern aus den USA.

bei Fisch der Fall. Jährliche Prüfungen durch das *Pesticides Monitoring Journal* der Umweltschutzagentur der USA zeigen, daß tierische Nahrungsmittel weiterhin vergleichsweise mehr Pestizidrückstände enthalten als pflanzliche Nahrungsmittel. Fleisch, Fisch und Geflügel enthalten am meisten – fast doppelt soviel wie Milchprodukte. Alle untersuchten pflanzlichen Lebensmittel enthielten zumindest Spuren von Schädlingsmitteln oder anderen Chemikalien, aber: *Früchte und Gemüse enthielten im allgemeinen nur ein Zehntel der in Fleischspeisen gefundenen Rückstandsmenge.*

Die Behörde für Lebensmittel und Arzneimittel setzt natürlich sogenannte Toleranzgrenzen für giftige Substanzen fest, doch diese Grenzen folgen eher politischer als wissenschaftlicher Logik. Man hat wenige oder gar keine Beweise dafür, daß die Verunreinigungen bis zur angegebenen Grenze tatsächlich ungefährlich sind. Einige dieser Grenzen richten sich einfach nach dem höchsten Wert, den man in der Stichprobe fand. Und bekanntlich setzt der FDA die Grenzen eigenmächtig *herauf,* zum Beispiel beim Quecksilber. Das wird damit begründet, daß die zuvor festgesetzte Grenze unrealistisch oder nicht durchsetzbar gewesen sei.

Staatsbeamte verfahren nicht besser bei giftigen Substanzen in Lebensmitteln. 1973 wurde in Michigan eine Giftsubstanz namens PBB (polybromiertes Biphenyl) versehentlich unter das Viehfutter gemischt. Als der Irrtum entdeckt wurde, hatten bereits neun Millionen Einwohner von Michigan möglicherweise Fleisch und Milch mit PBB-Rückständen konsumiert.

PBB ist hochgiftig. Es führt zu Nervenstörungen und zu Schäden bei Neugeborenen. Möglicherweise wird auch das immunologische Abwehrsystem des Körpers geschädigt. Anfang 1977 wurden in Michigan noch immer Rinder mit PBB-Rückständen zum menschlichen Verzehr verkauft. Der Staat setzte eine Toleranzgrenze für PBB in Rindfleisch fest, obwohl Gesundheitsexperten und Tiermediziner nach wie vor erklärten, daß sie nicht wüßten, welche Wirkungen PBB letztlich auf Menschen und speziell auf ungeborene Kinder haben würde.[17]

Kann ein solcher Unfall sich landesweit auswirken? Eine einzige Mastanlage mit 40.000 Rindern – eine durchaus nicht ungewöhnliche Zahl – kann 20 Millionen Pfund eßbares Fleisch produzieren, wenn alle Tiere getötet und abgepackt werden. Nehmen wir an, daß der durchschnittliche Fleischesser täglich ein halbes Pfund Fleisch konsumiert. Dann kann der Mißbrauch eines Medikamentes, eines Pestizids oder eines anderen Giftstoffes in einer einzigen Mastanlage 20 bis 25% der Fleisch kaufenden Öffentlichkeit betreffen also etwa 40 Millionen Menschen.[18]

Zur Untersuchung auf Arzneimittelrückstände gehört eine standardisierte Stichprobenmethode, mit der ein »Querschnitt der Schlachttiere« erfaßt werden soll.[19] Das bedeutet, daß nur einige tausend Kadaver untersucht werden, während Millionen an den Konsumenten geliefert werden. Wenn ein Arzneimittelrückstand entdeckt wird, können die betroffenen Kadaver sich schon auf dem Eßtisch befinden. Ein verbreitetes Unkrautvernichtungsmittel (2,4-D = Dichlorphenoxyessigsäure) wird in den USA jährlich auf Millionen von Morgen Land versprüht. Man vernichtet damit die Randvegetation an Eisenbahndämmen, Kraftwerken und Pipelines und bremst das Unkrautwachstum in Wäldern, auf Wiesen und Weiden. Aber man weiß, daß dieses Unkrautvernichtungsmittel wie auch andere Chlor-Phenolverbindungen Dibenzo-Dioxine enthalten – die giftigsten Substanzen, die der Wissenschaft bekannt sind. Sie können beim Fötus Mißbildungen hervorrufen. Deshalb fragt sich der Reporter Thomas Whiteside in einem längeren Artikel des *New Yorker, The Pendulum and the Toxic Cloud:*

»1975 untersuchte man Proben aus dem Fettgewebe von Rindern, die im Westen auf Weiden gegrast hatten, die im Jahr zuvor mit 2,4-D gespritzt worden waren. Die Proben enthielten auffallend viel Dioxin, bis zu 60 Anteile pro Billion. Wie erklärt sich das? Wie ist es möglich, daß die Regierung dies zuläßt? Von Weiden, die mit diesem ... Unkrautvernichtungsmittel behandelt wurden, wird auf den Eßtisch der Amerikaner Fleisch geliefert, und dieses Fleisch ist verseucht mit beträchtlichen Mengen einer der giftigsten Substanzen, die der Mensch kennt?«[20]

Ein USDA-Bericht an den Kongreß räumt ein:

»... es ist nicht möglich, während der Fleischbeschau von Vieh und Geflügel Rückstände von schädlichen Medikamenten, Antibiotika und Chemikalien festzustellen. Um Rückstände mit Sicherheit aufzuspüren, sind Laboranalysen geeigneter Gewebe nötig. Der Fleischbeschauer müßte diese Gewebeproben entnehmen und zur Analyse ans Labor schicken. (...) Es ist unmöglich, jedes einzelne Tier mit Rückständen auszusortieren, denn jedes Tier kann vielerlei Rückstände enthalten ... und für jede Art oder Gruppe von Rückständen wäre eine gesonderte Analyse nötig.«[21]

1976 wurden weniger als 150 Tiere wegen Arzneimittelrückständen, 57 wegen Schädlingsbekämpfungsrückständen und 29 wegen verschiedener anderer Verunreinigungen durch Rückstände aussortiert. Das waren von 119 Millionen Tieren weniger als 300 – das Geflügel nicht inbegriffen.[22]

Ferner: Im Sommer 1975 fand der USDA in einer Lieferung von mehreren tausend Truthähnen Rückstände von Ipronidazol, einer möglicherweise krebserregenden Substanz. Durch eine Verwechslung wurde eine Sendung gesunder Vögel beschlagnahmt, während das verseuchte Fleisch zu Truthahnrollbraten verarbeitet und auf den Markt gebracht wurde. Ein FDA-Inspektor entdeckte den Irrtum und alarmierte seine Vorgesetzten. Der FDA beschloß, keine Rückholaktion einzuleiten, und auch den Truthahnproduzenten nicht zu belangen. Ein FDA-Bericht enthüllte den Grund: »Solche Aktionen könnten die landwirtschaftliche Abteilung verstimmen.«[23]

Wie steht es um den Fisch? Er lieferte einmal das gesündeste Fleisch. Jetzt erweist sich immer mehr, daß der Verzehr von Fischen oder Schalentieren aus verunreinigtem Wasser gefährlicher sein kann als das Trinken dieses Wassers selbst. Die Wasserstraßen der USA werden buchstäblich mit tausenden von Giftstoffen überschwemmt. Nicht nur Industrie und Kläranlage speien jährlich Tausende Tonnen Abfälle in unsere Flüsse und Ströme, sondern auch das leichtsinnige Wegschütten von Chemikalien, illegale Müllkippen, Industrieabfälle in Gewässernähe und das verbreitete Spritzen mit Schädlingsbekämpfungsmitteln verschlimmern das Übel.

Verschiedene Untersuchungen haben bewiesen, daß das Krebsrisiko um 5 bis 25% steigt, wenn das Trinkwasser eines Menschen organische Krebserregerstoffe und andere Schadstoffe enthält.[24] Doch wenn das Wassertrinken in vielen Gemeinden gefährlich ist, dann ist der Verzehr von Fischen aus diesem Wasser und den umgebenden Gewässern möglicherweise noch gefährlicher.[25]

Viele für den Menschen schädliche Stoffe können »sich in Fisch ansammeln, bis ihre Konzentration dort tausendmal oder millionenmal größer ist als in dem Wasser, in dem der Fisch gefangen wurde«, sagt Dr. Robert Harris von der Stiftung Umweltschutz.[26]

Pentachlorophenol (PCP), ein weitverbreiteter Industrieabfallstoff mit unbekannter genetischer Wirkung auf Menschen, kann sich im Fettgewebe von Fischen anhäufen, bis die Konzentration zehntausendmal höher ist als die des Wassers. Und was noch schlimmer ist, PCP kann Spuren von Dioxin enthalten.[27]

Hexachlorobenzol (HCB), ein möglicherweise krebserregender Stoff, wurde im Trinkwasser verschiedener Großstädte gefunden. Barsche aus verunreinigtem Wasser zeigten die 44 000fache HCB-Konzentration des Wassers. Der EPA (Umweltschutzbehörde) fand HCB bereits in 95% von menschlichen Muttermilchproben.[28]

In den meisten Flüssen der USA findet man polychlorierte Biphenyle (PCB), das sind Industrieabfallstoffe, die zu Krebs und Mißbildungen in Beziehung stehen. Fisch kann PCB millionenfach konzentrieren. Und das ist nur »die Spitze des Eisbergs«, sagt Dr. Harris.[29]

Ferner: Das nationale Labor für Wasserqualität in Duluth, Minnesota, isolierte die chlorierten organischen Verbindungen die in einem Hering aus dem Ontario-See enthalten waren:
Trichlorbenzol, Tetrachlorbenzol, Pentachlorbenzol, Hexachlorbenzol, Hexachlorbutadien, Tetrachlortoluol, Pentachlortoluol, Hexachlorstyrol, Heptachlorstyrol, Oktachlorstyrol, Pentachloranalin, Tetrachloranthrazen, DDT, DDD, DDE, DDMu, Inden-Chlor-Verbindungen, Nonachlor, Oktachlornaptthalen, außerdem das Schädlingsbekämpfungsmittel *Mirex* und 11 Abbauprodukte von PCB-Stoffen. All diese Substanzen können sich im Körperfett ansammeln. Alle sind erwiesenermaßen oder möglicherweise krebserregend.[30]
Wie Fische können auch Schalentiere Schadstoffe im Gewebe ansammeln. Doch die Muscheln, z.B. Austern und Venusmuscheln, geben uns ein weiteres Problem auf. Sie lassen Wasser durch ihren Organismus strömen und sondern winzige Nahrungsteilchen aus. Wenn das Gewässer ihres Lebensraumes verschmutzt ist, werden die Schadstoffe im Kot der Tiere zurückgehalten. Da Muscheln gewöhnlich ganz und roh oder leicht gedünstet gegessen werden, verzehrt der Konsument auch den Kot in den Eingeweiden des Tieres. Das ist bis zu einem halben Teelöffel voll Abfälle pro Muschel.[31]
Der gesunde Menschenverstand sagt einem daraufhin vielleicht, man sollte nur Fisch aus reinen Gewässern essen. Viel Glück! Außer ein paar winzigen Seen und Ihrem Teich gibt es in den USA kaum Gewässer, die nicht irgendwelche Schadstoffe enthalten. Im Oktober 1976 meldete die nationale Behörde für Meer und Luft das vermehrte Auftreten von krebsähnlichen Wucherungen an Muscheln aus verschmutzten Küstenbuchten und Flüssen. Bei sechs unabhängigen Untersuchungen an Schalentieren in Washington, Oregon, Virginia, Delaware, Maryland, Connecticut, Rhode Island, Massachusetts und Maine fand man, daß die Wucherungen an Schalentieren in manchen Gebieten epizootisch auftraten. (Epizootisch ist das entsprechende Wort zu dem, was beim Menschen »epidemisch« heißt.)[32]
»So wie tote Kanarienvögel vor möglichen Grubenunglücken warnen«, sagt Dr. Harris von der Stiftung für Umweltschutz«, so sollten kranke Fische eine Warnung sein für den Fischer und auch für die Öffentlichkeit, die ja durch das Trinkwasser und die Sportfischerei von dem verschmutzten Wasser unmittelbar betroffen ist.«[33]
Außerdem: Ein Bericht über die Wasserqualität von Michigan teilt mit, daß jeder Speisefisch aus den großen Seen von Michigan gefährlich sein kann. Überall im Staat ist der Verzehr von Fischen verschiedenster Arten verboten oder ihre Verwendung eingeschränkt worden.[34]

Außerdem: Ärzte und Gesundheitsämter rieten in verschiedenen Teilen der USA Frauen im gebärfähigen Alter, »entweder auf den Verzehr von Süßwasserfischen zu verzichten oder ihre Babys lieber mit der Flasche zu füttern.« Sie rieten dies wegen der PCB-Stoffe, die man in Fischen festgestellt hat.[35]

Man denke jetzt nicht, daß Salzwasserfische eine sichere Alternative seien. »Wir können noch nicht viel über Salzwasserfische sagen«, erklärte mit Dr. Harris, »die Verunreinigung von Meeresfischen ist noch nicht hinreichend untersucht worden.«

Jeder kann sich selbst ausmalen, was mit dem Fleisch noch geschieht, nachdem es das Schlachthaus verlassen hat. Groß- und Einzelhandel werden von der Fleischkontrolle des Bundes nicht erfaßt. Die Kontrolle des Einzelhandels durch den einzelnen Staat oder die Stadt beschränkt sich meist auf einen gelegentlichen Blick – wenn überhaupt geprüft wird. Jon A. McClure beschreibt in seinem Buch *Meat Eaters are Threatened* (Fleischesser in Gefahr) einen »Dschungel« von heute. Er kann sich auf zehnjährige Erfahrung als Metzger berufen. McClure sah, wie fauliges Fleisch in gegrillte Delikatessen verwandelt wurde. Altes Rinderhackfleisch erhielt durch ein Bad mit einem Fußbodenreiniger wieder seine ursprüngliche Farbe. Fußböden, Maschinen und Werkzeuge klebten vor Schmutzwasser, Blut, fauligem Fleisch und Sägespänen.

Während zehn Jahren fand McClure in fünf Staaten und mehr als 60 Supermärkten folgendes in den Rinderhackfleischwannen:

»Kaugummi, Zigaretten, Plastikkämme, Messer zum Entfernen von Knochen, Abfälle, Haare, Waschmittel, Fußbodenreiniger, Nitrate, Pappe, Knöpfe aus Plastik und Glas, Stücke von Futterbehältern, Bierdosendeckel, Sonnenbrillen, Metallstücke, Namensschilder von Arbeitern und ein Präservativ.«[36]

McClures Enthüllungen und die Irrtümer und Mißstände der bundesstaatlichen Fleisch- und Geflügelinspektion wären weniger bedeutsam, hätten diese Mißstände nicht schon eine lange Geschichte.

Ferner: Die Zeitschrift *Consumer Reports* entdeckte Hamburger in Supermärkten, »die anfingen zu faulen«. Bei Laboranalysen fand man Colibakterien in großer Zahl, was auf Verunreinigung durch Kot hindeutet. Außerdem fand man Insektenteile und Nagetierhaare.

Bei einer früheren Studie wurden überall im Land in Proben von Frankfurter Würstchen »erschrekkend hohe« Bakterienmengen entdeckt. Zehn Millionen Bakterien pro Gramm bedeuten den Beginn der Fäulnis. 40% der Proben erreichten oder überschritten diese Stufe. Eine Sorte enthielt 140 Millionen. Nur ein Viertel der Proben enthielten weniger als eine Million Bakterien. (Bei einer bis vier Millionen Bakterien kann es zu einer Magenverstimmung kommen.)[37]

Ebenso: Ein Fleischer aus New Hampshire berichtete 1976 im *National Public Radio* (staatlich-öffentlicher Rundfunk), daß er in der Fleischabteilung eines Supermarktes noch nie gesehen habe, wie etwas weggeworfen wurde. Er erzählte, daß das Fleisch mit überzogenem Haltbarkeitsdatum regelmäßig aus den Abfallkörben gerettet und zu Wurst verarbeitet wurde. Dann verkaufte man diese unter dem Markennamen des Geschäftes. Fleischwölfe, in denen man abwechselnd Rindfleisch und Schweinefleisch zerkleinerte, wurden gewöhnlich mehrere Wochen lang nicht gereinigt. Nach seiner Beschreibung waren unsaubere und verbotene Methoden an der Tagesordnung.[38]

Nach Auskunft des öffentlichen Gesundheitsdienstes der USA gehören Erkrankungen durch Nahrungsmittel zu den häufigsten nicht tödlich verlaufenden Krankheiten. Eine Lebensmittelvergiftung ähnelt in den Symptomen einer 24-Stunden-Grippe und bleibt oft unentdeckt. (Was bei einem gesunden Erwachsenen eine leichte Erkrankung ist, kann jedoch für ein Baby, einen alten Menschen oder einen bereits Kranken tödlich sein.) Krankheiten durch Lebensmittel werden nicht nur von Fleischspeisen verursacht, aber Fleisch ist besonders heikel. Bakterien werden leicht von rohem Fleisch auf andere Lebensmittel übertragen. Durch ungewaschene Werkzeuge oder Schneideflächen und Schlampigkeit in der Metzgerei, dem Restaurant oder der häuslichen Küche können Salmonellen, *Clostridium perfrigens* und Staphylokokken verbreitet werden. Schweinestückchen im Rinderhackfleisch können den Esser mit Trichinose infizieren.

Wer so leichtsinnig ist, rohes Fleisch zu essen – z. B. Tartar – kann Rinderbandwürmer oder Toxoplasmose bekommen. Toxoplasmose führt bei Neugeborenen zu Mißbildungen und Blindheit. Roher Fisch und rohe Muscheln sind ebenso gefährlich. Man kann Fischbandwürmer, ansteckende Gelbsucht oder eine Muschelvergiftung mit Lähmungserscheinungen bekommen.

Was für Gefahren warten noch auf den Fleischesser, der seinen Speck heimträgt? Ja, selbst eine geheiligte Sitte wie das Grillen über Holzkohlefeuer ist fragwürdig geworden. Die Fettspritzer, die vom bruzzelnden Steak auf die glühende Holzkohle gelangen, werden überhitzt, ändern ihre chemischen Eigenschaften und bilden Benzopyren, ein Karzinogen. Benzopyren ist eine der krebserregenden Substanzen, die im Zigarettenrauch gefunden wurden. Ein gut gegrilltes, in fettigen Rauch gehülltes Steak kann soviel Benzopyren enthalten wie der Rauch von 30 Schachteln Zigaretten.[39] Und was den Speck betrifft: »Bring ihn nicht nach Hause«, warnt Dr. Michael Jacobsen, stellvertretender Direktor des Zentrums für Naturwissenschaft im Dienste der Öffentlichkeit. Jacobsen nennt den Speck »das gefährlichste Nahrungsmittel des Supermarktes«.[40] Fast jedes Stück Speck, Wurst und Imbiß-Fleisch im Supermarkt wird mit Natriumnitrit und Natriumnitrat behandelt (Nitrate zerfallen in der Nahrung zu Nitriten) – hauptsächlich, um die Farbe und das appetitliche Aussehen des Fleisches zu konservieren. Im menschlichen Verdauungstrakt jedoch mischt sich das Nitrit zuweilen mit Aminen und bildet Nitrosamine, die gefährlichste Familie der Krebserregerstoffe.

Amine findet man in Getreidegerichten, in verschreibungspflichtigen und anderen Arzneien, Bier, Wein, Tee und Zigarettenrauch. Gebratener Speck ist nach Ansicht einiger Forscher besonders gefährlich, da er zusätzlich Nitrite enthält. Die Forscher sind auch wegen anderer nitrithaltiger Fleischprodukte beunruhigt: Räucherfleisch, Corned Beef, Schinken, Frankfurter Würstchen, Salami, Mettwurst, Leberwurst und andere.

Außerdem: Das amerikanische Institut für Fleisch berichtet, daß die Amerikaner 1977 1,4 Milliarden Pfund Speck und 900 Millionen Pfund Mettwurst verzehrten.

Der nationale Ausschuß für Wurst schätzt, daß die Amerikaner 1977 zum Wochenende des *Memorial Day* 229 Millionen heiße Würstchen aßen. 1977 erreichte der Konsum heißer Würstchen einen Rekord: 20 Milliarden, das sind 90 Würstchen pro USA-Bürger. Der Ausschuß für heiße Würstchen bezeichnete die Frankfurter als »großartige amerikanische Delikatesse«.

Und: Dr. William Lijinsky vom Frederick-Krebsforschungsinstitut (nationales Krebsinstitut), eine anerkannte Autorität auf dem Gebiet der Nitrosaminforschung, bezeichnet die regelmäßige Aufnahme kleiner Nitrosaminmengen, wie sie durch leicht verunreinigte Nahrungsmittel gegeben ist, als »sicherste Methode, bei Tieren Krebs hervorzurufen.«[41]

Und: Ende 1977 rafften sich FDA und USDA endlich dazu auf, ihre Haltung auf die Verwendung von Nitriten in der Fleischproduktion zu überdenken. Die Behörden forderten die Fleischindustrie auf, die Ungefährlichkeit von Nitriten und Nitraten wissenschaftlich zu beweisen. Der USDA versicherte jedoch der Öffentlichkeit, daß der Verzehr nitrithaltiger Fleischspeisen »zum gegenwärtigen Zeitpunkt« nicht gefährlich sei.

Die in diesem Kapitel angedeuteten Probleme und die Argumente gegen den Überkonsum von Cholesterin und gesättigten Fetten haben bewirkt, daß viele gesundheitsbewußte Menschen Vegetarier wurden oder zumindest die Menge ihrer Fleischspeisen reduzierten. Trotzdem kann kein Mensch, ob Vegetarier oder

Fleischesser, sich gegen die vom Menschen verursachten Umweltverschmutzungen hundertprozentig schützen. Luft- und Wasserverschmutzung und die heimliche Bedrohung durch die Industrieabfälle gehen uns alle an. Auch durch nichttierische Nahrung können wir natürliche Giftstoffe, Schimmelpilze und Krankheitserreger aufnehmen. Einige Pflanzenstoffe, z. B. Oxalate und Phytate, binden von Natur aus bestimmte Mineralstoffe an sich und verhindern dadurch deren Aufnahme in den Körper. Schädlingsbekämpfungsmittel, Schwermetalle und Verunreinigungen aus der Luft findet man sowohl in pflanzlicher als auch in tierischer Nahrung.

Doch wie wir gesehen haben, sammeln und konzentrieren Tiere Giftstoffe in ihren Geweben und Organen. Vegetarier sind nicht gefeit gegen Gefahren aus der Nahrung, aber sie haben wenigstens nichts mehr mit den Fleischspeisen zu tun. Das Fleisch ist das am stärksten betroffene und gefährlichste Nahrungsmittel.

Aber vielleicht sind Sie nicht bereit oder willens, das Fleischessen völlig aufzugeben. Vielleicht wollen Sie lieber ein »Halbvegetarier« oder gelegentlicher Fleischesser bleiben. Dann sollten Sie wenigstens auf die Herkunft Ihres Fleisches achten. Auf dem Land gab es von jeher Leute, die für ihr Fleisch, ihre Milch und Eier ohne Hilfe der chemischen Industrie, der Arzneimittelvertreter und der Bürokratie von Staat und Land Tiere hielten.

Jetzt gibt es eine ganze neue Generation alternativ lebender Menschen mit biologischem Verständnis, die sich auf der Suche nach naturbelassener Nahrung eine winzige Landwirtschaft aufgebaut haben. Wenn jemand weiterhin Fleisch essen möchte, allerdings weniger häufig und kritischer in seiner Wahl, dann sollte er seine Lebensmittel direkt von diesen Gartenbesitzern, Bauern und Gemeinschaften kaufen, die die Gesundheit über Profit und Ansehen stellen.

Wer seine Abhängigkeit von Fleischspeisen vermindert und sich vom Supermarkt abwendet, wird weniger behandelte oder verunreinigte tierische Nahrungsmittel zu sich nehmen, aber die ethische Frage des Schlachtens bleibt damit unbeantwortet. Wenn Sie sich sowohl von den ethischen Fragen als auch von der möglichen Verunreinigung der Fleischspeisen betroffen fühlen, warum sollten Sie dann nicht den Lakto- oder Lakto-ovo-Vegetarismus in Betracht ziehen? (Laktovarier sollten an die Rückstände in Milch und Eiern denken. Man kann die Aufnahme von Schadstoffen beträchtlich vermindern, wenn man diese Produkte in Maßen konsumiert, fettfreie oder fettarme Milchprodukte wählt [Schädlingsbekämpfungsmittel werden mitsamt dem Fett entfernt] und Milch und Eier bei biologischen Bauern bezieht.)

10
Blutend wie ein angestochenes Schwein

Das Töten von Tieren ist ein häßliches Geschäft. Manche Leser werden die Enthüllungen in diesem Kapitel so widerlich und drastisch in all ihren Einzelheiten finden, daß sie es nicht zu Ende lesen können. Doch wenn das Erzählen schon grausam ist, wie grausam ist dann erst die wirkliche Ausbeutung und Schlachtung von Tieren?

Wenn jemanden der Gedanke an die Aufzucht und Schlachtung von Tieren für Nahrungszwecke erschreckt, zeigt er meist eine der drei folgenden Reaktionen: (1) Er wird Vegetarier. (2) Er hält und schlachtet eigene Tiere, weil ihm die direkte Beteiligung ehrlicher erscheint als so zu tun, als ob das Fleisch im Supermarkt wüchse. (3) Er erklärt das Schlachten für unvermeidlich (»Ich kann ja doch nichts dagegen tun«) und um der menschlichen Ernährung willen für lebensnotwendig.

Die letzte Gruppe – vielleicht die Mehrheit der Fleischesser – ist in Gewohnheit und Überlieferung gefangen.

Man hat sie dazu erzogen, ohne Fragen eine Illusion zu akzeptieren. Demnach werden die Tiere auf dem Bauernhof sorgsam aufgezogen, gehen mit dem glücklichsten Lächeln eines Rindes, Schweines oder Huhnes ins Schlachthaus und werden lautlos in Koteletts verwandelt. Dieses bequeme Märchen wird in dem kurzen Satz »Sie werden dafür aufgezogen« treffend wiedergegeben.

Aber außer den Landwirten bemerkt kaum ein Fleischesser, daß die Aufzucht von Farmtieren für den Markt revolutioniert wurde. Und wir sollten auch nicht mehr vom Bauernhof reden, wenn über moderne landwirtschaftliche Methoden gesprochen wird. Bei »Bauernhof« sehen wir rote Scheunen, Futtersilos vor blauen Himmel, kräftige Kinder, die auf Wiesen spielen, und Rinder, die auf Hügeln grasen.

Die neue Farmwirtschaft heißt Farmfabrik und wird von ihren Anhängern intensive Viehzucht genannt. Dort findet man die traditionellen Bilder bäuerlichen Lebens gut für Kalender, aber schlecht fürs Geschäft. Das landwirtschaftliche Geschäft kennt nur ein Ziel: größten Profit bei geringsten Unkosten. Schönheit, Eintracht mit der Natur, ökologisches Gleichgewicht und Liebe zum Land zählen nicht viel. Sie bringen nichts ein.

Die Bauern haben immer auf irgendeine Weise Tiere ausgenutzt, und sie werden es immer tun. Aber die kleine Farm oder der Familienhof arbeiteten meist symbiotisch. Die Bauern pflegten ihre Tiere und ihr Land persönlich, zuweilen liebevoll. Als Lohn für ihre Sorgfalt erwarteten sie gesünderes, ertragreicheres Land und Vieh. Die Farmfabrik jedoch füttert mit Umsatzrechnung und computergeregelter Viehverwaltung. Hinter den Farmfabriken stehen riesige Unternehmen mit dem Ziel, aus jedem Tier oder Landstreifen mit den geringstmöglichen Ko-

sten und in der kürzesten Zeit so viel wie möglich herauszuholen.[1]
Früher durften Rinder auf der Weide grasen, bis sie genug Gewicht für den Verkauf hatten. Auf diesem langen, natürlichen Weg entstanden verhältnismäßig zähe, magere Tiere. Aber in der Farmfabrik braucht man mehr Effektivität, massigere Tiere, geringere Futterkosten pro Kopf und höhere Gewinne. (Landwirtschaftliche Geschäftsleute sprechen oft von Tieren als Einheiten.) Es ist heute üblich, Kälber im Alter von fünf bis sieben Monaten in Mastanlagen für 10000 bis 50000 Tiere zu stecken. (Einige Anlagen können 100000 Rinder aufnehmen.) Der Transport selbst kann ein grausames oder tödliches Erlebnis sein.
Das einzige Bundesgesetz über den Viehtransport datiert aus dem Jahre 1906. Dieses Gesetz bezieht sich nur auf den Bahnversand. Es fließt sicher nicht vor Mitleid über, sondern verlangt nur, daß das Vieh mindestens alle 28 bis 36 Stunden gefüttert und getränkt wird und ausruhen darf. Doch heutzutage ist Viehtransport in Eisenbahnwagen kaum üblich. Und kein Bundesgesetz regelt die Behandlung von Vieh, das in Lastwagen von Staat zu Staat transportiert wird, wie es heute geschieht.
Haben Sie auf einer Autobahn schon einmal einen Riesenlaster voller Vieh überholt? Haben Sie im Vorüberfahren einen Blick auf die Kühe oder Bullen geworfen, die gegen die Lattenwände des Wagens gepreßt standen? Sicher wußten Sie nicht, daß ein Viehlaster zwei bis drei Tage ohne anzuhalten fahren darf. Die Geschöpfe in ihm bekommen weder Futter noch Wasser. Ein Fahrer, der anhält und seine Ladung trinken und ruhen läßt, tut dies freiwillig. Kein Gesetz verpflichtet ihn dazu.
Doch für den Fahrer ist Zeit Geld. Da ist es nicht verwunderlich, daß das Vieh oft tagelang ohne Aufenthalt fährt. Es fährt bei erstickender Hitze oder in Frostnächten, unversorgt, dichtgedrängt, halb tot vor Angst. Manche Tiere bekommen das Versandfieber, eine Art Lungenentzündung, die ein Prozent von allem transportierten Vieh tötet. Einige der Überlebenden haben gebrochene Beine oder andere Verletzungen, die durch das Gedränge entstehen. Da Verletzungen den Profit verringern, versuchen die Hersteller solche Unfälle zu vermeiden. Anders verfährt man beispielsweise in der Hähnchenindustrie. Dort ist es gewinnbringender, die Tiere zusammenzupferchen und zu mißhandeln und die toten oder beschädigten Tiere als normalen Verlust einzuplanen.
Das Ende der Reise bringt neue Schrecken mit sich. Das bereits verängstigte und durch die fremde Umgebung verwirrte Vieh muß durch ein Bad mit Schädlingsbekämpfungsmitteln waten und dann Spießruten laufen: Kastration, Enthornung, Brandzeichnen und zahlreiche Injektionen. Der Alptraum des

Transports und der Behandlung führt dazu, daß manche Tiere 10% ihres ursprünglichen Gewichtes verlieren. Aber das macht nichts. Sie werden das schnell wieder aufholen müssen und in kürzester Zeit noch viel stärker zunehmen.

Als Wiederkäuer sind die Rinder dafür geschaffen, von Gras und anderen zellstoffreichen Pflanzen zu leben. Es ist unnatürlich, sie mit Getreide zu füttern. Durch Getreide nehmen sie aber viel schneller zu. Gerade das wollen die Viehhalter natürlich. Mastvieh wird regelmäßig überfüttert. Es bekommt monatelang dreimal täglich ein Weihnachtsessen, wie ein Beobachter es umschrieb. Getreide ist jedoch teuer, deshalb forscht man immer weiter nach billigerem Futter oder nach chemischen Stoffen wie DES, die den Futterverbrauch reduzieren können. Mit DES gefütterte Tiere bekommen wässriges, fettes Fleisch, und möglicherweise werden die Fleischesser gesundheitlich geschädigt. Das ist nicht so wichtig. Der Profit ist wichtiger. Das Fleisch verkauft sich, und die Leute essen es.

Die kommerzielle Landwirtschaft verfüttert an Vieh buchstäblich *alles*, was in Fleisch umgewandelt werden kann. Da der Aufbau des Magensystems es der Kuh ermöglicht, aus Zellulose und anderen Faserstoffen Kalorien zu machen, weiß der Viehhalter, daß Kühe kein Futter im üblichen Sinne brauchen, um zuzunehmen. Rinder haben Sägespäne mit Melasse bekommen, zerstückelte Zeitungen und Federn, Kunststoffkügelchen, Zubereitungen aus Klärschlamm, Talg, Fett, Hühnermist, Stroh, Baumwollelumpen und sogar Schlachthausabfälle.

Während der Monate, in denen das Mastvieh aufgeschwemmt wird, bleibt es dann zu Zehntausenden zusammengepfercht angebunden. Sein Sinn für Eigenraum und all seine normalen Bedürfnisse und Neigungen werden mißachtet. In manchen Mastbetrieben sind sogar die Fußböden aus Lattenrosten statt aus festem Material. Ein Gitterboden erleichtert die Mistentfernung, doch für die Hufe und Beine ist er grausam. Die Tiere haben dann noch mehr Schwierigkeiten, sich auf ihrem 4,5 m^2 Boden zu bewegen. Schließlich bleibt den Mastrindern nur eine einzige Tätigkeit übrig: das Fettwerden.

Schweinezüchter sind auf Fett aus, und deshalb wendet man die gleichen Intensivmethoden auf Schweine an. Obwohl Schweine zuweilen noch relativ frei aufwachsen, gehen einige Produzenten in den USA jetzt zu enger Unterbringung in geschlossenen Räumen über. Fachleute schätzen, daß um 1985 70% aller Schweine in geschlossenen Gebäuden aufwachsen werden. Das bedeutet weniger Bewegung, weniger Kalorienverbrauch und mehr Gewichtszunahme pro Pfund eingesetzten Futters. Die Methode dient dem Farmer, aber nicht den Schweinen.

Europäische Farmfabriken verwenden in der Schweinezucht bereits das geschlossene System. Ein eiserner Rahmen aus Rohren und Klammern hält die Sau am Boden fest, so daß sie weder stehen noch sich drehen kann. Er soll die Sau daran hindern, ihre Ferkel durch Drauflegen zu töten. Die Mutter muß vier bis sieben Wochen lang am Boden liegen. Säugende Ferkel können beim Kampf um die Zitzen grob werden. Normalerweise schützt sich eine Sau, indem sie die Kleinen wegschiebt oder herumläuft, um ihrer Zankerei zu entgehen. Doch die gefangene Sau ist hilflos. Wenn ihre Kleinen entwöhnt werden, sind ihre Zitzen und Nerven ruiniert.
Dieses und ähnliche Systeme warten in den USA noch auf ihre Verbreitung, doch einige Produzenten sperren die Säue bereits in enge Verschläge und binden sie am Boden fest. Die Ferkel werden ziemlich bald fortgenommen (nach zwei oder drei Wochen, obwohl sie normalerweise mindestens zwei Monate saugen). Man sperrt sie in Käfige, wo sie mit künstlichen Zitzen gefüttert werden. Nach der Entwöhnung kommen die jungen Schweine in andere Verschläge, wo sie entweder an eine andere Farm verkauft oder für den Markt gemästet werden.
»In jedem Fall«, so steht es auf einem Flugblatt des Vereins der Tierfreunde, »...wird die normale Lebensspanne des Schweines von 10 bis 12 Jahre auf vier bis sechs Monate verkürzt. Diese Monate verbringt es damit, auf Beton, Metall oder Kunststofflatten herumzustolpern. Der Boden ist schlüpfrig von Ausscheidungen, und das Tier kann nichts tun als fressen, trinken und zunehmen.«[3]
Trotz ihres schlechten Rufes sind Schweine intelligente und empfindsame Tiere. Sie reagieren intensiv auf Streß und Langeweile. Durch das Zusammenpferchen werden sie unruhig und kampflustig. Zuweilen kämpfen sie und beißen in die Schwänze ihrer Nachbarn. (Ein Experte empfahl ein Mittel gegen die Langeweile. Er riet den Züchtern, eine Kette von der Decke herabhängen zu lassen, damit die Schweine etwas zum Betrachten haben.) Aber Fabrikfarmer sind erfinderisch. Sie amputieren regelmäßig die Schweineschwänze und lösen auf diese Weise das Problem des Schwanzbeißens.
Schweine und Rinder werden außerdem intensiven Zuchtmethoden nach Orwellschem Muster unterworfen. Sogar die Auswahl der Tiere, die zur Produktion fleischreicher Nachkommen geeignet sind, beinhaltet Grausamkeit, falls der Züchter sich für eine Rückenspeckprobe entscheidet. Eine spitze Meßlatte wird durch das Fett hindurch bis zum Muskel in den Schweinerücken gestoßen. Meist nimmt man drei solche Rückenspeckproben und errechnet den Durchschnitt.
Schweine mit guten Züchtungsei-

genschaften werden oft durch künstliche Besamung, Hormonbehandlungen und chirurgische Eingriffe an Eierstöcken und Embryos manipuliert. Einer Sau in einer Farmfabrik wird man vielleicht sechsmal im Jahr oder öfter die Eier operativ entfernen. Die Eier werden dann anderen Säuen eingepflanzt und produzieren mehr »Qualitätsschweine«, als eine einzelne Sau in ihrem ganzen Leben werfen könnte.
Und als wenn die Kastration der Eber nicht schlimm genug wäre, praktiziert man auch noch die operative Verlagerung des Penis. Der Penis des Ebers wird durch die Seite des Tieres nach außen geführt. Das Schwein kann dann urinieren, aber sich nicht paaren. Der einzige Sinn dieser Maßnahme ist, dem Züchter zu zeigen, welche Säue in Hitze sind und sich damit für die Eigewinnung eignen.
Bei solchen Methoden vergißt man schnell, daß man Geschöpfe aus Fleisch und Blut vor sich hat. Dies beobachtete Ruth Harrison, eine britische Autorin, die vor zehn Jahren über Fabrikfarmen berichtete. Die Tiere werden zu »Tiermaschinen«. Und so schlecht Rinder und Schweine auch behandelt werden mögen, das Wort »Tiermaschinen« paßt nirgends so gut wie auf Hähnchen und Mastkälbern.
Der Hühnerstall, ein kleiner Holzverschlag mit Blechdach und umzäuntem Hof, hat auf kleinen Farmen und in Nutzgärten durchaus noch seinen Platz. Hier können die Hühner frei herumlaufen, nach Würmern und Käfern scharren, Sandbäder nehmen und ihre Hackordnung auskämpfen. Doch für die Riesenunternehmen, die die Geflügelindustrie der USA beherrschen, sind solche Freiheiten verschwenderisch und unproduktiv. Und für die Hähnchenindustrie ist Produktion einfach alles.
Hühner sind von Natur aus empfindlich gegen Lärm, Aufregung und fremde Artgenossen. Jede Schar von bis zu 90 Hühnern entwickelt schnell eine Hierarchie oder Hackordnung. Vögel können also einen Sinn für Territorium und Rang entfalten. Werden Hühner durch Streß oder durch Nährstoffmängel verstört, so reagieren sie mit aggressivem Hakken und mit Kannibalismus. Außerdem werden sie krank und sterben früher. Der kleine Bauer merkt das und bemüht sich um ein gut organisiertes Hühnerhaus.
Doch die Farmfabrik arbeitet mit großen Zahlen. Solange das Gesamtergebnis zufriedenstellend ist, bedeutet der Zustand der einzelnen Vögel gar nichts. Moderne Hühnerhäuser sind fensterlose Gebäude von der Länge eines Häuserblocks. Dort leben 10000 bis 25000 Brathähnchen auf etwa 30 cm x 15 cm Bodenfläche pro Vogel. Unter diesen Verhältnissen können die Vögel ihre angeborene soziale Ordnung nicht verwirklichen. Sie sehen niemals Tageslicht oder Erdboden,

schon gar nicht einen Wurm. Brathähnchen haben, wie Mastrinder und Schweine, nur eine Aufgabe in ihrem kurzen, unnatürlichen Leben: mit chemischen Zusätzen versehenes Futter zu fressen, damit sie schnell zunehmen.
Doch Vögel, die in Intensivzucht mit Lärm, Gedränge und Durcheinander aufwachsen, zeigen bald Streßsymptome, die an Hysterie grenzen. Weil sie häufig krank werden, bekommen sie Antibiotika ins Futter. Weil sie einander heftig hacken und zuweilen sogar die schwächeren Genossen töten und fressen, wird ihnen routinemäßig der Schnabel beschnitten. Die Schnabelspitze wird mit einem elektrisch erhitzten Messer entfernt, was keine schmerzfreie Operation ist.
Da der Streß bei Dunkelheit nachläßt, werden viele ausgewachsene Hühner ständig im Dämmerlicht gehalten. Jüngere Tiere dagegen hält man oft rund um die Uhr bei künstlichem Tageslicht, damit ihr Wachstum angeregt wird.
Im Winter werden diese riesigen Hühnerhäuser durch die Körperwärme der Tiere geheizt. Doch im Sommer, wenn nur die großen Ventilatoren die Luft in Bewegung halten, kann ein plötzlicher Klimawechsel eine Katastrophe bedeuten. Die Rekordhitze und Luftfeuchtigkeit des Sommers 1977 war für die dicht gedrängt lebenden Hühner zuviel. Allein in Maryland starben im Juli die Hühner zu Zehntausenden. Weiter südlich war die Lage noch schlimmer.
Durch die unnatürlichen Methoden werden Intensivzuchtvögel besonders empfindlich gegen die kleinste Umweltveränderung. Da sie zu schnellem Fettwerden gezwungen sind, werden die jungen Tiere mit ihrem Übergewicht nicht mehr fertig. Unbeholfen auf den Beinen und stets am Rande einer Panik, fallen die Tiere einfach tot um, wenn es in den Häusern zu heiß wird.[4]
Und wenn die Hitze sie nicht umbringt, können Intensivzuchtvögel sich selbst töten. Ein plötzlicher Schock, eine Störung im Haus, und schon breitet sich Panik aus. Die Tiere rennen in die Ecken des Gebäudes. Kreischend vor Angst fallen sie bei ihrem sinnlosen Fluchtversuch übereinander und türmen sich zu einem Haufen. Die Vögel, die zuunterst liegen, sterben durch Erstikken.
Die Welt der Legehennen ist ebenso unnatürlich. Die Mehrheit der 300 Millionen Legehennen in den USA verbringen ihr kurzes, an Eiern reiches Leben in Drahtkäfigen. Mehrere Hennen mit beschnittenen Schnäbeln werden in einen Käfig gestopft. Zur besseren Raumnutzung werden die Käfige gestapelt. (Ein großer kalifornischer Eierhersteller hält fünf Hennen in je einem Käfig von 40 cm x 45 cm Größe und bringt in jedem Gebäude 90000 Hennen unter.) Die Käfigböden sind leicht abgeschrägt, damit die Eier zum

Einsammeln nach vorne rollen. Deshalb können die Hennen kaum je bequem stehen. Oft können sie nur sitzen oder stehen und haben nicht einmal genug Platz, um ihre Flügel auszubreiten.
In den Käfigen wachsen die Klauen unkontrolliert und verfangen sich im Drahtgeflecht des Bodens. Da ein Mann etwa 50000 Hennen gleichzeitig zu betreuen hat, kann es geschehen, daß die festhängenden Hennen in ihrer Falle bleiben müssen. Schließlich wächst das Fleisch ihrer Zehen um die Drahtstangen und hält sie dort bis zu ihrem Tod fest. Kein Tier ist für ein Leben im Käfig geschaffen. Das Metall scheuert bald Federn und Haut weg, das rohe Fleisch bleibt Schmerz und Infektionen ausgeliefert. Doch niemand kümmert sich um Kranke und Verwundete, solange ihre Zahl den Profit nicht schmälert. Es ist billiger, die toten Tiere herauszusortieren.
Läßt die Legetätigkeit der Hühner nach, dann greift man zur Methode der erzwungenen Mauser. Diese Schockbehandlung besteht unter anderem aus einer drastischen Einschränkung des Futters und der Beleuchtung. Die plötzliche Änderung tötet einige Hennen sofort. Die Überlebenden sind dafür noch einige Monate lang besonders legefähig.
Dicht gedrängt unter Lebensumständen, die jeden Vogel verängstigen, bei billigstem Futter, angeregt durch Medikamente und Chemikalien und von einer künstlichen Umwelt manipuliert, sind die gequälten Batteriehennen Tiermaschinen in ihrer krassesten Ausführung. Wenn ihre Legezeit nach 12 bis 18 Monaten zu Ende geht (Hennen mit weniger intensiver Unterbringung legen viel länger), wandern sie ins Schlachthaus. In ihren letzten Lebenstagen werden sie nicht einmal mehr gefüttert. Warum sollte man an unproduktive Schlachthauseinheiten Futter verschwenden?
Wie kann der Lakto-ovo-Vegetarier den Verzehr von Eiern rechtfertigen, wenn er all das weiß? Er kann es tatsächlich nicht, es sei denn, er kauft seine Eier von einem Hersteller, der Grausamkeit und Intensivzuchtmethoden vermeidet. Die meisten Naturkostläden verkaufen Eier von Hennen, die ohne chemische Futterzusätze und nicht nach Intensivmethoden gehalten werden. Familienhöfe und Nutzgartenbesitzer halten noch Hühner, die frei herumlaufen. Die meisten privaten Hühnerhalter sind froh, wenn sie überschüssige Eier verkaufen können. Sie verlangen oft weniger als der Supermarkt. Der direkte Eierkauf bedeutet meist auch, daß man die Bedingungen feststellen und nach der Haltung und Fütterung der Hühner fragen kann.
Wie aus dem Huhn eine Eiermaschine wurde, so hat man die Milchkuh als vierbeinige Milchpumpe ausgebeutet. Kleine Höfe haben noch die Familienkuh, die auf der

Wiese grast, doch der Landwirtschaftsmanager hat keine Zeit für das malerische Verweilen bei der edlen braunäugigen Bossy. Er braucht die Superkuh! Die moderne Milchkuh wird gezüchtet, gefüttert, medikamentiert, künstlich besamt und manipuliert mit einem einzigen Ziel: Milchproduktion.

Eine Kuh auf einem kleinen Bauernhof gibt etwa 2200 bis 3600 Liter Milch pro Jahr, die durchschnittliche handelsübliche Herdenkuh 5000 bis 5400 Liter. Doch die Molkereiwissenschaftler streben ständig nach erhöhter Milchleistung. Eine Rekordkuh brachte es kürzlich auf knapp 15 000 Liter in zehn Monaten. Das ist das Vierfache des nationalen Durchschnitts. Doch die ständige Arbeit an der erhöhten Milchleistung kommt die Kuh teuer zu stehen. Das Eingesperrtsein ist bei großen Herden bereits üblich. Die Kühe können nur in einem Verschlag herumlaufen und verbringen den größten Teil ihres Lebens auf dem Beton oder Lattenrost ihrer Ställe. Einige Unternehmen verzichten auf den Auslauf und binden ihre Kühe Monate hindurch im Stall an. Geschwollene Euter, Euterentzündungen, wunde Beine, entzündete Hufe und nervöse Störungen sind bei Intensivzuchtrindern verbreitet.

Wenn die Milchproduktion einer Kuh nachläßt, was im Alter unvermeidlich ist, dann muß das Tier ins Schlachthaus. Die Vegankostanhänger haben recht mit ihrer Behauptung, daß der Milchkonsum indirekt die Ausbeutung und Schlachtung von Tieren fördert. Aber auch hier können verantwortungsbewußte Laktarier Milch bekommen, die unter weniger intensiven Bedingungen erzeugt wurde. Kleine Höfe verkaufen oft ihren Milchüberschuß, Naturkostläden bieten Milch von diesen Höfen an, und einige private Tierhalter werden überschüssige Ziegenmilch verkaufen, da die Ziege beliebter Milchlieferant auf kleinen Höfen ist.

All das wird Vegankostanhänger und Tierfreunde nicht zufriedenstellen. Sie möchten die totale Unabhängigkeit von Tierprodukten – und totale Freiheit für die Tiere. Ein Vegan wird darauf hingewiesen, daß überschüssige Kälber bei der Molkereiwirtschaft nicht zu vermeiden sind. Kühe müssen jedes Jahr begattet werden, damit sie sich regenerieren und Milch geben. Was geschieht mit ihren Nachkommen? Auf der kleinen Farm bleibt das Kalb vielleicht als Herdenmitglied, aber die Molkereiindustrie schickt die meisten Kälber zur Mast und ins Schlachthaus. Und einige der Kälber, die ursprünglich nur der Milchindustrie zuliebe auf die Welt kommen mußten, enden als Kalbfleisch.

Die intensive Viehwirtschaft birgt so viele Härten, daß der Raum in diesem Buch nicht ausreicht. Das Grausamste von allem aber ist wohl das, was mit dem Schlachtkalb geschieht. Kalbfleischfreunde meinen vielleicht, das begehrte weiße, zarte Fleisch entstünde durch eine besondere Züchtung. Das stimmt nicht. Das weiße Kalbfleisch stammt von einem Kalb, das seiner Mutter bereits drei oder vier Tage nach der Geburt weggenommen wurde. Das Kalb braucht wie jedes Säugetier Nahrung, Zuneigung von und Hautkontakt zur Mutter. Aber auf Schlachtkälber wird keine Zuneigung verschwendet.

Das Kalb wird in einen Verschlag aus Latten gesperrt. Es bekommt keinerlei Stroh oder andere Unterlage. Der Verschlag ist gerade groß genug zum Stehen oder Liegen. Wenn das Tier sich hinlegen will, muß es auf seinen Beinen liegen. Zum Ausstrecken ist kein Platz. Es kann sich nicht einmal umdrehen. Diese Behandlung dient einem besonderen Zweck. Weißes, zartes Kalbfleisch kommt von einem schlecht ernährten, blutarmen Tier, dessen Futter und Bewegungsmöglichkeiten bestimmten Beschränkungen unterworfen wurden. Dürfte das Kalb sich bewegen, dürfte es Gras, Getreide oder auch nur Stroh fressen, dann bekäme es hartes, dunkles Fleisch – und das wäre das letzte, was der Kalbfleischproduzent möchte. Sein Ziel ist es, in kürzester Zeit das schwerste Schlachtkalb zu erhalten. Deshalb ernährt er das Kalb mit einer eisenarmen Flüssignahrung aus Trockenmilch und verschiedenen Zusätzen. Man läßt das Tier nur wenig Wasser trinken, damit es kein zusätzliches Eisen bekommt und die Flüssigkeit gierig annimmt.

Da das Kalb aber ein natürliches Verlangen nach Eisen hat, wird es die Eisenscharniere seines Stalles oder sogar seinen eigenen Urin zu lecken versuchen. Die Fleischproduzenten verhindern das, indem sie den Kopf des Kalbes festbinden und eine Latte hinter den Hinterbeinen anbringen, so daß es sich noch weniger bewegen kann. Dadurch wird ein weiteres Problem gelöst; da das Kalb so schnell von seiner Mutter getrennt wurde, behält es einen starken Drang zu saugen. Das Tier wird versuchen, an seinem Stall oder am eigenen Körper zu saugen. Durch Einengung nimmt man ihm all diese schlechten Gewohnheiten – denn für den Fabrikfarmer ist alles, was nicht dem Profit dient, eine schlechte Gewohnheit.

Andere Kalbfleischproduzenten arbeiten lieber mit Streßsymptomen. Sie schalten das Licht aus, wenn die Kälber nicht fressen. Da das Fressen nur etwa eine Stunde pro Tag in Anspruch nimmt und die meisten Kälbermastanstalten fensterlos sind, verbringen Schlachtkälber ihr erbärmliches Leben eingesperrt im Dunkeln. Sie können weder saugen noch wiederkäuen noch ihrer Art gemäß fressen und trinken. Sie haben keinen Kontakt zu anderen Tieren und stehen drei oder vier Monate lang in dunklen Ställen auf Lattenböden gefangen. Schwach und

krankheitsanfällig wie sie sind, werden sie mit Antibiotika und anderen Medikamenten vollgestopft. Sie verlassen ihre Gefängnisse erst, wenn sie schlachtreif sind.
Wer sich die Notlage dieser Tiere, die »unserer Ernährung dienen«, schwer vorstellen kann, sollte sich die beschriebenen Lebensbedingungen einmal bei sogenannten Schoßtieren vor Augen führen. Stellen Sie sich fünf Hunde vor, in einen engen Käfig gezwängt, mit ausgezogenen Zähnen, damit sie sich weniger beißen. Ihr Fleisch wird von Metallstangen blutig gescheuert. Stellen Sie sich 10000 oder 50000 Hunde vor, die für mindestens ein Jahr so eingesperrt sind. Stellen Sie sich die zu Tausenden gestapelten Käfige vor, den Geruch, den Lärm: zehntausend Hunde, darunter viele kranke und verletzte, heulen in Todespein die gleichgültigen Menschen an.
Hunde, Katzen und Pferde werden gegen solche Grausamkeiten durch Gesetze geschützt, obwohl die gute Sitte, der Verstand und das Mitgefühl genügen würden, um die meisten Menschen von mutwilliger Grausamkeit abzuhalten. Doch für die gefangenen Tiere in den Landwirtschaftsfabriken gibt es kein Mitleid. Die Quälereien bei intensiver Viehwirtschaft werden geduldet oder sind gar erwünscht (sie halten ja die Preise niedrig), nur weil genug Menschen noch immer an das Märchen von den glücklichen Tieren auf dem Bauernhof glauben – oder weil sie ihre Augen und Ohren vor der Wahrheit verschließen.
Ironischerweise werden die Beweisstücke jener Milliarden gequälter Lebewesen jeden Tag von Leuten aufgegessen, die sich aufregen, wenn Nachbars Hund zu lange an einem Baum gebunden oder eine streunende Katze von gedankenlosen Kindern geärgert wird. Aber leider kommen die meisten außerhalb der Mahlzeiten nie mit diesen Tieren in Berührung. Ihr einziger Kontakt besteht im Verzehr. »Nun ja«, werden einige Leute sagen, »wenigstens werden die Tiere mit humanen Methoden geschlachtet.«
Die Britische Vegetarische Gesellschaft belehrt uns in ihrer Zeitschrift *The Vegetarian* eines besseren.
»Einen Sekundenbruchteil, ehe das Gewehr abgefeuert wurde, bewegte die Kuh den Kopf. Und statt umzufallen, stand sie da, während eine kleine Blutfontäne aus dem kleinen Loch in ihrem Kopf einige Zentimeter empor spritzte. Dieses Loch hatte der Bolzen hinterlassen. Es dauerte einige lange Sekunden, bis das Bolzengewehr wieder geladen und abgefeuert worden war... Danach zog man die noch um sich schlagende Kuh in die Höhe, um ihr die Kehle durchzuschneiden. Aus ihrem Euter spritzte Milch.«[5]
In den USA gibt es tatsächlich ein Gesetz für alle Bundesstaaten, das die Tötung von Vieh ohne unnötiges Leiden garantieren soll. Doch wir

werden sehen, daß dieser Status ein sehr merkwürdiges Werk der Gesetzgeber ist. Zahlen und Profite sind im Geschäft mit der Landwirtschaft nun einmal so wichtig, daß für Achtsamkeit oder Mitgefühl wenig Raum bleibt. Für die Farmfabrik und das Schlachthaus wird Tierschutz erst dann interessant, wenn die schlechte Behandlung der Tiere den Profit schmälert.

Das Bedürfnis, Tiere möglichst schnell und sauber zu töten, ist natürlich nicht neu. Bauern und private Tierzüchter haben von jeher ihr möglichstes getan. Sie haben den Kopf des Huhnes mit einem Ruck abgeschlagen oder das Schwein mit einer einzigen, gut gezielten Kugel getötet. Doch in größeren Einrichtungen wurden humane Schlachtmethoden erst nach 1960 üblich. Das ist recht spät, wenn man bedenkt, wie ausgeprägt unser soziales Bewußtsein in den letzten Jahrzehnten in anderen Lebensbereichen geworden ist.

Nur der Druck der Tierschutzvereine und der Organisationen für Humanität zwang den Kongreß 1958 endlich zur Verabschiedung des Gesetzes über humane Schlachtung. Im Juli 1960 trat das Gesetz in Kraft. Bis dahin wurden mehr als 95% aller Tiere unter Aufsicht der Bundesregierung mit Methoden geschlachtet, die von nun an als inhuman galten. Das Gesetz ordnet an:

»...Rinder, Kälber, Pferde, Maultiere, Schafe, Schweine und anderes Vieh muß vor dem Fesseln, Hochhieven, Hinwerfen oder Schneiden wahrnehmungsunfähig für Schmerz gemacht werden. Dies soll durch einen einzigen Stoß, Schuß oder eine elektrische, chemische oder andere Methode geschehen, die schnell und wirksam ist.«[6]

Das Gesetz über humane Schlachtung sagt sehr eindrucksvoll: »Hiermit erklären wir es zum Ziel der US-Politik, daß die Schlachtung von Vieh und die Behandlung von Schlachtvieh nur mit humanen Methoden vonstatten gehen soll.« Aber dieses Gesetz bellt nur, es beißt nicht. Nirgends ist eine Bestrafung derer, die inhumane Schlachtmethoden anwenden, vorgesehen. Brutale Behandlung des Viehs und grausame Schlachtung kann man nicht einmal als illegal bezeichnen, da das Gesetz über humane Schlachtung nur *freiwillige* Erfüllung fordert.

Eine indirekte Strafe für Anlagen mit inhumanen Tötungstechniken gibt es allerdings. Das Gesetz verpflichtet die Organisationen des Bundes dazu, ihr Fleisch nur von Unternehmen zu kaufen, die das Gesetz erfüllen. Dadurch sind Anlagen mit inhumanen Schlachtungen von Regierungsaufträgen ausgeschlossen. Sie müssen also auf das einträgliche Geschäft verzichten, der Armee, dem Schulspeisungsprogramm des USDA und vielen anderen Behörden und Organisationen Fleisch zu liefern. Aber ein wirtschaftlicher Anreiz ist ein dürftiger Ersatz für

eine Strafandrohung. Hier klafft eine Gesetzeslücke.
Was geschieht in Schlachthäusern, die kein Interesse an Regierungsaufträgen haben? Ihre Zahl ist groß. Sie können jede Schlachtmethode wählen, wie inhuman oder barbarisch sie auch sein mag. Staunend müssen wir vernehmen, daß das Bundesgesetz über Fleischbeschau und das Gesetz über humane Schlachtung zwei verschiedene Gesetze sind, die nichts miteinander zu tun haben. Ein Metzger ohne Vertrag mit dem Bund kann sein Vieh behandeln und töten, wie er will, und trotzdem wird sein Fleisch vom Bund kontrolliert und auf den Markt gebracht. Der Kontrollstempel des Bundes ist keine Garantie dafür, daß das Tier human geschlachtet wurde.
Folgende vier Schlachtmethoden wurden von der Regierung für human erklärt:

1. Bolzenschuß
2. Kohlendioxid
3. Betäubung durch Stromschlag
4. Gewehrschuß

Das Bolzengewehr oder die Betäubungsmaschine wird durch Preßluft oder Platzpatronen betätigt. Ein gleitender bleistiftdicker Bolzen wird in die Stirn des Tieres geschossen. Einige Bolzen haben Pilzform. Sie sollen das Tier nicht durch Eindringen in den Schädel, sondern durch die Wucht des Stoßes betäuben.
Kohlendioxid nimmt man für Schweine (manchmal auch für Schafe und Kälber). Sie werden von einem Fließband in eine Grube mit 65 bis 75% CO_2-Gehalt hineintransportiert. Das Gas verursacht Bewußtlosigkeit, die Geschwindigkeit dieses Vorganges hängt jedoch von der Größe des Tieres ab.
Die elektrische Betäubungsmaschine besteht meist aus zwei Elektroden, die von einem Schlachthausarbeiter bedient werden. Die Elektroden werden gegen das vorübergetriebene Tier gestoßen und machen es durch Schock bewußtlos.
Kleine Schlachtereien und die meisten Bauern bevorzugen noch immer den Gewehrschuß. Mit einer Pistole oder einer Flinte feuert man ein Geschoß von 22 oder 38 mm Kaliber in das Gehirn des Tieres.
Man beachte: Keine dieser Methoden ist dazu bestimmt, das Tier sofort zu töten. Man will das Geschöpf betäuben, jedoch das Herz noch lange genug schlagen lassen, damit es soviel Blut wie möglich aus dem Körper herauspumpen kann. Die Tiere leben, sind aber vermutlich unfähig zur Schmerzwahrnehmung. Das bewußtlose Tier wird gebunden, an einem Hinterbein aufgehängt und schnell mit einem 15 cm langen feststehenden Messer mit zwei Schneiden in die Brust oder den Hals gestochen. Dadurch werden die Hauptschlagadern verletzt. Wenn man es richtig macht, »schießt das Blut so dick wie ein Ankertau im Winkel von etwa 45 Grad abwärts.« So beschrieb ein Augen-

zeuge die Tötung eines Schweines.[7] Aber Schlachttechniken sind nur so gut wie die Menschen, die sie anwenden. Der Schlachter, der bei Rindern, Pferden, Maultieren, Schafen, Kälbern oder Ziegen ein Bolzenschußgerät verwendet, soll diese mit einem einzigen Schuß betäuben. Doch wenn die Tiere auch für noch so dumm gehalten werden – sie stehen keineswegs friedlich wiederkäuend im Schlachtraum und erwarten den Tod mit heiterer Gelassenheit.

In USDA-Anweisungen wird gewarnt:

»Man darf nur ruhige Tiere in die Betäubungszone bringen, denn das richtige Ansetzen der Geräte ist bei nervösen oder verletzten Tieren sehr schwer... Deshalb soll man beim Hereintreiben der Tiere sowenig wie möglich mit elektrischem Strom arbeiten und möglichst niedrige Spannungen verwenden.«[8]

(Die erwähnte elektrische Ausrüstung besteht aus den gemeinen elektrischen Rindersporen, die in Schlachthäusern üblich sind.)

USDA-Richtlinien mahnen außerdem:

»Die Betäubung sollte präzise und von einem gut ausgebildeten, erfahrenen Mitarbeiter vorgenommen werden. Er muß das Betäubungsinstrument genau plazieren, um das Tier schnell zu betäuben. Hierfür muß er die Sprengladung dem Tier je nach Art, Rasse, Größe, Alter und Geschlecht anpassen.«[9]

Einige kleine britische Schlachthäuser lassen auf den Bolzenschuß noch eine weitere Technik zur Lähmung der Tiere folgen. Es zeigt zumindest, wie weit manche Leute auf der Suche nach wirkungsvollen Tiervernichtungsmethoden gehen: Ein dreißig Zentimeter langer steifer Draht wird in das halbzentimetergroße Loch im Kuhschädel gestoßen. Dann bohrt man darin herum, um Gehirn und Rückenmark zu zerstören. Diesen Draht nennt man Markdraht. Er wird nach Auskunft von Schlachtereifachleuten des USDA in den Vereinigten Staaten nicht benutzt. Der Draht soll die Nervenzentren der Kuh zermalmen, damit das Tier bestimmt nicht wieder auf die Füße kommt. Doch ein Augenzeuge berichtet:

»Bei diesem Verfahren schlug das Tier erst recht heftig um sich ... ein Chirurg würde zwar sagen, daß das Schlagen nur eine Nervenreaktion sei. Trotzdem konnte ich den verzweifelten Kampf spüren, der sich im Inneren des Tieres abspielte. Es trifft einen wie ein elektrischer Schlag. Der jämmerliche kleine Seufzer am Ende des vergeblichen Kampfes ist vielleicht auch eine Nervenreaktion, da die zusammenfallenden Lungen die Stimmbänder aktivieren – aber wir haben den gleichen gefühlvollen Ton schon bei unseren menschlichen Freunden gehört.«[10]

Kohlendioxid nimmt man für Schweine, manchmal auch für

Schafe und Kälber, aber nicht für Rinder. Im Vergleich zu anderen Methoden ist es wahrscheinlich ein Segen. Doch CO_2-Gruben sind im Aufbau wie in der Unterhaltung teuer und werden nur in großen Schlachthäusern verwendet. Und selbst Großunternehmen ziehen oft andere langsamere Methoden vor: Gas entspannt nämlich den Darmausgang der Tiere und verursacht dadurch eine Menge Schmutz.

Die Betäubung durch Strom wird von vielen Schlachthäusern und besonders bei Schweinen bevorzugt. Elektrizität ist recht schnell, wenn das Werkzeug und die Angestellten richtig arbeiten. Doch verschiedene Faktoren können die Wirksamkeit des elektrischen Schlages mindern. Korrodierte Elektroden liefern weniger Strom. Vielleicht gelingt es einem Arbeiter nicht, die Elektroden mit genügend Druck anzubringen. Eine zu nasse, lehmverkrustete oder besonders stark behaarte Körperstelle des Tieres stört eventuell die Stromübertragung. Versagen das Werkzeug oder der Arbeiter, dann wird das Tier durch den Schlag nur gelähmt und erlebt das Aufhängen und Erstechen bei vollem Bewußtsein.[11]

Auch der Gewehrschuß erfordert nach Auskunft des USDA Genauigkeit. Man braucht nicht nur einen erfahrenen Schlachter, sondern auch das richtige Gewehr, das mit Hohlgeschossen geladen wird. Und obwohl man glaubt, daß ein einziger Gewehrschuß schnell und tödlich ist, gelingt dies keineswegs immer. Richard Rhodes schreibt in *Harper's Magazine:* »Nie sah ich unseren Betriebsverwalter so aufgeregt wie an dem Tag, als wir fünf Schweine schlachten sollten. Einem Schwein schoß er mehr durch die Nase als durchs Hirn. Es rannte quiekend im Verschlag herum, und er weinte fast. Zwei weitere Geschosse waren nötig, um das Tier zu erlegen, und der gute Mann zitterte, als er fertig war. ›Ich hasse das‹, sagte er mir, ›ich kann sie nicht leiden sehen. Es ist so verdammt schwer, ein Schwein sauber zu töten.‹«[12]

Viele Schlachthäuser wenden aus vielerlei Gründen humane Schlachtmethoden an. Mitleid ist dabei nicht ausschlaggebend. Humane Schlachttechniken ermöglichen die Bewerbung um Verträge mit dem Bund, verringern die Gefahrenquellen für die Arbeiter und das Auftreten gequetschter oder beschädigter Kadaver. Zu der Zeit, als dies geschrieben wurde, tötete man 98% der Rinder, 95% der Schweine und 85% der Schafe und Kälber unter Aufsicht des Bundes mit Methoden nach dem Gesetz über humane Schlachtung. Demnach werden jährlich mindestens einige Millionen Tiere in nicht vom Bund kontrollierten Anlagen oder in Anlagen, die keine Verträge mit dem Bund abgeschlossen haben, mit traditionellen Methoden getötet. Bei den traditionellen Techniken werden die

Tiere vor dem Schlachten nicht betäubt.
Die traditionelle Tötungsmethode für Schweine besteht zum Beispiel darin, daß man ein Tier bei vollem Bewußtsein fesselt, aufhängt und ersticht. Schweine kann man auch durch »Werfen« oder »Schleudern« töten. Diese gefährliche Methode erfordert mehrere Männer, die das Schwein buchstäblich niederringen müssen. Ist es ihnen gelungen, das Tier auf den Rücken zu legen, dann sticht einer das quiekende Schwein in die Brust. Schafe und Kälber werden ähnlich behandelt. Ein Text über Fleischproduktion gibt den Hinweis:
»Da Kälber nach dem Abstechen länger als andere Tiere um sich schlagen, hängt man sie am besten vor dem Abstechen auf.«[13]
Und obwohl das Gesetz über humane Schlachtung »einen einzigen Schlag« auf den Kopf des Tieres für human erklärte, hat ein Ausschuß des USDA den traditionellen Poleax oder Schlaghammer später als inhuman bezeichnet. Trotzdem wird der Poleax für manche Schlachtungen noch verwendet. Er ist im wesentlichen ein Schmiedehammer und billig, aber für Mensch und Tier schwer zu ertragen. Der Schlachter muß seinem verängstigten Opfer ins Gesicht sehen, den schweren Hammer erheben und zwischen die Augen des Tieres sowie auf die Stirn schleudern. Peter Singer sagt dazu in dem Buch *Animal Liberation:*
»Trifft der Hammer nur ein wenig daneben, dann kann er das Auge oder die Nase des Tieres zerschlagen. Dann rennt das Tier in Todesangst herum, und man muß noch einige Male zuschlagen, ehe es bewußtlos wird.«[14]
Als die USDA-Ratgeber den Poleax für inhuman erklärten, bemerkten sie dazu klugerweise, daß die Schläge eines Arbeiters gegen Ende eines Arbeitstages immer weniger treffsicher werden. Und außerdem – wie soll ein geschulter Schläger sein Handwerk lernen, ohne anfangs Fehler bei lebenden Tieren zu machen? Wie viele Schlachthäuser töten noch immer mit barbarischen Methoden wie dem Poleax? Wie viele kleine Unternehmen hängen Tiere vor dem Abstechen bei vollem Bewußtsein auf? Über Anlagen, die nur dem Einzelstaat unterstehen, besitzt der USDA keine Zahlenangaben. Doch da die Hälfte der Staaten keine Gesetze über Schlachtmethoden haben, schätzt der USDA, daß mindestens 276 Anlagen jährlich Millionen Tiere auf inhumane Weise töten. (Diese Zahl ist das Ergebnis einer formlosen Telefonanfrage des USDA. Ein Beamter räumt ein, daß die tatsächliche Zahl viel höher sein kann.)[15] Dem Kongreß wurden mehrmals Anträge vorgelegt, die humane Schlachtung für alle Staaten zur Pflicht zu machen. Aber dieses Gesetzeswerk ist bislang noch nicht über das Beratungsstadium hinausgekommen.

Die Wirkungslosigkeit des Gesetzes über humane Schlachtung erkennt man schon daran, daß das Geflügel nicht geschützt wird. Warum sind Hühner, Truthähne, Enten, Gänse und anderes Geflügel von Gesetzen des Bundes und der Staaten über humane Schlachtung ausgeschlossen? »Tja«, sagt ein Geflügelfachmann des USDA, »niemand regt sich besonders über die Behandlung von Hühnern auf. Mit einem kleinen braunäugigen Kalb kann der Mensch sich identifizieren, aber ein Huhn ist bloß ein dummer Vogel.« Tierschutzgruppen sagen, daß es schwer genug war, humane Gesetze für Säugetiere durchzusetzen. Man kann immer nur eine begrenzte Anzahl von amerikanischen Traditionen und Sitten ändern. Einige dieser Gruppen hoffen, daß es in Zukunft möglich sein wird, die humane Schlachtung auch auf Geflügel auszudehnen. (Die radikaleren vegetarischen Tierschutzgruppen möchten allem Schlachten ein Ende bereiten.) Zur Zeit jedoch werden Hühner noch immer wie dumme Vögel behandelt. In großen Geflügelschlachthäusern befestigt man sie mit den Füßen an einem Fließband oder einer Kette. Bei vollem Bewußtsein rattern die Vögel mit dem Kopf nach unten durch den Raum, bis ihre Hälse von einem messerschwingenden Menschen oder von einer maschinell bewegten Klinge durchschnitten werden, so daß die Köpfe nur noch lose am Körper hängen. (Man läßt die Köpfe zu Inspektionszwecken dran.) Ein guter Arbeiter kann etwa 3000 Vögel pro Stunde töten. In kleinen Anlagen werden die Hühner oft noch dadurch getötet, daß man ihnen entweder das Genick bricht oder ein Messer in den Schnabel stößt, wobei die Schädelbasis zerstört und eine tödliche Blutung hervorgerufen wird. Diese Methode ist grausam und entspricht keinerlei Vorschrift. Eine interne Anleitung warnt: »Wenn nicht genug Blut kommt, muß man es noch einmal versuchen, bis das Blut fließt.«[16]

Außerdem gibt es noch die Fische. Da Fische keine Säugetiere sind und sich nicht vermenschlichen lassen, denken die wenigsten Menschen daran, für Thunfische, Sardinen und Barsche so etwas wie Mitleid zu empfinden. Auf modern ausgerüsteten Fischfangflotten werden die Fische tonnenweise in Netzen gefangen und in Behälter geworfen, wo die Fische langsam ersticken oder unter ihrem eigenen Gewicht zerdrückt werden. Angeln ist in den Vereinigten Staaten der beliebteste Sport. Nur wenige Menschen denken darüber nach, daß es etwas anderes als ein erholsamer Nachmittag sein könnte, Fische zu angeln und zuzusehen, wie sie sich zu Tode zappeln. Man lehrt Kinder, selbst Angelhaken mit Ködern zu versehen und Fische ins Jenseits zu befördern. Das gilt als lebensnaher Unterricht zur Stärkung des Selbstbewußtseins. Das Angeln ist im amerikanischen Leben so tief verwurzelt, daß ein Ve-

getarier, der das kritisiert, was Issac Walton »stille, unschuldige Erholung« nannte, ebensogut seine Mutter oder die amerikanische Fahne angreifen könnte. Doch was ist Fischen (und Jagen) anderes als ritualisierte Gewalt?
Die Kunden würden sich beschweren, wenn eine tote Kuh oder ein Schwein im Glaskasten des Supermarktes hingestreckt läge. Aber ganze Reihen toter, glotzender Fische auf Eisstückchen entlocken dem Kunden nicht mehr als die Frage: »Sind sie frisch?« Lebende Hummer in Aquarien werden verspottet und belacht. Kinder tippen an das Glas und kichern: »Iiiih, sind die nicht scheußlich?«
Die Köche der *Haute Cuisine* kümmern sich wenig um den Mangel des Hummers an Schönheit. Sie werfen sie lebend in kochendes Wasser und beobachten, wie sie leuchtend rot werden. Viele Menschen bezeichnen sich als Vegetarier, essen aber weiterhin Fisch, Krebse und Muscheln. Dies beweist nicht nur, daß sie den tieferen Sinn des Vegetarismus noch nicht verstehen. Es zeigt auch unsere verbreitete Unfähigkeit, Nichtsäugetiere als lebende, fühlende Geschöpfe zu empfinden.
Ein Fisch ist uns weniger ähnlich als ein kleines braunäugiges Kalb. Aber haben wir das Recht, Fische mutwillig und zum Zeitvertreib zu vernichten, nur weil sie nicht wie Säugetiere aussehen? Henry David Thoreau schrieb in seinem Buch *Walden:*
»In den letzten Jahren habe ich wiederholt festgestellt, daß ich nicht fischen kann, ohne ein wenig von meiner Selbstachtung zu verlieren. Ich habe es immer wieder versucht. Ich habe Geschick dafür und wie viele meiner Freunde einen Instinkt zu fischen, der von Zeit zu Zeit erwacht. Doch wenn ich es getan habe, dann bereue ich es irgendwie... ich hatte meine Fische gefangen, ausgenommen, gekocht und gegessen, aber anscheinend hatten sie mich nicht wesentlich gesättigt. Es war unwichtig und überflüssig und kostete mich mehr, als ich dabei gewann. Etwas Brot oder ein paar Kartoffeln hätten mir ebenso gutgetan und weniger Schuldgefühle und Schmutz verursacht.«[17]
Als Vegetarier aus ethischer Überzeugung habe ich mich oft gefragt, wie man die Worte »human« und »Schlachtung« so leichtfertig verknüpfen kann. Nach *Websters* Wörterbuch bedeutet human »Mitgefühl, Sympathie oder Achtsamkeit anderen Menschen oder Tieren gegenüber«. Achtsamkeit bedeutet letztlich, daß man anderen Lebewesen keinerlei Schmerz oder Qual zufügen will. Deshalb ist es eigentlich ein Widerspruch, bei der unnötigen Tötung eines Tieres Mitleid zu zeigen.
Ich sage »eigentlich«, weil ich überzeugt bin, daß sich viele Kleinbauern und private Tierzüchter ehrlich bemühen, ihr Vieh stets gut zu behandeln, auch bei der Schlachtung.

Ein Familienbetrieb, der ein paar Schweine oder einen Stier aufzieht, hat mit dem monströsen Fließband eines Schlachthauses nichts gemeinsam.

Falls Sie gelegentlich Fleisch essen und sich ernsthaft dafür interessieren, wie die Tiere aufgezogen und schließlich getötet werden, dann können Sie entweder selbst Tiere aufziehen und schlachten oder Ihr Fleisch von jemandem kaufen, der auf die natürlichen Bedürfnisse und das Wohlergehen seiner Tiere achtet.

Tiere aus einer kleinen Privatzucht werden eher wie Lebewesen und nicht wie »Einheiten« behandelt. Sie haben oft ihren festen Platz im Familienleben. Manchmal sitzt die Tierliebe so tief, daß die Tötung dieser Tiere zu einem furchtbaren Erlebnis wird. Haben Sie je beobachtet, wie Bauernkinder auf dem Bezirksmarkt ihren Stieren Lebewohl sagen?

Viele private Tierzüchter schicken ihr Vieh zur Schlachtung zu jemand anders. Ein Tier zu erschießen, das man von Geburt an aufgezogen hat, dieser Gedanke ist manchem zu schrecklich, auch wenn der Tod noch so schnell und human ist.

Wenn Sie es nicht mit ansehen können, daß ein Tier getötet wird, und dies noch schlimmer finden, als selbst ein Tier zu töten, dann sind Sie vielleicht ein künftiger Vegetarier. Möglicherweise unterdrücken Sie Ihre innersten Gefühle, wenn Sie auch nur gelegentlich Fleisch essen.

Man stelle sich vor, die Mastbetriebe und Geflügelfarmen würden über Nacht anders, die in diesem Kapitel beschriebenen intensiven und brutalen Praktiken würden plötzlich ersetzt durch eine Tierhaltung, die das Wohlergehen und die natürlichen Bedürfnisse der Tiere berücksichtigt. Man stelle sich vor, die Schlachtmethoden würden so fortschrittlich, daß Rinder, Geflügel, Schweine und Fische schmerzlos, ja sogar sanft sterben könnten. Eine solche Revolution würde zahllosen Tieren sicher das Leben und den Tod erleichtern, und sie würde vielen aktiven Tierschützern gefallen. Aber genügt sie den ethischen Vegetariern? Keineswegs. Die Erzählerin Brigid Brophy schreibt:

»Selbst wenn wir unsere Mindestpflicht erfüllen und keinen Schmerz zufügen, haben wir meiner Meinung nach kein Recht, Tiere zu töten. Ich weiß, ich hätte kein Recht, Sie zu töten, selbst wenn es schmerzlos geschähe. Stellen Sie sich vor, ich dürfte Sie töten, bloß weil Sie mir gut schmecken würden! Ich bin nicht befugt zu beurteilen, ob Ihr Leben Ihnen mehr wert ist als dem Tier das seine.«[18]

Man betrachte die astronomischen Zahlen der Tiere, die in den Vereinigten Staaten allein zu Nahrungszwecken geschlachtet werden: fast 38 Millionen Rinder, 70 Millionen Schweine, vier Millionen Kälber,

sechs Millionen Schafe, 300 000 Pferde und 50 000 Ziegen werden jährlich unter der Kontrolle des Bundes getötet.[19]
Kann die Annahme, daß sie human geschlachtet würden, schon die Auslöschung von mehr als 119 Millionen Tierleben pro Jahr rechtfertigen? Wenn ja, wie rechtfertigt man die Tötung von Geflügel, die ja nicht dem Gesetz über humane Schlachtung unterworfen ist? 1977 wurden mehr als 13 Millionen Enten, 128 Millionen Truthähne und drei Milliarden Hühner getötet.[20] Diese Angaben über Vögel und Säugetiere betreffen nur diejenigen Tiere, die unter Aufsicht des Bundes geschlachtet wurden. Die tatsächliche Zahl der getöteten Tiere liegt viel höher. Man muß die Geschöpfe berücksichtigen, die in koscheren oder dem Einzelstaat unterstellten Schlachthäusern sterben. Andere werden im Ausland für den Export in die Vereinigten Staaten oder direkt auf der Farm getötet. Jäger und Fallensteller erschießen, erschlagen, erstechen oder fangen außerdem Millionen Tiere um ihres Fleisches, ihrer Federn, Felle, Häute oder Köpfe willen.
Demnach werden allein in den USA jährlich so viele Tiere geschlachtet, wie Menschen auf der Erde leben. Kann man diese Schlachterei so einfach rechtfertigen, indem man sie als human, schmerzlos oder gnädig bezeichnet? Ethische Vegetarier glauben nicht, daß wir die moralische Last unserer Handlungen einfach durch neue Methoden mindern könnten.
Die tiefsten philosophischen Grundsätze, die unsere Kultur hervorgebracht hat, besagen, daß wir angesichts von Gewalt und Grausamkeit etwas empfinden sollten – Schuldgefühle, Reue, Mitleid, Schreck oder Empörung. Aber man erzieht uns auch dazu, jene Gefühle zu unterdrücken, sobald Gewalt und Grausamkeit uns mit Fleisch versorgen. Das komische Gefühl im Magen bleibt und ist nicht immer leicht zu unterdrücken. »Es ist nur ein leises Ahnen«, schreibt Thoreau über sein wachsendes Unbehagen beim Angeln, »wie die Dämmerung am Morgen.«
Vielleicht kommen dieses Ahnen und dieses Unbehagen von einer inneren Stimme, die uns bewußt machen will, was wir eigentlich schon wissen: Das Töten von Tieren ist ein häßliches Geschäft, vor allem, wenn es ohne Notwendigkeit geschieht. Viele von uns sind nur noch ungern Raubtiere. *Alles* Leben verdient Achtung und Mitgefühl, und die Achtung vor den Rechten anderer hört nicht bei den Menschen auf. Achtung vor einem Fisch? Rücksicht auf ein Huhn? Ist das vermenschlichende Sentimentalität der Vegetarier, oder kann man so für die Rechte der Tiere eintreten? Zählt ein Herz nichts, bloß weil es unter Fell, Gefieder oder Flügeln schlägt?

»Du hast gerade gegessen, und wenn das Schlachthaus auch meilenweit weg ist und ängstlich verschwiegen wird – du bist mitschuldig.«

Ralph Waldo Emerson

Von allen Argumenten für den Vegetarismus ist keines so tief in der menschlichen Geschichte verwurzelt, keines weckt so viele Emotionen und provoziert so viele Streitigkeiten wie das ethische Argument. Dieses Argument besagt, daß es moralisch falsch sei, Tiere zu essen und zu töten. Als der griechische Philosoph Empedokles im fünften Jahrhundert vor Christus ausrief: »Werdet ihr nicht der fluchbeladenen Schlachtung ein Ende bereiten? Seht ihr nicht, daß ihr euch in blinder Unwissenheit der Seele selbst zerstört?«, da klagte er keineswegs über die hohen Fleischpreise. Und Plutarch (um 50 bis um 125 n. Ch.) dachte nicht an den gesundheitlichen Wert oder Unwert der Fleischspeisen, als er fragte: »Könnt ihr wirklich noch fragen, warum Pythagoras kein Fleisch verzehrte? Ich wundere mich eher darüber, durch welchen Zufall und in welchem Geistes- oder Seelenzustand der erste Mensch Fleisch aß. Wie konnte sein Mund geronnenes Blut berühren, wie konnte er das Fleisch eines toten Geschöpfes an seine Lippen bringen? Er bedeckte den Tisch mit alten, toten Körpern und wagte es, ›Speise‹ und ›Nahrung‹ zu sagen zu dem, was kurz zuvor noch gebrüllt und geschrien, gelebt und sich bewegt hatte. Wie konnten seine Augen ertragen, wenn man Kehlen durchschnitt, Häute abzog und Gliedmaßen abtrennte? Wie konnte seine Nase den Geruch ertragen? Warum hat ihm dieser Schmutz nicht den Geschmack verdorben, wenn er die Schmerzen des anderen Wesens kennenlernte und Säfte aus tödlichen Wunden trank?«

Viele frühe Denker verschiedener Kulturen – Buddha, Mahavira, Ovid, Plotin, Porphyrios, Pythagoras und andere – waren gegen den Fleischverzehr, weil sie glaubten, daß die Tierschlachtung unmoralisch, grausam und des menschlichen Geistes unwürdig sei. Philosophen, Künstler und Wissenschaftler in späterer Zeit teilten diese Ansichten. Sie wurden entweder Vegetarier oder sprachen sich für den Vegetarismus aus. Unter ihnen finden sich z. B. da Vinci, Einstein, Emerson, Gandhi, Krishnamurti, Alexander Pope, Rousseau, Albert Schweitzer, Shaw, Shelly, Tagore, Thoreau, Tolstoi und andere.* Sie alle bestätigten Thoreaus Beobachtung:

»... wer sich ernstlich bemüht, seine geistigen oder künstlerischen Fähigkeiten zu bewahren, hielt sich besonders von tierischer Nahrung und von einem zuviel an Nahrung überhaupt fern.«[1]

Doch im Gegensatz zu den gesundheitlichen, wirtschaftlichen und

* da Vinci, Gandhi, Krishnamurti, Shaw, Tagore und Tolstoi waren Vegetarier.

11

Siehe, ich gab Euch jedes Kraut

ökologischen Argumenten für eine fleischlose Ernährung kann man die ethischen Argumente nicht mit Statistiken und Laborergebnissen beweisen. Zwar halten ethische Vegetarier ihre Argumente gegen Schlachtung und Fleischkonsum für logisch und unwiderlegbar, doch über die Moral oder Unmoral des Tötens von Tieren (oder Menschen) kann man disputieren. Nur der Mensch ist zu Gesprächen über Themen dieser Art fähig. Soweit wir wissen, sind wir als einzige Art mit der Gabe gesegnet und beladen, Urteile zu fällen, zu philosophieren und uns über den grundsätzlichen moralischen Wert unserer Handlungen Gedanken zu machen. Doch die Frage nach einem wahrhaft menschlichen Verhalten wird durch unsere kulturelle Vielfalt übermäßig kompliziert.

Das Sozialverhalten des Menschen scheint so wenig festgelegt zu sein wie seine Eßgewohnheiten. Je nachdem, wer beobachtet oder urteilt, erscheint der *Homo sapiens* als edel oder als Bestie, friedlich oder aggressiv. Unsere Vorstellungen über Gut und Böse werden von unserer Persönlichkeit, unserer materiellen Umwelt und den Verhaltensnormen unserer Gruppe geprägt. Gut und böse kann man als relativ ansehen. Es gibt kaum ein Verhalten, das überall als gut oder böse gilt. Mord, Kannibalismus, Krieg, Vergewaltigung und Folter – all das wird je nach Gesellschaft verurteilt oder befürwortet. (Der Mutter-Sohn-Inzest ist diejenige Tat, die wohl am ehesten in allen menschlichen Gesellschaften einem strikten Verbot unterliegt.) Im allgemeinen ist für uns das gut, was die Werte einer Kultur erhält, während das Böse die soziale Ordnung zerstört oder abbaut.

Können ethische Vegetarier, die dies wissen, den Fleischverzehr zu Recht als unmoralisch verurteilen? Ja und nein. Nein – wenn sie ihn grundsätzlich verurteilen. Es gibt keine allgemeingültigen Moralgesetze über die Tötung von Menschen und Tieren. Ja – wenn die moralische Frage des Tierschlachtens im Zusammenhang mit einer bestimmten Menschengruppe und ihrem Lebensraum gesehen wird. Wenn wir die Frage überschaubar halten wollen, dürfen wir nicht in den Fehler verfallen, die Zweckmoral der Eskimos, Kalahari-Buschmänner oder Trobriand-Insulaner zum Thema zu machen, sondern müssen uns auf zwei wesentliche Fragen beschränken: Wie verträgt sich das Töten von Tieren mit den moralischen Werten, die in den Vereinigten Staaten und anderen westlichen Nationen vertreten werden? Und paßt das Schlachten und Essen von Tieren zu Ihren persönlichen Wertvorstellungen von gut und böse? Um dies herauszufinden, müssen wir nicht entscheiden, ob die Menschen von Natur aus gut oder böse sind, sondern feststellen, welche geistigen Werte in unseren kulturellen Werken Ausdruck finden.

Die einzelnen Vorstellungen über das Gute mögen relativ sein, doch ein Blick auf die großen Weltreligionen offenbart etwas Gemeinsames. Die Idee der gegenseitigen Achtung, die ein Grundzug der westlichen Philosophie ist, finden wir im Buddhismus, im Christentum, im Konfuzianismus, Hinduismus, Islam, im Judentum und vielen anderen Religionen und Weltanschauungen. Der Spruch* »Was du nicht willst, das man dir tu', das füg' auch keinem andern zu« zeigt eine grundsätzliche und fast überall bekannte Einsicht in die Tatsache, daß Selbstbeherrschung und gegenseitige Achtung zum Schutz des Individuums und der Gemeinschaft notwendig sind. Zwar ist der Menschheit die praktische Anwendung dieses Grundsatzes kaum je gelungen. Krieg und Grausamkeit haben die Erde beherrscht, seit der Mensch auf ihr weilt. Trotzdem gelten Rücksicht und Achtung als Ziele der meisten Individuen und Gesellschaftssysteme des Westens, selbst wenn es zuweilen nur ein Lippenbekenntnis ist. Albert Schweitzer fragte einmal in einer Predigt, ob man aus allen religiösen Lehren eine gemeinsame ethische Grundlage herausarbeiten könnte. Schweitzers Antwort berührt die Grundlagen fast aller Religionen und weltlichen Moralsysteme.

* Umformung von Tobias 4, 10, vgl. Matth. 7, 12 und Luk. 6, 31 sowie Lampridius (51): Quod tibi fieri non vis, alteri non feceris.

»Was ist also das Erkennen, das gelehrteste wie das kindlichste: Ehrfurcht vor dem Leben, vor dem Unbegreiflichen, das uns im All entgegentritt und das wie wir selbst, verschieden in der äußeren Erscheinung und doch innerlich gleichen Wesens mit uns, uns furchtbar ähnlich, furchtbar verwandt. *Aufhebung des Fremdseins* zwischen uns und den andern Wesen. (...) *Die Natur kennt keine Ehrfurcht vor dem Leben.* (...) Durch alle Stufen des Lebens hindurch bis in die Sphäre des Menschen hinan ist furchtbare Unwissenheit über die Wesen ausgegossen. Sie haben nur den Willen zum Leben, aber nicht die Fähigkeit des Miterlebens, was in den anderen Wesen vorgeht; sie leiden, aber sie können nicht mitleiden. (...) Die Welt, dem unwissenden Egoismus überantwortet, ist wie ein Tal, das im Finstern liegt; nur oben auf den Höhen liegt Helligkeit. Alle müssen in dem Dunkel leben, nur eines darf hinaus, das Licht schauen: das höchste, der Mensch. Er darf zur Erkenntnis der Erfurcht vor dem Leben gelangen, er darf zu der Erkenntnis des Miterlebens und Miterleidens gelangen, aus der Unwissenheit heraustreten, in der die übrige Kreatur schmachtet.«[2]

Es gibt Ausnahmen zu dem, was Albert Schweitzer hier sagt, doch sicherlich dient das Beste unserer Kultur diesem grundlegenden Mitgefühl und der Achtung vor dem Leben.

Was lehren wir unseren Kindern als erstes. Babys werden ohne vorgefertigte Empfindungen für Moral oder soziale Ordnung geboren. Trotz ihrer Instinkte und Erbanlagen sind Kinder Fremdlinge in der menschlichen Kultur. Man muß ihnen die Regeln über Richtig und Falsch, Gut und Böse schrittweise beibringen. Wenn wir sehen, daß unser Kind ahnungslos am Schwanz einer Katze zerrt, sagen wir: »Nein, nein.« Behutsam befreien wir die Katze und geben dem Kind seine erste Lektion in Sachen Ethik: »Sei nett zu dem Kätzchen.«

Welche Eltern oder welche Lehrer würden jemals ein Kind zu Grausamkeiten gegenüber Tieren ermutigen? Wer will schon, daß ein Kind Katzen tritt oder Vogelnester zerstört? Manchmal tun Kinder so etwas aus Unwissenheit oder ungezügelter Wut, doch verantwortungsbewußte Eltern versuchen solches Verhalten zu ändern und das Kind stets zu Selbstkontrolle und Mitgefühl anzuhalten. Wer Kindern beibringt, grausam oder gewalttätig zu sein, wird im allgemeinen als geisteskrank oder kriminell angesehen. Das normale und nützliche Verhalten besteht darin, Kindern beizubringen, daß sie auf ihre Geschwister, Schulkameraden, Verwandten und auf ihre Haustiere Rücksicht nehmen sollen. Die Kinder sollen, wenn möglich, niemandem weh tun. Albert Schweitzer zeigt uns, daß wir etwas in uns haben, ob angeboren oder erworben, das uns fühlen läßt, was im anderen vorgeht. Dies ist die Wurzel moralischen Verhaltens; wir vermeiden es, anderen Schmerz zuzufügen. Die meisten Menschen würden dies bestätigen, doch ethische Vegetarier finden an dieser Stelle einen offensichtlichen Widerspruch. Wenn Mitgefühl und gegenseitige Rücksichtnahme das Gebot der Stunde sind, warum verurteilt man dann die Mißhandlung einiger Tierarten und übersieht oder fördert die Mißhandlung anderer? Wir werden in dieser Gesellschaft dazu erzogen, das Leiden der Tiere zu empfinden, vor allem bei Hunden, Katzen, Pferden und seltenen Wildtieren. Aber wir rechtfertigen die Ausbeutung und Vernichtung anderer Tiere, weil diese Tiere »schließlich dafür aufgezogen werden.« Wir bringen Kindern bei, ihre Haustiere zu lieben, nett zu Mensch und Tier zu sein und ihre Aggressionen zu zügeln. Und dann sagen wir ihnen, sie sollen ihr Hähnchen aufessen. Oliver Goldsmith, ein Essayist und Dichter des achtzehnten Jahrhunderts, kritisierte seine englischen Landsleute folgendermaßen (und dies trifft auf uns Heutige ebenso zu):

»Die besten Menschen unter ihnen tragen das größte Mitleid mit Tieren aller Art zur Schau. Wer sie sprechen hört, kann sich kaum vorstellen, daß sie auch nur eine Mücke verletzen, die sie gestochen hat. Sie scheinen so zart, so mitleidig zu sein, daß man sie für unschuldige

Freunde der gesamten Schöpfung und für Beschützer des kleinsten Insektes oder Kriechtieres, das auf Erden leben darf, halten muß. Doch die Wahrheit ist kaum zu glauben! Die gleichen Männer, die sich so mit ihrem Zartgefühl brüsteten, haben zur gleichen Zeit vor meinen Augen ein Frikassee aus dem Fleisch von sechs verschiedenen Tieren verschlungen. Welch ein widersprüchliches Verhalten. *Sie haben Mitleid, und sie essen die Gegenstände ihres Mitleids!*«[3]

Wie erklärt sich dieses wankelmütige Mitleid, diese doppelte Moral? Eine Vielzahl von Begründungen ist üblich, zumeist vorgebracht von denen, die selbst zugeben, daß sie nicht schlachten können oder wollen. (Die folgenden Argumente wurden tatsächlich vorgebracht und während mehrerer Jahre bei Umfragen, Vorträgen und Gesprächen gesammelt.)

»Wenn wir die Kühe, Schweine und Hühner nicht essen, übervölkern sie die Erde und vertreiben uns.«

Hier wird zu Unrecht ein Vergleich aufgestellt zwischen dem Fleischverzehr oder der Fleischherstellung durch den Menschen und den Methoden, die die Natur gegen Übervölkerung vorgesehen hat. Man spinne den Gedanken weiter aus: Wenn die Menschen plötzlich keine Meerestiere mehr essen, werden dann die Weltmeere übervölkert und mit Fischen vollgestopft sein? Wie überstand dieser Planet die Jahrmillionen, ehe der Mensch erschien und die Herrschaft über die Geschöpfe und die Rohstoffquellen antrat? In Wirklichkeit trifft das Gegenteil zu. Ernsthafte Störungen des Gleichgewichts in der Natur sind fast immer auf die Einmischung des Menschen zurückzuführen. Die Frage basiert auf der höchst unwahrscheinlichen Möglichkeit, daß die USA über Nacht zu einer Vegetariernation würden.

Doch selbst eine allmähliche Beschränkung des Fleischverzehrs würde uns nicht einem Heer von Tieren ausliefern. Das genannte Argument erweckt die hysterische Vorstellung von Menschen, die in hüfthohen Stiefeln durch Hühner und Schweine hindurchwaten, die sich wild auf den Straßen paaren. In den Vereinigten Staaten gibt es nur deshalb Vieh in astronomischer Anzahl, weil Lebensmittelindustrie und Landwirtschaftsunternehmen das Vieh je nach Angebot und Nachfrage intensiv züchten. Würde die Nachfrage nach Fleisch zurückgehen, so zöge man auch weniger Tiere auf. Dies geschieht jetzt, da Viehzüchter ihre Herden je nach Preisentwicklung und marktwirtschaftlichen Trends vergrößern oder verkleinern. Ihre persönliche Entscheidung für den Vegetarismus kann nur dazu führen, daß weniger Tiere für die kommerzielle Schlachtung gezüchtet werden.

Das Argument würde eher für Kannibalismus sprechen. Der *Homo sa-*

piens ist die Art, die sich in einem Maße vermehrt, daß sie den Planeten zu übervölkern droht. Warum sollte man nicht Menschen essen oder Haushunde, Katzen oder Ratten? Denn das sind die Arten, deren Anwachsen ebenfalls außer Kontrolle gerät. Die Vegetarier hoffen aber auf bessere Methoden zur Lösung dieses Problems.

»Wenn wir keine Tiere züchten, nehmen wir ihnen ihre Lebensmöglichkeit. Ein kurzes Leben ist für ein Tier besser als gar kein Leben.«

Hier wird behauptet, daß wir zur Tierzucht verpflichtet seien, damit wir den Tieren die Gabe des Lebens nicht vorenthalten. Daß diese Tiere die Grausamkeiten der Intensivzucht erleben müssen oder ihr Leben unerbittlich ausgelöscht wird, um menschliche Gier zu befriedigen, ist vermutlich der geringe Preis, den sie für einen kurzen Einblick in das Leben zahlen müssen. Das Argument ist bizarr. Peter Singer sagt dazu in seinem Buch *Animal Liberation:* »Das ist absurd. Es gibt keine solchen ungeborenen Wesenheiten, die in der Vorhölle warten, bis jemand ihnen die Existenz ermöglicht.«[4]

In der Art und Weise, wie wir mit unserer Umwelt umgehen, haben wir einen indirekten Einfluß auf das Leben ungeborener Generationen von Mensch und Tier. Aber wir können den Ungeborenen nichts vorenthalten, denn es gibt nichts und niemanden, an den wir uns wenden könnten. Wir sind den Lebenden verpflichtet, nicht den Ungeborenen. Singer sagt darüber: »Auf diesem Gebiet kann man leicht Unsinn reden, ohne es zu merken.«

»Fleischessen gehört zu unserer Kultur. Es ist eine Tradition.« Dies ist das schwächste, aber eines der verbreitetsten Argumente für das Fleischessen. Es ist zumindest unvernünftig, eine Verhaltensweise für wertvoll oder unveränderlich zu erklären, bloß weil es immer so gemacht worden ist. Sklaverei, Raub, Mord und andere körperliche oder seelische Grausamkeiten gehören ebenfalls zu unserer Kultur, aber nur wenige Menschen wünschen die Beibehaltung dieser Gewohnheiten.

Traditionen sind letztlich nicht in der Weise festgelegt wie Körpervorgänge. Der Mensch muß auf zwei Beinen gehen, muß atmen und Nahrung aufnehmen. Doch keine angeborene körperliche Eigenschaft zwingt uns zum Verzehr bestimmter Nahrungsmittel, schon gar nicht zum Fleischessen. Nur Umweltbedingungen und Kulturtradition entscheiden darüber, wie vielfältig unser Speisezettel ist. Ein ähnliches Beispiel: Die Wissenschaftler streiten noch immer darüber, ob die Menschen von Natur aus aggressiv sind. Doch keiner von ihnen behauptet, daß alle Menschen von Geburt an nach Blut dürsten und einen körperlichen Trieb zum Fleischessen haben wie Löwen und Geier. Für die menschliche Nahrungswahl

sind Sitten ebenso wichtig wie die Stoffwechselchemie.
Die ethischen Vegetarier räumen ein, daß das Fleischessen Tradition ist. Aber sie schlagen vor, diese Tradition einmal unter die Lupe zu nehmen und zu fragen, ob die Massentötung und der Verzehr von Tieren dem Allgemeinwohl und dem eigenen Wohlbefinden dienen und unseren Moralvorstellungen entsprechen. Wir sollten uns fragen, ob das Schlachten uns wirklich edler macht – und ob die Tradition des Schlaghammers und des Schlachtermessers erhaltenswert ist, wenn wir andere Möglichkeiten haben.
»Der Mensch ist ein Raubtier. Das Töten und Essen von Tieren ist natürlich für ihn.«
Dies ist eine Variante des vorangegangenen Arguments und ebenso unvernünftig. Wir haben in Kapitel drei erfahren, daß man dem Menschen durch die Bezeichnung »Raubtier« seine Wandelbarkeit und seinen inneren Reichtum abspricht, als würde man Beethoven einen Klavierspieler nennen. Unser natürliches Verhalten, vor allem das Alltagsverhalten des einzelnen, ist so, wie wir es wollen – unter dem Einfluß unserer Umwelt, unserer Vorfahren und unserer Kultur. Auf seinen Kerngedanken reduziert, sagt der obige Satz etwas Lächerliches aus: »Unsere Ahnen aßen Fleisch; wir müssen es auch tun.« Aber denken Sie einmal nach. Die meisten Menschen in den Industrieländern können gerade deshalb Fleisch essen, weil sie keine Raubtiere oder Jäger sind. Sie gehen einkaufen.
Die Beutemenge eines Raubtieres wird durch seine körperliche Anpassung und seine Geschicklichkeit auf natürliche Weise beschränkt. Supermarkt-Kunden aber können ein sauber verpacktes Stück Fleisch bis zur Haustür geliefert bekommen oder das Fleisch in einem Restaurant nach Wunsch zubereiten lassen. Das hat wenig mit unserer blutigen Vergangenheit zu tun.
Warum nimmt man ein Bruchstück der menschlichen Vergangenheit als Beispiel für natürliches Verhalten? Mit gleichem Recht könnte man sagen, daß der Mensch von Natur aus mitfühlend ist, oder daß er von Pflanzen lebt, oder daß er ein geheimnisvolles Wesen ist, zur Zerstörung und Kreativität gleichermaßen befähigt. Der Mensch wird stets so sein, wie die Zeit, in der er lebt, es erfordert. Kümmern Sie sich nicht darum, was ein Neandertaler tat oder tun mußte. Sie selbst haben die freie Wahl.
»Tiere töten Tiere«.
Dieser Allgemeinplatz soll das Fleischessen rechtfertigen. Als wäre tierisches Verhalten eine Richtschnur für menschliches Handeln. Mit diesem Argument könnte man dafür eintreten, daß Frauen ihre Männer, Mütter ihre Kinder und alle ihren Kot essen, denn Spinnen, Fische und Hunde tun so etwas gelegentlich.

Außerdem ist der Satz ungenau. Offensichtlich töten nicht alle Tiere andere Tiere. Viele Tiere (und auch Menschen) gedeihen ohne Fleisch. Diejenigen, die andere Lebewesen zu Nahrungszwecken töten, handeln aufgrund ihrer selektiven Bestimmung so. Sie haben keine Wahl. Fleischfressende Tiere töten selten mutwillig oder sinnlos. Keines tötet zum Spaß wie der Mensch. Und nur der Mensch ist dazu fähig, seine eigene Art oder andere Arten in Massen zu töten oder zu mißhandeln.

Raubtiere kennen keine ästhetischen oder ethischen Bedenken, wenn sie töten. Sollten wir unsere moralischen und kulturellen Einwände gegen Gewalt und Schlachtung einfach fallenlassen, nur weil kein anderes Tier solche Gefühle kennt? Für den ethischen Vegetarismus ist nicht ein Teilbereich der Natur Maßstab menschlichen Handelns, sondern er konzentriert sich auf Eigenschaften, die nur der Mensch kennt: Vorstellungskraft, Einführungsvermögen und Mitgefühl. Das Verhalten der meisten Tiere mag unverzeihlich sein – aber wir sind für unser Verhalten verantwortlich.

»Der Mensch ist der Herr der Erde. Die Tiere sind für uns da wie Kohle und Öl.«

Eine Dame drückte es so aus:

»Wenn Gott nicht gewollt hätte, daß wir Fleisch essen, hätte er keine Tiere erschaffen.« Das ist jene althergebrachte Selbstsucht, in deren Namen unser Planet verschmutzt und ausgeplündert wurde und das Leben aller Geschöpfe bedroht ist. Wie kann man das Fleischessen oder irgend etwas anderes mit dem Argument rechtfertigen, »der Mensch ist der Herr der Erde«? Eltern sind Herren über ihre Kinder, aber sie dürfen sie nicht töten oder mißhandeln. Wenn Sie ein Auto besitzen, heißt das noch lange nicht, daß Sie auf dem Bürgersteig oder auf einem Spielplatz fahren dürfen.

Den Glauben an die Herrschaft des Menschen bezieht der westliche Mensch aus der Bibel, besonders aus Genesis 1, 28 (1. Mose), wo Gott sagt:

»Seid fruchtbar und mehret euch und füllet die Erde, und machet sie euch untertan und herrschet über die Fische im Meer und über die Vögel unter dem Himmel und über das Vieh und über alles Getier, das auf Erden kriecht.«

Deshalb benutzen einige die Bibel häufig zur Rechtfertigung des Fleischessens. Doch vegetarische Bibelleser weisen darauf hin, daß die Bibel auf nichtfleischliche Speisen mehr Wert legt als auf die mutmaßlichen Freuden des Fleischverzehrs. Es gibt das fünfte Gebot: »Du sollst nicht töten.« Ethische Vegetarier beziehen es auf alle Tiere. (Die Bibel sagt nirgends, daß das Gebot nur für Menschen gelte.) Und Genesis 1, 29:

»Sehet da, ich habe euch gegeben alle Pflanzen, die Samen bringen, auf der ganzen Erde, und alle

Bäume mit Früchten, die Samen bringen, zu eurer Speise.«
Ähnliche Stellen finden wir in Genesis 9, 4 (1. Mose), Leviticus 3, 17 und 7, 23 und bei Jesaja 66, 3:
»Allein esset das Fleisch nicht mit seinem Blut, in dem sein Leben ist.«
»Das sei eine ewige Ordnung für eure Nachkommen, überall wo ihr wohnt, daß ihr weder Fett noch Blut esset.«
»Ihr sollt kein Fett essen von Stieren, Schafen und Ziegen.«
»Wer einen Stier schlachtet, gleicht dem, der einen Mann erschlägt; wer ein Schaf opfert, gleicht dem, der einem Hund das Genick bricht.«
Natürlich kann man jede dieser Stellen durch eine andere Stelle widerlegen, die den Fleischverzehr zu empfehlen oder zu entschuldigen scheint. Die Vegetarier behaupten nicht, daß die Bibel sich direkt für den Vegetarismus einsetzt, aber sie legen Wert auf die Feststellung, daß viele kritische Stellen der Schrift über das Fleischessen von späteren jüdischen oder christlichen Herausgebern verfälscht oder weggelassen wurden, weil sie die Bibel beim Volk beliebter machen wollten. (Der römische Kaiser Konstantin zum Beispiel nahm das Christentum nur unter der Bedingung an, daß man ihm das Festhalten an üblichen römischen Sitten und Lehren erlaubte.) Und der britische Vegetarier Geoffrey Rudd weist darauf hin: »Alle Bücher der Bibel sprechen von vegetarischer Kost. Fleischspeisen werden mit Abscheu erwähnt. Für reichen Lohn gebraucht man das Bild von Milch und Honig und wählt nicht die armen Körperteile und Organe toter Tiere.«[5]
Andere ethische Vegetarier sind gar nicht beeindruckt davon, daß die Bibel dem Menschen die Herrschaft über die Erde zuspricht. Die Bibel, so sagen sie, ist nur eine mögliche Ausdrucksform der menschlichen Suche nach Gottes Führung. Es gibt viele andere heilige Bücher und Lehren. Nicht alle erlauben dem Menschen, die Erde und ihre Geschöpfe als sein persönliches Eigentum zu verwenden. Im Dschainismus, einer alten und einflußreichen indischen Religion, finden wir das erste von Mahaviras »Fünf großen Gelübden«:
»Ich entsage allem Töten lebender Wesen, ob sie beweglich oder unbeweglich sind. Ich werde weder selbst Lebewesen töten noch andere dazu veranlassen, noch einer Tötung zustimmen.«[6]
Da die Prinzipien des Dschainismus die Entwicklung des Hinduismus und der indischen Kultur stark beeinflußten, wurde dieses Gesetz über *Ahimsha* (Nichtverletzen und Mitgefühl gegenüber Lebewesen) ein Eckstein der hinduistischen Philosophie. Das *Mahabharata,* das Nationalepos der Inder, warnt: »Wer Kühe tötet und verzehrt, wird so viele Jahre in der Hölle schmachten, wie die geschlachtete Kuh Haare hat.« Und: »Gibt es eine grö-

ßere Grausamkeit und Selbstsucht, als die Vermehrung des Fleisches am eigenen Körper durch Verzehr des Fleisches unschuldiger Geschöpfe?«

Die erste der zehn Vorschriften der buddhistischen Lehre lautet: »Unterlasse die Zerstörung von Leben.« Strenge buddhistische Laien meiden den Fleischverzehr, obwohl buddhistische Mönche, die üblicherweise ihre Nahrung erbetteln, angebotenes Fleisch annehmen dürfen, wenn das Tier nicht extra für sie getötet wurde.

Das *Tao Teh Ching,* das 3000 Jahre alte Weisheitsbuch, behandelt die Frage der Ernährung nirgends ausdrücklich, warnt jedoch die Menschen, die Erde und das Leben auf ihr beherrschen zu wollen. Was die Beziehung der Menschen zur Erde betrifft, vertritt die taoistische Philosophie gerade das Gegenteil der jüdisch-christlichen Überlieferung. Der Taoismus lehrt, daß die Ordnung und Vollkommenheit des Universums erst offenbar wird, wenn wir aufhören, die Welt um unserer Bedürfnisse willen beherrschen und verändern zu wollen.

Vielleicht ist der Mensch aufgrund seiner Eigenart der Evolution Herr der Erde. Aber befreit uns diese Überlegenheit von unserer ethischen Verantwortung? Gibt sie uns die Freiheit, weniger hochentwickelte Geschöpfe auszubeuten und absichtlich zu töten? Ethische Vegetarier meinen, daß Herrschaft über die Erde ebensogut auch heißen kann, für alles Leben und seine Ordnung zu sorgen, zu schützen, wo es möglich ist, und lieber nach Einheit mit der Natur zu streben als nach deren Unterwerfung und Zerstörung.

»Warum soll man sich solche Sorgen um die Behandlung von Tieren machen, solange so viele Menschen leiden?«

Mitleid mit Tieren und Mitleid mit Menschen schließen einander nicht aus. Man braucht nicht viel Kraft, um Vegetarier zu werden. Es ist ein Nichttun, ein Weglassen bestimmter Speisen und Produkte, keine Übernahme zusätzlicher Verantwortung. Nichts hält einen Menschen vom Kampf gegen menschliches Leiden ab, wenn er gleichzeitig Vegetarier ist. Außerdem werden wir später darüber sprechen, daß vegetarische Ernährung sowohl unsere Rohstoffquellen schont als auch unabhängig von den Tieren macht. Damit ist Mensch und Tier gleichzeitig geholfen.

»Warum sollten wir Tiere besser behandeln als Menschen?«

Das sollten wir nicht. Wir sollen die Rechte aller Geschöpfe gleichermaßen achten. Die Prinzipien des ethischen Vegetarismus wären lächerlich, wenn sie nicht die Sensitivität gegenüber allen Lebewesen erhöhen würden.

»Sie sprechen von den Rechten aller Geschöpfe, aber nur Menschen können Rechte haben.«

Das Wörterbuch definiert ein Recht

als etwas, »das jemand aus gerechten Gründen beanspruchen kann«. Doch da unsere Mitgeschöpfe nicht fähig sind, Weltanschauungen oder Gesetze zu entwickeln, können sie auch keine Ansprüche stellen. Das Schwein, das auf dem Fließband in den Tod fährt, kann keine leidenschaftliche Bitte um Leben und Freiheit vorbringen. Es mag vor Angst quieken, doch man warnt uns davor, dem Schwein menschliche Eigenschaften zuzuschreiben. Wir können aus seinem Verhalten nicht schließen, daß es denkfähig ist oder um sein Schicksal weiß. Unser Ruf nach Mitgefühl würde sonst auf Sentimentalität und Vermenschlichung basieren.

Aber die meisten ethischen Vegetarier halten ihre Einwände gegen das Schlachten für entschieden unsentimental. Die Einwände haben nichts mit dem Charakter oder Wert eines bestimmten Tieres zu tun.

Unsere Gesellschaft befindet sich heute in einem Prozeß des Umdenkens und der Erweiterung unserer Rechtsvorstellungen. Allein innerhalb der letzten zehn Jahre haben wir viele Veränderungen in der Gesetzgebung gegenüber rassischen und völkischen Minderheiten, den Frauen, den Alten, Kindern, Homosexuellen und körperlich und geistig Behinderten erlebt. Es geht dabei nicht um Gleichheit als solche. Das Gesetz kann die Unterschiede zwischen Menschen nicht auslöschen. Es geht um gleichwertige Behandlung aller ohne Ansehen ihrer Verschiedenheiten.

Ob man die daraus entstehenden sozialen Umwälzungen begrüßt oder nicht – diese Neuordnung der gesellschaftlichen Verhältnisse gründet sich auf neue Erkenntnisse der Natur- und Sozialwissenschaften und außerdem auf wiederentdeckte alte Gedanken. (Frauen und rassische Minderheiten fordern immerhin schon seit Jahrhunderten ihre Gleichstellung.) Früher sperrten wir geistig Behinderte und psychisch Kranke fern von uns ein und glaubten, sie hätten kein Recht auf Rücksicht. Jetzt besteht unser Ideal darin, die geistig und körperlich Behinderten etwas lernen zu lassen und ihnen einen selbstgewählten Platz in der Gesellschaft zu geben. Wir bieten den psychisch Kranken medizinische Betreuung und Beratung, da wir endlich gemerkt haben, daß sogar »Verrücktheit« kein absolut gültiger Begriff ist.

Unsere Gesetze und vielleicht auch unser soziales Bewußtsein haben aufgehört, die Mißhandlung von Menschen damit zu entschuldigen, daß diese Menschen »nur Sklaven«, »schwachsinnig« oder »das schwächere Geschlecht« seien. Die Vorstellung von menschlichen Rechten, zumindest von dem Recht auf ein Leben ohne Schmerzen und mutwillige Mißhandlung, ist erweitert worden. Wir lassen nicht mehr nur das gelten, was eine Elite für normal oder annehmbar erklärt.

Wir haben endlich darauf verzichtet, die Rechte eines Menschen von seiner Hautfarbe, seinem Geschlecht oder seinem Intelligenzquotienten abhängig zu machen. Doch sind wir auch bereit, das Recht auf Rücksichtnahme nichtmenschlichen Wesen zu gewähren? Ob wir wollen oder nicht, die Wissenschaft könnte uns eines Tages dazu zwingen.

Ende der sechziger Jahre begannen Forscher mit Versuchen, Schimpansen die amerikanische Zeichensprache für Taubstumme beizubringen. Menschenaffen können nicht die für die menschliche Sprache nötigen Laute hervorbringen, aber sie haben Hände mit frei beweglichen Fingern. Heute, nach mehr als einem Jahrzehnt, hat man nicht nur mehreren Schimpansen und einem Gorilla die Zeichensprache beigebracht, sondern die Affen verwenden diese Sprache auch tatsächlich im Gespräch mit Menschen.

Papageien lernen sprechen, und Katzen und Hunde können ihren Besitzern einfache Bedürfnisse begreiflich machen. Doch die Menschenaffen aus diesem Forschungsprogramm können, wie Harold T. P. Hayes im *New York Times Magazin* schreibt, jetzt folgendes: »...bis zu 30 Minuten lang mit Menschen Gespräche führen, gelernte Worte zur Beschreibung neuer Situationen oder Gegenstände kombinieren, Unterschiede und Gemeinsamkeiten begreifen, wenn-dann-Sätze begreifen, ihre Stimmung beschreiben, lügen, Wörter auswählen und daraus Sätze bilden, Wünsche ausdrücken, künftige Ereignisse vorwegnehmen und Artgenossen in Zeichensprache ansprechen...«[7]

Dr. Duane Rumbaugh vom Primatenzentrum in Yerkes, Atlanta, legt Wert auf die Feststellung, daß die Menschen den Affen das Denken und sogar das Kommunizieren nicht erst beigebracht hätten. »Wir beschränken uns bei diesem Sprachprogramm darauf, einen gemeinsamen Wortschatz mit ihnen zu wählen.«[8] Das bedeutet, daß die Affen schon immer Denkfähigkeiten hatten, von denen wir nichts wußten.

Was gibt es noch, was wir über nichtmenschliche Wesen nicht wissen? Eines der bedeutendsten und ergreifendsten Erlebnisse bei diesen Sprachstudien betraf Washoe, die erste Schimpansin, die die Zeichensprache lernte, Washoe wurde gepaart, weil man hoffte, daß sie ihren Jungen ihre Sprache weitergeben würde. Leider starb Washoes Baby, als es von einem Regal herunterfiel. Die Wissenschaftler waren verblüfft, weil Washoe ihrem toten Kind ein Zeichen gab. »Baby umarmen.«

Manche werden meinen, daß Schimpansen und Gorillas kein Thema für den ethischen Vegetarier sind, doch die Wandlung unserer Einstellung gegenüber Menschenaffen (und Delphinen, die wohl ebenfalls zum Denken fähig sind), zeigt, wie neue Erkenntnisse über Tiere und Menschen fast von selbst zu mehr Mitgefühl führen. Wer vor zehn Jahren behauptet hätte, ein Schimpanse würde eines Tages ein Gespräch mit einem Menschen führen, wäre eher selbst in einen Käfig gesperrt worden.

Jetzt sagt die Psychologin Penny Patterson: »Allein schon die Tatsache, daß Sprache gelernt werden kann, zeigt den Menschen die Notwendigkeit, die Rechte der Tiere zu überdenken.«[9]

Frau Patterson arbeitet mit Koko, einem Gorillaweibchen, das einen Wortschatz von fast 500 Wörtern hat.

Dies führt zu einigen beunruhigenden Fragen: Wenn wir uns verpflichtet fühlen, unser Mitgefühl auf einen Gorilla oder Schimpansen auszudehnen, können wir es dann mit gutem Grund einem Schwein, einer Kuh oder einem Huhn oder einem anderen Tier verweigern? Können wir es überhaupt irgendeinem Geschöpf verweigern, bloß weil es weniger oder gar nicht fähig ist, seine Empfindungen in Sprache auszudrücken?

Können wir die Tötung von Delphinen beklagen, wenn wir den Mund voll Thunfisch haben?

Fortschritte in der Medizin haben uns dazu gezwungen, unsere überlieferten Begriffe von Leben und Tod zu revidieren. Die Ärzte können heute mit komplizierten Maschinen und gewagten Eingriffen Todgeweihte am Leben erhalten. Viele Menschen wurden durch solche Mittel gerettet, doch wurden dadurch auch viele juristische und ethische Fragen aufgeworfen. Wir definieren den Tod nicht mehr einfach als Stillstand des Herzens. Wir sprechen vom Gehirntod. Das ist der Augenblick, wenn Bewußtsein und Wahrnehmungsfähigkeit für immer verlorengehen. Wir haben erfahren müssen, daß ein schlagendes Herz und eine beatmete Lunge noch kein sinnvolles Leben ausmachen.

Man hat in den USA bereits gesetzliche Vorkehrungen getroffen, damit Ärzte lebenserhaltende Maschinen abschalten können, sobald die Gehirntätigkeit eines Patienten nachgewiesenermaßen für immer erloschen ist. Man beachte, daß unsere Gerichte, die Ärzte und alle vernünftigen Menschen den Wert eines Lebens Gott sei Dank nicht nach der Hautfarbe, dem Intelligenzquotienten, dem Bankkonto oder gesellschaftlichen Status eines Menschen beurteilen. Statt dessen interessieren wir uns für ganz bestimmte Fragen: Kann der Patient auf sinnvolle Reize reagieren? Ist er bei Bewußtsein? Kann er Schmerz empfinden?

Wir wollen den Streit über die Euthanasie und den Eid des Hippokrates beiseite lassen und annehmen, daß wir uns in einem Punkt einig sind: Wenn das Bewußtsein für immer erloschen ist, wird ein Körper, der auf unbestimmte Zeit nur durch Maschinen und äußere Maßnahmen am Leben erhalten wird, zur bloßen Hülle.

Wir wollen an dieser Stelle nicht fragen, ob es legal oder moralisch vertretbar ist, den Stecker herauszuziehen. Unsere Diskussion soll sich auf einen Punkt konzentrieren: Das wesentliche Merkmal fühlender Wesen ist die Fähigkeit zu Wahrnehmung und Ausdruck. Solange ein Mensch noch die geringste Fähigkeit hat, Gefühle zu zeigen, sind Tradition und Gesetz auf seiner Seite.

Und wie steht es um die Tiere? Man kann zwar einerseits behaupten, Tiere hätten keinen gesetzlichen Status, wenig oder keine Intelligenz und keinen Rang innerhalb der Gesellschaft, aber niemand kann mit guten Gründen den Tieren die Befähigung zum Fühlen und Wahrnehmen absprechen. Sie fühlen Schmerz. Thoreau sagte: »Der Hase schreit in der Not wie ein Kind.« Können wir weiterhin das Leiden eines solchen Geschöpfes mißachten, nur weil es einer anderen Art angehört? Dieser Gedanke ist nicht neu. Jeremy Bentham, ein englischer Philosoph des achtzehnten Jahrhunderts, schrieb über die Tiere:

»Die Frage lautet nicht, ob sie *denken* oder *sprechen* können. Die entscheidende Frage lautet: Können Sie *leiden*?«[10]

Peter Singer, ein zeitgenössischer Philosoph, drückt es anders aus:

»Ein Stein hat keine Interessen, weil er nicht leiden kann. Wir können nichts tun, was sein Wohlbefinden beeinflussen könnte. Doch wenn ein Lebewesen leidet, gibt es keine moralische Rechtfertigung, dieses Leiden nicht zur Kenntnis zu nehmen.«[11]

Leider halten sich die meisten Menschen nicht daran. Unser biologisches Leben untersteht den Gesetzen der Physik, aber nicht unsere innere Welt, das Reich des Geistes. Die Schwerkraft hindert uns am Fliegen aus eigener Kraft, aber keine derartige Kraft zwingt uns zu mitfühlendem und verantwortungsbewußtem Handeln. Wenn wir dazu bewegt werden, ein anderes Wesen vor Leid zu bewahren, dann deshalb, weil eine Regung in unserem Herzen, entstanden in Jahrtausenden kultureller und geistiger Entwicklung, uns sagt, daß es richtig ist. Diese innere Stimme spricht nicht immer laut und deutlich genug. Das sehen wir an der schlechten Behandlung, die wir einander und unserem Planeten angedeihen lassen. Trotzdem kann es keinen Zweifel geben, daß unsere höchsten Werte Mitgefühl und Rücksichtnahme einschließen. Und da Mitgefühl den Menschen im Idealfall nicht nach Rasse, Begabung oder gesellschaftlichem Status zugeteilt wird, sehen ethische Vegetarier keinen vernünftigen Grund, weshalb dieses Mitgefühl nicht auf alle fühlenden Geschöpfe ausgedehnt werden sollte.

Die Menschheit wird immer auf irgendeine Weise Tiere ausnutzen. Doch was die Welt als Ganzes tut, brauchen Sie persönlich nicht unbedingt zu tun. Niemand hindert Sie daran, auf Ihre innere Stimme zu hören und die Rechte aller Geschöpfe anzuerkennen.

»Tiere haben keine Seele. Es ist keine Sünde, sie zu töten.« Diese althergebrachte Rechtfertigung für die Ausbeutung der Tiere durch den Menschen geht davon aus, daß ein Tierleben mit dem Tod endet und das der Mensch nicht verpflichtet sei, tierisches Leben zu erhalten. Das Gegenargument: Wenn Tiere tatsächlich keine Seele haben, sollten wir uns desto mehr bemühen, ihnen ihr einziges Leben, das sie haben, zu lassen.

Östliche Religionen wie der Hinduismus lehren, daß Tiere beseelt seien und daß man Tierseelen und Menschenseelen nicht unterscheiden könne, weil alle Seelen Teile der Allseele *(Paramatman)* seien. Für einen strenggläubigen Hindu belastet die Tötung eines Tieres die Seele genauso wie die Tötung eines Menschen, denn eine solche Handlung greift in das Schicksal eines Einzelwesens ein.

Doch die Frage kann nie beantwortet werden, da wir weder beweisen, noch widerlegen können, ob Mensch oder Tier eine Seele haben. Was wir wissen, ist, daß beide Schmerz empfinden. Das sollte uns genügen, es moralisch verwerflich zu finden, anderen Wesen ohne Notwendigkeit Schmerz und Leid zuzufügen. Zwei Tatsachen scheinen diese Haltung zu verkomplizieren: (1) Einige Lebewesen – Muscheln, Krebse, Insekten – registrieren Schmerz vielleicht nicht in einer Weise wie höhere Lebensformen. Kann man deshalb den Verzehr von Krabben und Hummern rechtfertigen? (2) Wie steht es mit Tieren, die ohne Grausamkeiten aufgezogen und völlig schmerzlos geschlachtet werden, z.B. auf einem kleinen Bauernhof?

Die meisten ethischen Vegetarier sind gegen jedes unnötige Töten. Sie fragen nicht nach der Schmerzempfindlichkeit des Tieres oder nach den Schlachtmethoden. Die Tatsache, daß ein Tier zu Nahrungszwekken getötet wird, obwohl es andere Möglichkeiten gibt, macht diese Handlung überflüssig und in den Augen ethischer Vegetarier zu einem Unrecht. Dies mag ein extremer Standpunkt sein, aber bedenken Sie einmal folgendes: Alte Gebäude fühlen keinen Schmerz. Sie sind nicht lebendig. Trotzdem protestieren viele Bürger, wenn ein altes Gebäude, womöglich eines von historischem Wert, zugunsten eines Parkplatzes abgerissen wird. Verantwortungsbewußte Menschen sehen es nicht gern, wenn Leben oder Eigentum unnötigerweise zerstört wird. (Leider werden solche Gefühle eher leblosen Objekten oder seltenen Tierarten zugewandt als den Tieren in Farmfabriken und Schlachthäusern.) Der Wert eines Rotbuchenwaldes oder eines Rathauses aus dem neunzehnten Jahrhundert ist relativ, die Frage der Schlachtung von

Tieren zu Nahrungszwecken aber ist grundsätzlich. Weder die Lehre von der Ernährung noch die Gesellschaft zwingen uns zum Fleischessen. Wir können Gewalt und Tötung unter bestimmten Umständen rechtfertigen: Selbstverteidigung, Vernichtung gefährlicher oder schädlicher Tiere sowie Kampf ums Überleben unter ungewöhnlichen Bedingungen. Aber viele Gelehrte warnen uns seit Jahrhunderten, leichtfertige Grausamkeit gegenüber niederen Lebensformen stumpfe den menschlichen Geist ab und fördere auf die Dauer die Mißhandlung der Menschen untereinander. Allzu leicht gewöhnt man sich an Gewalt und verankert sie sogar in Gesetzen. Selbst in Religionen, in deren Überlieferungen Tiere als gottgegebenes menschliches Eigentum betrachtet werden, werden unnötiges Schlachten und die Mißhandlung von Tieren verurteilt. Die Mißhandlung von Tieren und das Töten eines Tieres zu Nahrungszwecken oder wegen eines anderen Nutzens sind zwar keine Todsünden. Doch mutwillige Grausamkeit und Zerstörung von tierischem Leben sind unvernünftig, schaden dem Menschen und sind kein Zeichen einer positiven Geisteshaltung.[12]

Tatsächlich haben ethische Vegetarier behauptet, daß Mitleid mit Tieren möglicherweise zu einer empfindsameren ethischen Haltung gegenüber den Menschen führt. Albert Schweitzer sagt uns dazu: »Ich kann nicht anders als Ehrfurcht haben vor allem was Leben heißt, ich kann nicht anders als mitempfinden mit allem was Leben heißt: das ist der Anfang und das Fundament aller Sittlichkeit. Wer dieses einmal erlebt hat und weitererlebt – und wer es einmal erlebt hat, erlebt es immer wieder –, der ist sittlich. Er trägt seine Sittlichkeit in sich unverlierbar, und sie entwickelt sich in ihm. Wer es nicht erlebt hat, der hat nur eine angelernte Sittlichkeit, die nicht in sich gegründet ist, ihm nicht gehört, sondern von ihm abfallen kann. Und das Furchtbare ist, daß unser Geschlecht nur die angelernte Sittlichkeit hatte, die in der Zeit, wo es Sittlichkeit bewähren sollte, von ihm abgefallen ist. (...) Man redet viel in unserer Zeit vom Aufbau einer neuen Menschheit. Was ist der Aufbau der neuen Menschheit? Nichts anderes, als die Menschen zur wahren, eigenen, unverlierbaren, entwickelbaren Sittlichkeit zu führen. Aber sie kommt nicht dazu, wenn die vielen Einzelnen nicht in sich gehen, aus den Blinden Sehende werden und anfangen, das große Gebot zu buchstabieren, das große, einfache Gebot, das da heißt: Ehrfurcht vor dem Leben, in dem mehr hängt als das Gesetz und die Propheten, in dem hängt die ganze Sittlichkeit der Liebe, in ihrem tiefsten und höchsten Sinn, und aus dem sie sich für den Einzelnen und die Menschen immer wieder erneuert.«[13]

Die Achtung vor tierischem Leben wird oft kritisiert und als lächerlich, als unpraktisch abgetan. Die Hindutradition, Kühe zu verehren und zu schützen, wird zum Beispiel als verschwenderische Dummheit belächelt. Doch die Unantastbarkeit der Kühe - so nannte es Mahatma Gandhi - hat wie die Grundsätze des ethischen Vegetarismus überhaupt einen starken symbolischen Wert. Gandhi schrieb:
»Die Unantastbarkeit der Kühe ist für mich eine der herrlichsten Erscheinungen in der menschlichen Entwicklung. Er führt den Menschen über sich selbst hinaus. Für mich bedeutet die Kuh die Gesamtheit der Geschöpfe, die unter dem Menschen stehen. Die Kuh fordert den Menschen dazu auf, sein Einssein mit allen Lebewesen zu erkennen... Für Millionen Inder ist sie die Mutter. Sie ist eine Hymne an das Mitgefühl. Die Unantastbarkeit der Kuh steht für die Unantastbarkeit aller unwissenden Geschöpfe Gottes.«[14]

Selbst wenn fleischlose Kost keine nachweisbaren Vorteile für Geist und Gemüt hätte, wäre der ethische Vegetarismus noch immer wertvoll, weil er ein praktischer Ausdruck der uralten Idee gegenseitiger Achtung ist. Die Idee von den Rechten der Tiere beruht daher nicht auf Sentimentalität und Vermenschlichung. Sie zählt sowohl zu unseren angeborenen Ideen als auch zu den erlernten Begriffen von Moral, aus denen Ethik und ethisches Verhalten entspringen. Die Schriftstellerin Brigid Brophy drückt es so aus:
»Ich neige keineswegs zur Vermenschlichung. Ich halte die Tiere dem Menschen gegenüber nicht für überlegen, ja nicht einmal für gleichwertig. Wir müssen gerade deshalb gut zu den Tieren sein, weil wir die höherentwickelte Art sind. Wir sind die einzige Art, die Einbildungskraft, Vernunft und Moralität besitzt - genau darum müssen wir die Rechte der Tiere anerkennen und achten.«[15]

Viele Fleischesser geben zu, daß ihnen die Herkunft ihrer Speisen unangenehm ist. Sie lachen nervös und entschuldigen die Schlachtung als etwas, das außerhalb ihres Einflußbereiches liegt. »Sie haben dieses Tier nicht extra für mich getötet. Wenn ich diese Packung Fleisch nicht gekauft hätte, täte es jemand anders.« Diese Einstellung beruht nicht immer auf Gemütsroheit, sondern eher auf Unwissenheit. Die meisten Konsumenten kennen die Realitäten der Lebensmittelproduktion nicht. Viele essen nur deshalb weiterhin Fleisch, weil das Geschehen, die Geräusche und Gerüche im Schlachthaus, rücksichtsvoll von ihnen ferngehalten werden.

Natürlich hat die Fleischindustrie ein berechtigtes Interesse daran, der Öffentlichkeit die Einzelvorgänge der Fleischherstellung vorzuenthalten. Industrieverbände wie das amerikanische Institut für Fleisch und

die nationale Behörde für Vieh und Fleisch versorgen die Nachrichtenmedien und die öffentlichen Schulen mit sogenanntem Anschauungsmaterial. Kinder erhalten verschiedene Broschüren über den Weg des Fleisches von der Farm bis zum Tisch.
Einige dieser Broschüren zeigen gezeichnete Tiere als lächelnde, glückliche Kandidaten für den Eßtisch. Fleisch wird als höchst nahrhaft, wenn nicht sogar als unentbehrlich hingestellt.
Doch das Töten wird in diesen Publikationen nirgends gezeigt. Die Schlachtung selbst wird nie direkt erwähnt. Man überläßt den Leser der Vorstellung, daß die Tiere sich einfach aus der Schlange der Wartenden lösen, an unsichtbar markierten Linien auseinanderbrechen und sauber in etikettierte Styroporschalen fallen. Dann ist es zu spät für moralische Überlegungen.
Wenn mehr Menschen selber töten und schlachten müßten, gäbe es desto mehr Vegetarier.
Heute nimmt die Zahl derjenigen zu, die wieder selbst schlachten. In den letzten Jahren sind Tausende von Amerikanern zurück auf Farmen und in Landkommunen gegangen, um ein besseres Leben zu suchen, viele davon als Vegetarier. Sie bauen ihr Gemüse selbst an und ziehen Rinder und Hühner auf. Anders als die Mehrzahl der Fleischesser gestehen diese Menschen sich wenigstens die entscheidende Wahrheit über den Fleischverzehr ein. Einer von ihnen sagt: »...die Tötung warmblütiger Tiere, die uns in so vieler Hinsicht ähneln, ist für uns die unangenehmste Arbeit. Aber ist es nicht irgendwie ehrlicher und weniger scheinheilig, selbst zu schlachten, statt seine Koteletts und Steaks im Supermarkt einzusammeln?«[16]
Die alternativen Tierhalter meinen, daß sie den Realitäten näherstehen als die Fleischesser in der Stadt, und sie haben Recht. Sie halten ihre Tiere im allgemeinen umsichtig und liebevoll und töten sie so geschickt wie möglich. Ihr Wunsch, beim Töten ihres Viehs edel und rücksichtsvoll zu sein, kann trotzdem zuweilen lächerliche Züge annehmen. Ein Autor gibt zum Beispiel die Empfehlung, ein Huhn zu töten, »indem man vorsichtig die Kehle durchtrennt, mit jedem Stoß ein wenig tiefer. Wenn es gut gemacht wird, blickt der Vogel nur auf und geht lächelnd ins Reich des Vergessens.«[17]
Ein anderer Farmer erinnert sich an die Tötung seines Schweines.
»Shirley Pearl war ein freundliches und kluges Wesen... Ich gab ihr einen Apfel zu fressen und erschoß sie, als sie friedlich kaute... Sie fiel wie ein Stein vornüber, und ich stach sie ab. Es hört sich grausam an. Aber es war ein sauberer Tod, und ich hatte das gute Gefühl, an meinem Tier recht gehandelt zu haben.«[18]
Der Schreiber mag wirklich ein gutes Gefühl gehabt haben, aber er verschweigt doch einen Teil der Wahr-

heit: Er hat ein freundliches und kluges Wesen getötet, nur um es zu essen.
Der Gedanke, recht gehandelt zu haben an unseren Freunden aus dem Tierreich, läßt einen kritischen Punkt außer acht: Auch wenn die meisten heutigen Privattierzüchter bestens für ihr Vieh sorgen, ihnen die beste Nahrung und Betreuung zukommen lassen, töten sie ihre Tiere doch am Ende eher zur Befriedigung ihrer Geschmackslaunen, denn aus echter Not. Das eigene Schlachten mag ehrlicher und weniger scheinheilig sein, doch noch ehrlicher ist nach Ansicht ethischer Vegetarier das Eingeständnis, daß die Schlachtung eigentlich nicht nötig ist. Es ist zweierlei, ob man sagt: »Wir mögen Fleisch«, oder »Wir haben nichts anderes zu essen als Fleisch.« Können wir wirklich recht an einem Tier handeln, indem wir es töten?
Das führt uns wieder zum augenfälligsten Grund der Schlachtung: Sie ist unangenehm. Die meisten Fleischesser verdrängen diese Tatsache. Aber diejenigen, die das Blut aus ihren Shirley Pearls spritzen sehen, wissen, daß das Töten von Tieren ein grausames Geschäft ist.
Aber man sagt uns: »Sie werden sich daran gewöhnen.« Kann man sich bei der Zerstörung von Leben einen schrecklicheren und absurderen Satz vorstellen als diese lächelnde Versicherung – Sie werden sich daran gewöhnen?
Selbst Freizeit-Jäger werden sich hüten zu sagen, daß sie das Töten als solches mögen, sondern die Hatz, die Pirsch durch den Wald, das große Abenteuer als Beweggründe angeben; und natürlich die Hege, das wichtigste Argument, nämlich für das Gleichgewicht in der Natur zu sorgen. Kaum einer wird zugeben: »Mensch, ich gehe gern raus und töte Tiere.«
Sollte jemand wirklich eingestehen, daß er gern tötet, würden die meisten von uns einen großen Schritt rückwärts machen und um die geistige Gesundheit des Betreffenden sowie um die eigene Sicherheit bangen. Unsere Gesellschaft findet allgemein das Töten von Tieren oder Menschen abstoßend, in Notfällen aber duldet sie es.
Am Ende dieses Kapitels bleiben fünf Argumente, die den Widersinn des Fleischessens aufzeigen:
1. Tiere, vor allem die höheren, können Freude und Schmerz fühlen.
2. Es ist moralisch unvertretbar, das Leiden eines Mitgeschöpfes zu mißachten.
3. Es ist ethisch betrachtet falsch, ein Wesen oder einen Lebensvorgang mutwillig zu stören oder zu zerstören, selbst wenn dies nicht mit Schmerz verbunden ist, solange es andere Möglichkeiten gibt.
4. Die Tötung eines Tieres gilt allgemein als abstoßend, auch wenn es sich um eine schmerzlose Tötung, den Gnadentod oder eine Notwendigkeit handelt. Die meisten Men-

schen nehmen nicht freiwillig an einer solchen Handlung teil.
5. Fleisch ist nur unter Ausnahmebedingungen notwendig, z.B. zum Überleben. Für die normale menschliche Ernährung braucht man kein Fleisch, wenn genug andere Nährstoffquellen zur Verfügung stehen.

Vegetarier sollten sich nichts vormachen. Das Töten von Tieren ist nicht generell zu vermeiden. Wir können nicht leben, ohne ab und zu direkt oder indirekt die Zerstörung anderer Lebewesen zu verursachen. Man wandert friedlich durch die Wälder, und Hunderte von Insekten können unbemerkt unter den Sohlen des Wanderers sterben, während er sich mit der Natur eins fühlt.

Man kann sein Gemüse selbst anbauen, doch wenn man nichts gegen Schadinsekten tut, ernährt der Garten nur die Käfer. Man kann biologischer Gärtner sein und keine schädlichen Vertilgungsmittel verwenden. Trotzdem muß man die Eindringlinge durch Absammeln, Einfangen oder biologische Mittel beseitigen. Und wie steht es mit tollwütigen Tieren, mit Ratten und krankheitsübertragenden Insekten wie der Moskito-Stechmücke und der Tsetsefliege? Dürfen wir niemals andere Geschöpfe töten? Das wäre unrealistisch und könnte viele Menschenleben kosten. Doch kaum ein ethischer Vegetarier oder Umweltschützer hat je verlangt, daß wir tatenlos zusehen, wenn die Menschheit durch die Natur bedroht ist. Aber es wird gefordert, daß wir Vernunft und Sorge um das Gleichgewicht der Natur zeigen. Zum Beispiel kann durch bessere Lagerung der Lebensmittel und Sauberkeit mehr gegen die Vermehrung von Ratten und Mäusen getan werden als mit einigen Tonnen Gift. Ebenso wirkungsvoll ist die Wiederherstellung des natürlichen Gleichgewichts durch Schädlingsfresser, wie z. B. Vögel und Marder.

Man muß das Leben und die Sicherheit des Menschen schützen, aber nicht durch eine Strategie der verbrannten Erde, der wahllosen Vernichtung durch Gift, d. h. schließlich nicht durch die Störung der natürlichen Ordnung. Die radikale Bekämpfung von Schädlingen hat tatsächlich viele Probleme geschaffen. (Durch das Entwässern von Sümpfen vermindert man die Moskitos, aber man zerstört auch den Lebensraum von zahllosen Vögeln, Fischen, Kriechtieren und Lurchen, deren Verschwinden dann noch mehr Probleme hervorruft.) Wir müssen uns auch damit abfinden, daß die Menschen niemals ganz frei von der Belästigung durch Insekten oder andere Tiere sein werden. Wir können uns nur bemühen, den Schaden einzuschränken, ohne dabei die Umwelt zu zerstören. Wir müssen vorsichtig zu Werke gehen und unsere Mittel den Zielen anpassen. Es mag widersprüchlich scheinen, sich für ethischen Vegetarismus einzusetzen und zugleich die Zerstörung von Leben zu entschuldigen. Doch die Grundsätze des ethischen Vegetarismus und die Rechte der Tiere bleiben unangetastet: Wenn *einige* Tötungen unvermeidlich sein mögen, heißt dies noch nicht, daß *alles* Töten unvermeidlich ist. Vielleicht hat der römische Dichter Ovid im ersten

12

Grenzen des Vegetarismus

Jahrhundert n. Chr. dies am besten ausgedrückt:

Nimm nicht hinweg das Leben, das du nicht geben kannst; denn alle Wesen haben gleiches Recht auf Leben. Man töte schädliche Geschöpfe, wo die Rettung Sünde wäre; dies ist das einzige Recht, das uns gewährt ist. Doch nähr dein Leben mit der Pflanzenspeise und verwirf den lästerlichen Ruch von Blut.[1]

Wir können unnötiges Schlachten durchaus verhindern, und Schmerz, wann immer möglich, ersparen. Offen bleibt nur, wo der einzelne die Grenze des Notwendigen und Unvermeidbaren zieht. Denn beides ist relativ. Ein paar Asketen werden ihren Weg vor sich fegen, damit sie nicht auf eine Ameise treten, und durch Gaze atmen, damit sie nicht aus Versehen eine Mücke einatmen und töten. Vielleicht sind solche heroischen Bemühungen eine Mahnung für uns alle. Weltlichere ethische Vegetarier werden zufrieden sein, wenn sie nur die Fleischspeisen und/oder Milch und Eier sowie die eindeutigsten tierischen Nebenprodukte meiden. Nur ein Heiliger würde verlangen, daß wir ohne die Tötung auch nur des kleinsten Lebewesens leben. Der japanische Dichter Issa schrieb vor 200 Jahren traurig:

Während ich zu Buddha bete, töte ich doch immer noch Moskitos.[2]

Einige Sätze zuvor gebrauchte ich die Wendung »die eindeutigsten tierischen Nebenprodukte«. Viele ethische Vegetarier werden mit Erfolg auf Leder, Pelze und Federn verzichten. Aber wie steht es mit den unsichtbaren Nebenprodukten, deren tierischer Ursprung einem oft gar nicht bewußt wird.

- *Knochen*

Rinderbeinknochen werden zu Knöpfen, Pfeifenstielen, Schachfiguren, Würfeln, Messergriffen, Isolationsmaterial und Häkelnadeln verarbeitet. Knochen kann man zu Tierkohle verarbeiten, die man beim Bleichen von weißem Zucker und bei der Herstellung von Fetten, Wachs, Ölen und Arzneimitteln braucht. Durch Verbrennen von Knochen kann man auch Knochenasche gewinnen, ein weißes Kalziumcarbonat, aus dem man feines Porzellan oder Düngemittel herstellen kann.

Kalbsknochen und andere Knochen werden zur Gelatineherstellung verkocht. Gelatine ist ein Eiweißkolloid, das man z. B. in Nachspeisen, Eiskrem und Mayonnaise findet. Außerdem verwendet man es zum Filtern von Bier, Wein und Essig und für Bakterienkulturen im Labor. Sonst wird Gelatine vor allem bei der Herstellung von Filmmaterial verwendet.

- *Blut*

Albumin (geklärtes Serum) dient zur Herstellung von Knöpfen und Furnierholzleim, zur Lederbehandlung, zur Fixierung von Textilfarbstoffen, für Arzneimittel, Dünger und ironischerweise auch als Viehfutterzusatz.

• *Fett*
Schweinefett verwendet man bei der Herstellung von Schmalz, Desinfektionsmitteln, Insektenvertilgungsmitteln, Schmierfett, Ölen, Lederpflegemitteln und sogar Lastwagenreifen. Außerdem stellt man daraus Stearinsäure (einen Paraffinbestandteil) für Kerzen und zum Abdichten von Einmachgläsern her. Aus Glycerin, einer aus Tierfett freigesetzten Flüssigkeit, macht man Seife, Arzneimittel und Sprengstoff. Glyzerin kann man auch aus Pflanzen herstellen.

• *Haar*
Schweine- und Pferdehaar nimmt man für Filz, Teppichläufer, Baseballhandschuhe und Polsterfüllungen. Das Schulter- und Rückenhaar der Schweine liefert besonders wertvolle Borsten, die zu teuren Bürsten verarbeitet werden.

• *Gänse- und Entendaunen*
Daunen sind die wertvollste Füllung für Schlafsäcke und Winterkleidung. Einige Daunen werden an lebenden Vögeln »geerntet«, doch die meisten sind ein Nebenprodukt der Schlachtung.

• *Wolle*
Ein Siebtel der Wolle in den USA fällt nicht bei der Schur, sondern beim Schlachten an. Durch Entfetten der Wolle gewinnt man Lanolin.

• *Schafleder*
Wird verwendet für Polierlappen, zur Ausfütterung von Schuhen, für Handschuhe, Hutbänder, Kleidung und zum Buchbinden.

• *Horn*
Daraus macht man Schildpattimitationen, Messergriffe und Knöpfe.

• *Rinderfüße und -beine*
Daraus gewinnt man Klauenfett, ein Lederpflegemittel.

• *Därme*
Aus Därmen von Schafen und Lämmern macht man Wundfäden sowie Saiten von Musikinstrumenten und Tennisschlägern. Für die Saiten auf einem Schläger braucht man den Darm von 11 Schafen.

• *Verschiedenes*
Aus den Bestandteilen von Knochen, Köpfen, Häuten, Füßen, Bindegewebe, Knorpel und Sehnen produziert man Tischlerleim, Streichhölzer, Appreturmittel für Kleider, Sandpapier, Spielzeug, Werkzeug, Billardkugeln, Gummi-Imitationen, Papiergummierung, Verpackungsmaterial, Autoteile, Buchbindematerial, Perlmutt, Bilderrahmen und schließlich sogar Särge.[3]
Wie weit müssen ethische Vegetarier gehen, um tierische Produkte zu

meiden? Müssen sie wegen der Gelatine Fotos, Filme, Fernsehen, Zeitungen und Illustrierte aufgeben? Müssen sie Bücher meiden, weil diese vielleicht mit tierischem Leim gebunden wurden. Und wie soll man das herausfinden? Woher weiß man, ob das Gemüse und Obst, das man ißt, mit Knochenmehl, Blutmehl oder Fischabfällen gedüngt wurde?
Besonders heikel ist die Verwendung von Schlachtprodukten in der Medizin und Chirurgie: Thrombokinase, ein Mittel gegen Blutgerinnsel, wird aus Rinderhirnen gewonnen, das kreislaufstimulierende Adrenalin stammt aus den Nebennieren. Um einen Zuckerkranken ein Jahr lang mit Insulin zu versorgen, braucht man die Bauchspeicheldrüsen von 40 Rindern.[4] Für ein Pfund Trockeninsulin braucht man 100000 Schweinebauchspeicheldrüsen.[5] Andere tierische Nebenprodukte sind Hypophsenextrakt, Testosteron, Thymoleptica, Albumin, Bilirubin und die Verdauungsenzyme Pepsin und das blutdruckerhöhende Renin.
Doch obwohl die Grundstoffe dieser Arzneimittel seit jeher aus dem Schlachthaus kommen, bemühen sich Hersteller und Wissenschaftler um die Entwicklung synthetischer Ersatzstoffe. Das ist ein Segen für Mensch und Tier. Das entzündungshemmende und antiallergisch wirkende Cortison zum Beispiel war früher ausschließlich ein Schlachthausprodukt. Heute stellt man es aus Bestandteilen der Yamswurzel und der Sojabohne her. Und Millionen Zuckerkranke, von denen einige gegen tierisches Insulin allergisch sind, werden eines Tages von dem synthetischen Insulin profitieren, das die Wissenschaftler versuchen durch Neukombination von DNS-Molekülen herzustellen. Synthetisches Insulin wird dem menschlichen Insulin völlig gleichen und wahrscheinlich billiger in der Herstellung sein als das Insulin aus dem Schlachthaus. (Die Insulinpreise sind mit den steigenden Rindfleischpreisen gekoppelt.)
Doch bis die tierischen Arzneimittel durch synthetische – und Labortiere und Vivisektionen durch Gewebekulturen und Computermodelle – ersetzt werden, mögen sich einige ethische Vegetarier fragen, wie sie ihre ethischen Vorstellungen mit ihrem Bedarf an Arzneimitteln in Einklang bringen sollen. Müssen ethische Vegetarier jede medizinische Behandlung, die auf Tierprodukten basiert, ablehnen?
Einige Angehörige von Sekten verweigern selbst unter Lebensgefahr Bluttransfusionen und Operationen. Aber gehört zur Aufgabe des ethischen Vegetariers, das Leben zu schützen, nicht auch der Schutz des eigenen Lebens?
George Bernard Shaw war aus ästhetischen und gesundheitlichen Gründen sein Leben lang Lakto-ovo-Vegetarier. Einmal mußte er Leberextrakte einnehmen, um eine gefährliche Anämie zu heilen. (Die

Krankheit war aber nicht auf seine Ernährung zurückzuführen.) Als andere Vegetarier ihn wegen der Verwendung von Schlachthausprodukten einen Schwindler nannten, empörte sich Shaw:

»Wenn Sie eine lebensgefährliche Anämie hätten, würden Sie auch Leberextrakt nehmen. Wenn Sie zukkerkrank wären, würden Sie Insulin nehmen. Wenn Sie Wassersucht hätten, würden Sie Thyroxin nehmen. Sie denken vielleicht, Sie täten es nicht, aber Sie würden es tun, wenn Sie von Diät nicht gesund würden. Wenn es um Leben und Tod ginge, würden Sie jeden Drüsenextrakt, jedes mineralische Präparat und jeden Impfstoff nehmen.«[6]

Es gibt kein offizielles vegetarisches Manifest, das uns sagt, wo wir die Grenze ziehen sollen; es wäre auch gar nicht nötig. Ethischer Vegetarismus ist keine Religion, obwohl die Religionen seit jeher mit ihm sympathisiert haben. Jeder Vegetarier muß in der Frage der tierischen Nebenprodukte seine eigene Lösung finden. Einige werden sich damit begnügen, Fleisch zu meiden, andere versuchen gänzlich ohne Tierprodukte auszukommen. Sie werden jedes Produkt und jeden Herstellungsprozeß auf den kleinsten Hinweis der Verunreinigung durch Tierprodukte hin untersuchen.

Doch selbst wenn sie alles unter die Lupe nehmen, müssen die Vegetarier am Ende einsehen, daß es einfach unmöglich ist, in der modernen Gesellschaft von jeder indirekten Berührung mit Tierprodukten freizubleiben. Ist ethischer Vegetarismus daher inkonsequent und praktisch undurchführbar, wie einige Kritiker behaupten?

In gewisser Weise trifft dies zu. Keine vom Menschen geschaffene Philosophie ist frei von Widersprüchen. Wir alle müssen täglich darum kämpfen, unsere Werte und Überzeugungen mit einer sich ständig wandelnden Umwelt in Einklang zu bringen. Jeder von uns ist der Lüge, dem Haß und der Gewalt ausgesetzt; trotzdem sind unsere persönlichen Bemühungen, ehrlich, mitfühlend und rücksichtsvoll zu sein, keineswegs unpraktisch.

Desgleichen wissen vernünftige ethische Vegetarier, daß sie die Welt nicht verändern können. Sie wissen, sie können die Schlachthäuser nicht über Nacht schließen und die starke Abhängigkeit der Gesellschaft von Tierprodukten aufheben. Aber sie wissen auch, daß sie weder mutwillig töten noch die Schlachtung von Tieren durch andere schweigend hinnehmen müssen. Sie wissen, daß sie Möglichkeiten suchen und fördern können, ohne Ausbeutung und Zerstörung auszukommen. Vielleicht sind sie gezwungen, Schädlinge zu töten oder mit Tausenden von tierischen Nebenprodukten zu leben, aber das sollte sie nicht hindern, dem Leben bei jeder Gelegenheit Achtung zu erweisen.

Wie steht es mit den Pflanzen? Eine

heute populäre These behauptet, daß Pflanzen denken, Schmerzen empfinden, auf Liebe und Haß reagieren und sogar Gedanken lesen können. Sind Vegetarier Pflanzenmörder, weil sie Kohlköpfe ernten und Tomaten zerschneiden? Ist das Essen von Pflanzen das gleiche wie das Essen von Tieren?

1966 schloß Cleve Backster, ein Spezialist für Lügendetektoren, einen Galvanometer an eine Pflanze in seinem New Yorker Büro an. Es war ein spontaner Einfall, wie Backster später sagte. Er überlegte, ob ein Blatt eine elektrische Reaktion zeigen würde, wenn man der Wurzel der Pflanze Wasser gab. Backsters Pflanze, eine palmenähnliche *Dracaena,* reagierte wie erwartet, doch die vom mechanischen Schreiber aufgezeichneten Linien ähnelten deutlich denen, die Backster von den Gefühlsreaktionen menschlicher Versuchspersonen am Lügendetektor her kannte.

Backster war fasziniert. Er beschloß, eines der Blätter zu verbrennen, um die vom Galvanometer registrierte Reaktion der Pflanze zu testen. Zu Backsters Überraschung schien der Gedanke an eine Verletzung der *Dracaena* einen heftigen Ausschlag der Schreibnadel hervorzurufen. Dies bedeutete für Backster, daß die Pflanze seine böse Absicht wahrgenommen hatte. (Seltsamerweise reagierten die *Dracaena* und andere Pflanzen bei ähnlichen Experimenten weniger heftig, wenn sie tatsächlich verbrannt oder verletzt wurden, als wenn der Experimentator an diese Beschädigung nur dachte.)

Diese ersten Experimente brachten die verbreitete Vorstellung auf, daß »Pflanzen wie Menschen sind.«[7]

Seither hat Backster zahlreiche verschiedene Versuche unternommen, um zu zeigen, daß alles Lebende ein gemeinsames Bewußtsein hat, ob es nun auf Zell- oder Molekularebene existiert. Backsters Begeisterung wurde von vielen parapsychologisch Interessierten geteilt, doch in konventionellen naturwissenschaftlichen Kreisen achtete man kaum darauf.

Die amerikanische Gesellschaft für Pflanzenphysiologie hielt bei ihrem Treffen im Juni 1974 ein Symposion darüber ab. Die Vortragenden beschrieben zahlreiche erfolglose Versuche, Backsters Experimente zu wiederholen. Backster selbst erschien später vor der amerikanischen Gesellschaft für wissenschaftlichen Fortschritt auf einer öffentlichen Versammlung und räumte ein, »daß er weder sein Hauptexperiment wiederholt habe... noch die Echtheit neuer Phänomene mit Sicherheit beweisen könne«.[8]

Mehrere andere Schlüsselexperimente Backsters wurden durch Kontrollstudien widerlegt. Arthur W. Galston, Botanikprofessor an der Universität von Yale, bemerkte dazu:

»Solange ein Phänomen nicht von kritischen Forschern an verschiedenen Orten durch unabhängige Versuche bestätigt werden kann, braucht man sie nicht als wahr anzuerkennen. Diese Prüfung hat Backster nicht bestanden...«[9]

Backsters Kritiker bestreiten nicht unbedingt, daß an Galvanometer angeschlossene Pflanzen Reaktionen zeigen. Aber warum, so fragen sie, soll man daraus Schlüsse ziehen? Warum sollte man sich auf eine Schreibnadelspur als Beweis stützen, anstatt darin einfach nur ein Phänomen zu sehen, das untersucht werden muß? Ein Galvanometer, das elektrische Aktivität anzeigt, beweist eben noch nicht, daß Pflanzen denken und fühlen.

Dr. Adrian Upton, ein Neurologieprofessor an der MacMasters-Universität in Ontario, Kanada, führte ein ähnliches Experiment wie Backster durch, wenn auch aus anderen Gründen. Er baute eine Versuchsanordnung, bestehend aus einem Beatmungsgerät, einem Gehirnstrommesser und einer Tropfinfusion, auf, und schloß sie an eine Schüssel voll Gelatine tierischen Ursprungs an, die »etwa die Größe eines menschlichen Gehirns« hatte. Erstaunlicherweise zeigten die Geräte Reaktionen, die »den Meßwerten an einer lebenden Person« glichen. Dr. Upton sagte dazu, daß der »Pudding« nach gültigem kanadischem Gesetz nicht einmal für tot erklärt werden könnte![10]

Ehe wir daraus schließen, daß die Aktivität der Gelatine auf ihre tierische Herkunft hinweist und daß die Lebenskraft zahlloser Köpfe, Füße und Knochen in einer Schüssel »Pudding« fortlebt, sollten wir uns daran erinnern, daß alle elektronischen Geräte auf äußere Reize reagieren – auf fluoreszierendes Licht, Radiowellen, Feuchtigkeit und so weiter. Wir wollen einmal annehmen, Backsters Versuche und ähnliche dieser Art zeigten, daß Pflanzen denken und emotional reagieren. Wir wollen für einen Augenblick vergessen, daß Pflanzen nichts enthalten, was einem Zentralnervensystem auch nur entfernt ähnelt. Und wir wollen auch Backsters These Glauben schenken, daß Pflanzen Handlungen von Menschen und Tieren wahrnehmen können. Nachdem wir all das akzeptiert haben, wollen wir uns fragen: Wozu ist es gut? In der Natur wirkt das Gesetz der Auslese und Anpassung. Die Lebewesen sind im allgemeinen nur mit denjenigen Fähigkeiten ausgestattet, die ihrer Arterhaltung und Fortpflanzung dienen. Schmerz und die Fähigkeit, mögliche Feinde oder bedrohliche Umweltfaktoren wahrzunehmen, dienen dem Zweck der Warnung. Sie geben einem Geschöpf die Chance zu Flucht oder Kampf.

Pflanzen nehmen Umweltveränderungen in bezug auf Luft, Wasser, Licht und Bodenzusammensetzung wahr, und sie können sich auf einige äußere Veränderungen einstellen: z.B. in der Tageshitze ihre Blätter hängenlassen und einrollen, um übermäßiger Verdunstung entgegenzuwirken. Pflanzen wachsen dem Licht entgegen, folgen der Feuchtigkeit im Boden mit ihren Wurzeln und stellen Abwehrstoffe gegen Parasiten her. Aber keine Pflanze kann sich verteidigen oder einem Feind davonlaufen.

Was würde es einer Pflanze nützen, körperliche Gefahren wahrzunehmen und mit dieser Wahrnehmung nichts anfangen zu können? Sollen wir glauben, daß die Natur oder Gott den Pflanzen die Fähigkeit zu fühlen, zu denken und zu leiden grundlos gegeben habe?

Niemand wird leugnen, daß Pflanzen lebendig sind und daß auf der molekularen Ebene (wenn nicht sogar auf einer geistigen) alles Leben eine Einheit bildet. Die Moleküle, aus denen eine *Dracaena* besteht, ähneln denen, die Sie und mich aufbauen. Nur der in den DNS- und RNS-Molekülen gespeicherte Bauplan entscheidet darüber, ob aus ein paar gegebenen chemischen Bestandteilen eine Pflanze oder ein Tier aufgebaut wird. Es ist recht wahrscheinlich, daß Pflanzen – und überhaupt alles Lebendige – besonders empfänglich für unbemerkte und unerforschte Reize sind. Vielleicht hat Cleve Backster bewiesen, daß Pflanzen auf emotionale und materielle Reize wie die Barometer reagieren. Stimmungsschwankungen bei Menschen könnten noch unerforschte chemische oder elektrische Veränderungen der umgebenden Atmosphäre bewirken. Vielleicht bilden alle Lebensformen vom Einzeller bis zum Menschen eine kosmische Harmonie und schwingen auf der gleichen Ebene.

Doch von solchen Theorien ist es ein weiter Weg bis zur »Tatsache«, daß Pflanzen zur Unterscheidung von Gedanken und Gefühlen fähig sind.

Aber Pflanzen sind Lebewesen, und Vegetarier, die sich zur Ehrfurcht vor dem Leben bekennen, töten dennoch am Ende Pflanzen. Indische Weise rangen vor Jahrtausenden schon mit dieser Frage. Sie beantworteten sie, indem sie die Wertigkeit des Lebens auf einer Tafel ordneten. Die Menschen standen an der Spitze, darauf folgten der Reihe nach andere Tiere, Insekten und Pflanzen. Die Ernährungsvorschriften dieser Weisen basierten also auf einem ganz einfachen ethischen Grundsatz: Je höher ein Lebewesen auf dieser Wertetafel stand, desto größer war seine Verantwortung für das, was es vernichtete. Da Menschen etwas essen mußten, war es das Vernünftigste, sich nur von den untersten Lebensformen zu ernähren, nämlich den Pflanzen. Die Weisen erkannten das Leben in den Pflanzen an, aber dieses Leben war weniger hochstehend als das der Tiere. Das Töten von Pflanzen bedeutete am wenigsten Unheil und wirkte sich am geringsten auf die Wiedergeburt aus. (Einige extremere Vegetarier und Früchteesser sind

mit dieser Schlußfolgerung nicht zu überzeugen. Sie beschränken ihren Speisezettel auf jene Früchte, Nüsse und Samen, die entweder ohne Zerstörung der Pflanze oder nach dem Absterben der Mutterpflanze geerntet werden können.)
Es tut nichts zur Sache, ob Möhren nun nachts wachliegen und vom Spargeldasein träumen. Pflanzliches Leben ist ein Bestandteil der natürlichen Ordnung, und wir sind den Pflanzen gegenüber ebenso verantwortlich wie anderen Lebewesen. Neben den einleuchtenden biologischen Unterschieden gibt es noch einen wichtigen Unterschied zwischen dem Verzehr von Pflanzen und dem Verzehr von Tieren: Um unserer Gesundheit und unseres Lebens willen *müssen* wir Pflanzen essen, aber nichts zwingt uns zur Schlachtung höherer Lebewesen, schon gar nicht bei jenen Tieren, um deren Leidensfähigkeit wir wissen.
Und nach einigem Überlegen stellt man auch fest, daß Fleischesser tatsächlich mehr Pflanzen essen als Vegetarier.
Bei der Fleischherstellung verfüttert man Tonnen von Pflanzenstoffen an das Vieh und erhält nur einen Bruchteil als eßbares Fleisch zurück. Vegetarier und Pflanzenköstler essen die Pflanzen direkt und brauchen dadurch viel weniger. Pflanzen töten müssen wir, aber trotzdem können wir dem Leben Ehrfurcht erweisen, indem wir nicht mehr essen, als wir brauchen.

»Das letzte Bedürfnis, das erfüllt werden muß, ist das nach Fleisch. Wenn die Menschen warten müssen, bis Schweine und Rinder genug Futter haben, werden sie innerhalb eines Jahres verhungert sein, ehe sie Fleisch im Überfluß erhalten.«[1]

Wir können die ethischen Probleme des Fleischverzehrs nicht abschließen, ohne anzumerken, daß die Fleischproduktion in ihrem derzeitigen Ausmaß auch den Menschen Leid bringt. Die meisten Fachleute für Welternährung fordern schon lange eine drastische Verminderung der gesamten Fleischproduktion und des Fleischverzehrs. Sie schätzen, daß die Bevölkerung unseres Planeten in den nächsten 30 Jahren auf sieben Milliarden anwachsen wird. Das ist viel mehr, als mit derzeitigen Landwirtschaftsmethoden und einer Lebensmittelpolitik, die das Fleisch in den Mittelpunkt stellt, ernährt werden kann. Doch um die Auswirkungen des Hungers zu sehen, brauchen wir keine 30 Jahre zu warten. Georg Borgstrom, ein Fachmann für Welternährungsfragen, schätzt die Zahl der gut ernährten Menschen auf der Welt auf nur 450 Millionen, während 2400 Millionen unterernährt und arm sind.[2]

»Was wäre, wenn jeder Vegetarier würde?« Diese Frage wird gewöhnlich im Tone einer drohenden Katastrophe ausgesprochen. Aber rechnen Sie einmal die Konsequenzen der Fleischproduktion durch: Würde alles bebaubare Land dieser Erde auf die derzeitige Bevölkerung verteilt, bekäme jeder Mensch einen Morgen (4047 qm) zum Getreideanbau geeignetes Land. (Wahrscheinlich könnte man doppelt soviel Land erhalten, aber die Kosten für die Urbarmachung wären in der Praxis zu hoch.)

Nun stellen Sie sich vor, Sie müßten sich für die bestmögliche Nutzung Ihres Landes entscheiden. Sie könnten einen Stier darauf weiden und ihn von Gras und Wildpflanzen fett werden lassen, doch dann wäre Ihr kostbarer Morgen ein Jahr lang oder gar zwei mit der Fütterung eines einzigen Tieres ausgelastet. Vielleicht beschließen Sie, statt dessen Ihr Land für Getreide zur Viehfütterung zu nutzen. Bei günstigem Witterungsverlauf und guter Ernte könnten Sie sogar etwas von dem Getreide essen. Der größte Teil jedoch würde an Ihr Vieh verfüttert werden. Ihre Tiere würden für jedes Pfund eßbares Fleisch, das sie geben, 1 bis 8 Kilo Getreide brauchen.

Betrachten wir für verschiedene Tiere die Umwandlungsrate von Futter in Fleisch. Für ein Pfund eßbares Fleisch braucht ein Stier 8 Kilo Getreide und Sojabohnen, ein Schwein drei, ein Truthahn 2, ein Huhn 1,5. In der Milchwirtschaft rechnet man etwa ein Kilo Getreide für jeden Liter Milch. Wenn Sie sich für Rindfleisch entscheiden, ergibt Ihr 450 kg schwerer Stier, dessen Mästung einen ganzen Morgen mehr als ein Jahr lang in Anspruch

13

Vegetarismus und Welternährungskrise

nimmt, am Ende nur 175 kg eßbares Fleisch. Doch um eine Person bei Fleischernährung mit 2500 Kalorien pro Tag zu versorgen, braucht man nicht einen, sondern 3½ Morgen Land. Die gleiche Person braucht nur einen Viertel Morgen, wenn sie von Weizen lebt, und ein einziger Morgen, auf dem Reis und Bohnen angebaut werden, könnte 6 Personen mit 2500 Kalorien am Tag versorgen.[3]

Noch eine andere Betrachtungsweise: ein Morgen Land mit Futteranbau für Rinder, Schweine, Geflügel oder Milch würde genug Tiereiweiß erbringen, um einen arbeitenden Mann etwas weniger als 250 Tage lang mit Eiweiß zu versorgen. Wachsen auf dem gleichen Morgen Speisesojabohnen, so erhält derselbe Mann Eiweiß für 2200 Tage.[4]

Lester Brown, ein Spezialist für Welternährungsfragen, sagt, daß die Menschen in unterentwickelten Ländern jährlich etwa 180 Kilo Getreide pro Kopf bekommen. Das meiste wird direkt gegessen. Nur wenige Menschen können sich den Luxus leisten, Getreide an Vieh zu verfüttern. Auf den durchschnittlichen Nordamerikaner jedoch entfallen jährlich 900 Kilo Getreide pro Kopf. Fast 90% davon wird an Vieh verfüttert. Den Rest verwendet man zu Brot, Nudeln und Frühstücksflokken. Der durchschnittliche Nordamerikaner braucht fünfmal soviel wie der durchschnittliche Kolumbianer, Inder oder Nigerianer.[5]

In dem Buch *Die Ökodiät* enthüllt Frances Moore Lappé erstaunliche Tatsachen über die verborgenen Kosten der Fleischproduktion:

Die Ernte der Hälfte des Ackerlandes in den USA wird an Tiere verfüttert.

Etwa 90% der US-Ernte an Gerste, Mais, Hirse, Hafer und Sojabohnen (soweit sie nicht exportiert werden) wird an Vieh verfüttert.

Die Vereinigten Staaten und andere hochentwickelte Länder – nur etwa ein Drittel der Weltbevölkerung – verbrauchen 75% des Weltfischfangs. Viel von diesem Fisch wird an das Vieh verfüttert.

Reiche Länder importieren Eiweiß als Viehfutter aus armen Ländern. Ein Drittel der afrikanischen Nußernte wird an Milchvieh und Geflügel in Westeuropa verfüttert.

Die USA importieren Rindfleisch. Die Hälfte davon stammt aus Zentralafrika. Der Import entspricht etwa dem, was so manches unterentwickelte Land insgesamt an Rindfleisch konsumiert. Trotzdem macht dieser Import nur 7% des US-Konsums aus.[6]

Frau Lappé bittet uns darum, uns folgendes vorzustellen: Wir setzen uns vor ein 220 g schweres Steak und »... im gleichen Zimmer sitzen 45 bis 50 Menschen vor leeren Tellern. Für die Futterkosten Ihres Steaks könnte man jeden Teller mit einer Tasse gekochten Getreides füllen.«[7]

Ungleiche Lebensmittelverteilung ist nicht das einzige Problem, das aus der übertriebenen Fleischproduktion erwächst. Drei entscheidende landwirtschaftliche Grundlagen sind auf der ganzen Welt knapp: Boden, Dünger und Wasser. Die Fleischproduktion verbraucht nicht nur zuviel von den beiden ersten, obwohl sie nur die Reichen ernährt, sondern sie verbraucht auch erschreckend viel Wasser. Bei Pflanzenkostproduktion benötigt man nur 1200 Liter Wasser pro Tag, um einen Menschen zu ernähren. Bei Gemischtkost von Tieren und Pflanzen hingegen benötigt man 10000 Liter pro Tag, um einen einzigen Menschen zu ernähren.[8] Die Herstellung von einem Kilo Fleisch kostet 25mal soviel wie die eines Kilos Pflanzenkost, zum Beispiel Brot.

Durch kommerzielle Fleischproduktion wird auch das Wasser verschmutzt. Durch die Viehhaltung werden jährlich allein in den USA etwa zwei Milliarden Tonnen Mist erzeugt. Aus Bequemlichkeit wird ein großer Teil davon aus den Mastanlagen und Schlachthäusern in überlastete Kläranlagen oder direkt in Flüsse und Ströme geleitet. Die Fleischindustrie verkündet stolz, daß sie vom Schwein »alles außer dem Gequieke« verarbeiten kann. In Wirklichkeit werden Tonnen von Abfall – Fett, Gedärm, Fleischabfälle – in die städtischen Kläranlagen geleitet und auf städtische Mülldeponien gekippt. Laut Georg Borgstrom produziert die Viehzucht zehnmal soviel Müll wie die Wohnviertel und dreimal soviel wie die Industrie.[9]

Wie wirkt sich die fleischzentrierte Ernährung der USA auf die Energieversorgung aus, vor allem auf die schwindenden Ölvorräte der Welt? Die Antwort läßt sich aus folgendem Beispiel ablesen: Würde alles Erdöl der Welt für die Nahrungsmittelproduktion verwendet (also nicht für Transport und Heizung), und würde man sich darauf einstellen, die 4,4 Milliarden Menschen der Welt nach dem Muster der Nordamerikaner zu ernähren, dann wären die Ölvorräte der ganzen Welt in nur 13 Jahren erschöpft.[10]

Man denke auch an die Riesenmengen Erdgas und Erdölprodukte, die in Kunstdünger für Getreide und andere Anbaupflanzen umgewandelt werden. Die Ernte landet dann in den Wiederkäuermägen der Rinder. Um einen Morgen mit Mais zu bepflanzen, braucht man umgerechnet 187 Liter Benzin. (Bei Mistdüngung statt Kunstdüngung vermindert sich diese Menge auf etwa 117 Liter.) Wird der geerntete Mais an Vieh verfüttert, so erhält der Konsument nur einen Bruchteil der Inhaltstoffe des Maises zurück.[11] Wir sehen, man kann am Eßtisch ebenso gut Benzin sparen wie auf der Straße!

Einige Fachleute meinen, daß die Fleischproduktion in unterentwikkelten Ländern gesteigert werden sollte. Aber Produktionssteigerungen bedeuten nicht unbedingt mehr Eiweiß für die Massen. Die Fleischproduktion in Mittelamerika ist jetzt höher als je zuvor, doch die meisten dieser Rinder enden auf den Theken der Schnellimbißstätten in den USA. Brasilien hat einen Rinderbestand von 97 Millionen; das ist nach den USA und der UdSSR der drittgrößte der Welt. Doch ein Großteil des brasilianischen Fleisches wird exportiert, so daß die Brasilianer regelmäßig Rindfleischknappheit und hohe Preise erleben und die Armen des Landes kaum Fleisch bekommen.[12]

Die Befürworter der Fleischindustrie treten für das Rind als ergiebigen Nahrungsmittelproduzenten ein. Sie weisen darauf hin, daß Stiere auf Land weiden können, das für Getreideanbau ungeeignet ist. Doch laut Alan Bergs Buch *The Nutrition Factor* (Der Nährwertfaktor)) wird selbst das Vieh, das auf nicht bebaubarem Land weidet, sein Fleisch am Ende nur den Wohlhabenden und Wohlgenährten geben. In den Vereinigten Staaten grast die Mehrheit der Rinder nur in den ersten acht Monaten ihres Lebens. Dann werden sie in Mastanlagen gehalten und mit Getreide zu Ende gefüttert, das die Menschen selbst hätten essen können.

Erwarten Sie von den Weltmeeren keine schnelle Lösung unserer Ernährungsprobleme. Um die Welternährungslage positiv zu verändern, müßte man den Weltfischertrag versechsfachen.[13] Doch seit einigen Jahren gehen die Fischerträge weltweit zurück, was zum Teil auf Überfischen und auf Wasserverschmutzung zurückzuführen ist. Viele Meereswissenschaftler glauben, daß die meisten Ozeane bereits ihre Höchsterträge hinter sich haben.[14] Selbst wenn es ökologisch möglich wäre, die Fischerträge zu steigern, so würde das zehn Milliarden Dollar kosten und eine radikale Umstellung der Fischereimethoden verlangen. Vom Fischertrag der Welt endet etwa ein Drittel (20 bis 25 Millionen Tonnen) im Viehfutter der reichen Nationen.[15]

Was bedeuten dann die Science-fiction-Geschichten, in denen der Mensch die Ozeane eines Tages in Farmen verwandelt und Jungen, auf Delphinen reitend, Millionen Tonnen Zuchtfische in schwimmende Schlachthäuser treiben? Es wird Zukunftsmusik bleiben. Je mehr die Wissenschaftler über die komplizierten Vorgänge des Meereslebens und der Fischzucht lernen, desto unwahrscheinlicher erscheint es, daß solche Träume je verwirklicht werden können. Meeres- und Süßwasserfischfarmen gibt es, aber ihr Einfluß auf die Welternährungskrise ist minimal, selbst wenn man mit einer Vergrößerung ihrer Zahl rechnet. Die derzeitigen Fischfarmen produzieren entweder Delikatessen oder sind nur örtlich von Bedeutung.[16]

Vegetarismus strapaziert die beschränkten Vorräte unserer Ernte eindeutig weniger als eine fleischzentrierte Kost. Aber wird Ihre persönliche Entscheidung, Vegetarier zu werden, irgendeinen meßbaren Einfluß auf die Welternährungsfrage haben? In der Theorie bestimmt. Lester Brown schlägt vor: »Wenn der durchschnittliche US-Bürger seinen Konsum an Rind, Schwein und Geflügel um zehn Prozent drosseln würde, müßten mindestens 12 Millionen Tonnen mehr Getreide für andere Zwecke als die Viehfütterung frei werden.«[17]

Plötzlich steht mehr Getreide zur Verfügung, aber das heißt noch nicht, daß dieses Getreide mit Sicherheit in den Schüsseln und Bäuchen der Armen landet. Die großen Getreidekompanien, die multinationalen Konzerne und die Regierungen der reichen Länder werden Getreideüberschüsse eher als zusätzliche Profitquelle ansehen, indem sie größere Mengen exportieren oder das Getreide zurückhalten, um künstliche Preissteigerungen zu erzielen.

Solche Geldgier findet man nicht nur in kapitalistischen Systemen. Die Sowjetunion wird bald mehr Getreide pro Kopf verbrauchen als die Vereinigten Staaten, obwohl der durchschnittliche Russe keineswegs mehr Brot und Fleisch essen wird als sein amerikanisches Gegenüber. Er ißt vielleicht sogar weniger, da die Landwirtschaft und die Fleischproduktion in der Sowjetunion weniger effektiv sind. Vielleicht werden die Russen noch stärker als 1972 die Nahrungsreserven der Welt angreifen, indem sie mehr Getreide zur Fütterung ihres Viehs kaufen und dafür weniger Nährwert einhandeln. Eine Massenbekehrung zum Vegetarismus könnte theoretisch Land freisetzen, auf dem dann mehr Pflanzeneiweiß für die Hungernden wächst. Doch ein Großteil des Akkerlandes der Welt wird wie das Getreide von einigen wenigen Konzernen und Regierungen kontrolliert. Und diese Organisationen legen mehr Wert auf Profit als auf die Befriedigung menschlicher Bedürfnisse. In Kolumbien bringt ein Hektar Land mit Nelken zehnmal so viel Geld ein wie ein Hektar, auf dem Weizen oder Mais wächst. Ackerland wird oft von einer Gesellschaft, die gewinnträchtige Exportpflanzen anbaut, aufgekauft. Gleichzeitig muß das Land für seine Bewohner Grundnahrungsmittel zu höheren Preisen einführen[18] – es sei denn, die Leute können Nelken essen und von Kaffee leben.

Zur Zeit ändern sich die internationalen Ernährungsgewohnheiten, aber leider vielfach in der falschen Richtung. Wenn Entwicklungsländer reicher werden, möchte ihre Bevölkerung das gleiche haben wie die reichen Länder: lieber mehr Fleisch und Tierprodukte statt weniger. Wenn wir zum Vegetarismus überträten, könnte ironischerweise ein Teil des freigewordenen Getreides an aufgestiegene Bevölkerungsgruppen in Entwicklungsländern verkauft werden. Diese könnten ihren Appetit auf Fleisch stillen, während die Armen weiter nach Krumen suchen. Der Übergang zu pflanzlicher Ernährung kann viele Menschen vor dem Hunger retten, aber nur, wenn die Menschen und ihre Regierungen zu den nötigen sozialen und politischen Änderungen bereit sind. Das Entscheidende an der Welternährungskrise ist die ungerechte Machtverteilung bei denjenigen, die über landwirtschaftliche Grundstoffe verfügen. Dies ist ein unglaublich komplexes Problem und kann wohl kaum durch Massenbekehrungen zum Vegetarismus gelöst werden.

In den USA und anderen reichen Nationen mögen wir uns viel von Vegetarismus oder Verringerung des Fleischkonsums versprechen, aber der übrigen Welt können wir diese Idee schwerlich schmackhaft machen. Selbst bei mäßigem Einkommen hat ein nordamerikanischer Vegetarier eine verwirrende Vielfalt frischer Früchte und Gemüse sowie gefrorener, abgepackter oder in Dosen konservierter Lebensmittel zur Auswahl. Wenn wir uns für nichttierische Kost begeistern, verweisen wir auf die zahlreichen Speisen, die wir anstelle des Fleisches essen können. Aber in vielen Ländern ist das anders. Wenn es nur eine geringe Auswahl an einheimischen Lebensmitteln und teuren Importgütern gibt, wird der fleischlos Essende eine eintönige Folge kärglicher Mahlzeiten einnehmen müssen. Der durchschnittliche indische Arbeiter muß für einen Liter Milch zwei Stunden arbeiten, sein Kollege im Westen nur fünf bis zehn Minuten.

Eine schnelle Umstellung auf Pflanzenkostproduktion anstelle des Fleisches würde das Welternährungsproblem nicht über Nacht lösen. Das Problem ist komplizierter. Viele Pflanzen, die man leicht und in großen Mengen anbauen kann, können vom Menschen nicht direkt genutzt werden. Andere Pflanzen haben einen geringen Gehalt an Eiweiß oder anderen wichtigen Stoffen. Andere wieder enthalten Stoffe, die die Mineralstoffaufnahme im Menschen blockieren oder Allergien auslösen. Mit den entsprechenden finanziellen und technologischen Mitteln könnten wir diese Nahrungsprobleme durch besondere Zubereitung lösen. Rinder können ungenießbare Ölsaaten und Zellulose in verwertbares Eiweiß umwandeln, wobei sie oft Schadstoffe herausfiltern. Der Mensch kann das gleiche durch chemische und mechanische Verfahren erreichen. Vorhandene verwendbare Lebensmittel kann man mit Nährstoffzusätzen aufwerten. Aus Hülsenfrüchten und Getreide kann man nahrhafte Nachahmungen von fast allen Lebensmitteln herstellen. Mit genügend Geld für intensive Forschung und Entwicklung könnten Nahrungsmitteltechnologen eines Tages alle Arten billiger Pflanzenprodukte in Nahrungsmittel umwandeln, die den gewohnten Speisen jedes Landes zum Verwechseln ähneln.

Durch solche Nahrungswunder umgeht man die Einwände, die selbst hungrige Menschen gegen fremde Geschmacksrichtungen und ungewöhnlich aussehende Speisen haben. Aber Wunder kosten Geld. Vegetarier und Befürworter des verminderten Fleischkonsums sollten sich nicht einreden, daß die Lösungen billig und schnell gefunden werden. Wir können 26 Tonnen Spinat auf einer Fläche ernten, die nur eine Tonne Rindfleisch einbringen würde. Aber das heißt noch nicht, daß wir die Menschen auch zum Verzehr dieses Spinats bewegen können.

Der Fleischverzehr ist nicht die Ursache aller Übel auf der Welt, und eine vegetarische Revolution wäre kein Allheilmittel, auch wenn es sich bei manchen Vegetariern so anhört. Doch Ernährungsgewohnheiten und Lebensmittelpolitik beeinflussen unser ganzes Leben. Ihre Entscheidung, mit den Fleischspeisen aufzuhören, spiegelt vielleicht nur die Handlungen einer Einzelperson wider, aber die Welt ändert sich in kleinen Schritten. Jede Ernährungsform, die unser ethisches Bewußtsein fördert, unsere kostbaren Rohstoffreserven schont und unsere Fähigkeit zur Ernährung der Welt mobilisiert, ist wertvoll. Eine vernünftige vegetarische Kost kann Ihnen nicht schaden und wird Sie wahrscheinlich an Körper und Seele gesünder machen.

Ihre Hinwendung zum Vegetarismus wird Ihre Brüder und Schwestern vielleicht nicht auf direktem Wege sattmachen, aber Ihre persönlichen Eßgewohnheiten beeinflussen ihre Mitmenschen. Ihr Lebensstil wird zeigen, daß fleischlose Kost nicht nur möglich ist, sondern sogar besonders gut, nährstoffreich und befriedigend. Als Vegetarier hat man zumindest die Genugtuung zu wissen, daß das eigene tägliche Leben ein kleiner, privater und indirekter Beitrag zur Minderung menschlichen und tierischen Leidens ist. Sie werden dann zumindest wissen, daß Sie nicht zu dem Problem beitragen, sondern an seiner möglichen Lösung Anteil haben:

»Wenn wir Verstand und guten Willen genug haben, um zu einem weniger verschwenderischen Lebensstil überzugehen, geben wir Millionen Menschen, die uns nacheifern wollen, ein neues Beispiel. Und dies wird vielleicht noch mehr zur Lösung der Welternährungskrise beitragen als das eingesparte Getreide selbst.«[19]

Dieses Kapitel handelt von den vegetarischen Grundnahrungsmitteln. Es soll nicht wiederholen, was in zahlreichen vegetarischen Kochbüchern steht, sondern einige Lebensmittel vorstellen, die für Vegetarier von besonderem Interesse sind, und dazu einige allgemeine Hinweise und Vorschläge geben.

Vegetarische Kochkunst ist nicht schwierig, sondern anders. Verzweifeln Sie nicht, wenn Sie viele der in diesem und anderen Kapiteln besprochenen Lebensmittel nicht kennen. Kaufen Sie ein gutes Kochbuch. Nehmen Sie sich Zeit zum Ausprobieren. Sie brauchen jede Woche nur ein neues Rezept oder Gericht einzuführen, um Ihren Speisezettel allmählich umzustellen.

Geräte

Man braucht nicht viele neue Küchengeräte. Fleischwolf, Holzkohlengrill, Tischgrill und Steakpfannen können Sie abschaffen. Den Mixer sollten Sie behalten. Als Vegetarier können Sie mit einem Mixer das gleiche tun wie bisher – Soßen, Pürree, Salatmarinaden, Teig und Mixgetränke herstellen. Ein Mixer kann auch Nüsse und Sämereien in kleinen Mengen zerkleinern, obwohl eine Mühle hierfür besser geeignet ist.

Wenn Ihr Haushaltsgeld nicht zu knapp ist, sollten Sie sich ein Mehrzweck-Küchengerät kaufen. Das einfachste hat vier Einsätze zum grob raspeln, fein raspeln, schneiden, rühren und mixen. Das geht sekundenschnell.

Man kann ein paar Karotten schneller raspeln, als man sie aus der Erde zieht. Eine Zucchini wird zum Überbacken in gleiche Scheiben geschnitten. Zwiebeln werden ohne Tränen und laufende Nase gehackt, ein Pastetenteig ist in einer halben Minute gerührt und gemischte Gemüse- oder Obstsalate sind im Handumdrehen fertig.

Die meisten Küchenmaschinen werden Körner, Nüsse und Bohnen zu Ihrer Zufriedenheit mahlen. Für größere Mengen, zum Beispiel beim Brotbacken, nimmt man gern eine Getreidemühle. Handmühlen und Motormühlen mit einem Mahlwerk aus Stein oder Stahl sind weit verbreitet. Überstürzen Sie den Kauf nicht. Warten Sie lieber, bis Sie mehr Erfahrung mit Vollkorngerichten haben. Mit Getreidemühlen stellt man frisches Mehl von Weizen, Mais, Roggen, Reis, Sämereien und Nüssen her. Man macht Getreideschrot und Pfannkuchenzutaten.

Gußeiserne Kochgeräte wurden bereits erwähnt, weil sie den Speisen kleine Mengen Eisen zuführen. Eiserne Bratpfannen, Töpfe und Röstbleche erhitzen sich außerdem gleichmäßiger als Aluminiumgeschirr. Nach einigen Wochen bekommen gebrauchte Eisenwaren eine Oberfläche, an der nichts anhängt, und sie entwickeln ihren eigenen ästhetischen Reiz. Wer eine Pfanne voll

14

Grundlagen der vegetarischen Küche

Maisbrot bäckt, wird sehen, was ich meine.
Der Wok eignet sich für die vegetarische Küche wie wenige andere Geräte. Es ist ein breites Stahlgefäß, in dem man Gemüse kurz braten oder unter Rühren garen kann, wie viele Asiaten es tun. Das Gemüse wird knusprig, so daß es beim Kauen noch »Biß« hat. Zu viele kochen das Gemüse zu lange und bringen es als wäßrigen Brei auf den Tisch. Sagen Sie nicht, daß Sie Gemüse verabscheuen, ehe Sie nicht solches aus einem Wok probiert haben.
Dampfdrucktöpfe sind teuer, aber sie zahlen sich aus. Gemüsesuppe schmeckt zwar am besten, wenn sie den ganzen Tag auf kleiner Flamme durchziehen durfte, aber ein Dampfdrucktopf schafft den gleichen Geschmack in weniger als einer Stunde. Er spart Zeit und Brennstoff. Ebenso schnell arbeiten Dampfdrucktöpfe bei Getreide, Hülsenfrüchten und frischem Gemüse. Nährstoffe, die in einem dampfenden offenen Topf verlorengehen könnten, werden in die Speise eingeschlossen und bleiben erhalten.
Falls Sie nicht gerade von Konserven und gefrorenem Gemüse leben wollen, brauchen sie ein paar gute Messer zum Schneiden und Schälen. Kaufen Sie keine billigen, die bleiben nicht scharf. Stumpfe Messer rutschen ab und verursachen Unfälle. Kaufen Sie Messer aus gutem rostfreiem Stahl. Mit einem Schleifstahl oder einem weichen Schleifstein hält man die Messer scharf.
Weiterhin empfehlenswert sind: ein gutes, rutschfestes Küchenbrett aus Hartholz und eine Handreibe für Käse. Haushaltswarengeschäfte führen meist ein preiswertes Reibeisen mit drei verschiedenartigen Reibflächen. Ein anderes preiswertes Gerät für Vegetarier ist ein Siebeinsatz aus rostfreiem Stahl, in dem man Gemüse dämpft. Neben der Zubereitung im Wok ist das leichte Dämpfen des Gemüses eine der besten Methoden, Geschmack und Nährstoffe zu erhalten. Das preiswerte Sieb ruht auf kleinen Füßen in einem größeren Topf. Man bedeckt den Topfboden zwei Zentimeter hoch mit Wasser, bringt das Wasser zum Kochen, setzt das Gemüse hinein und dämpft es nur etwa eine Minute. Das Gemüse kommt nicht mit dem Wasser in Berührung, verliert kaum Vitamine und wird mit sehr wenig Energieverbrauch gar.
Es gibt noch viele große oder kleine Geräte, die man vielleicht haben möchte – von der Eieruhr bis zum Römertopf. Die wenigen Geräte, die ich beschrieben habe, sind für den vegetarischen Koch am nützlichsten.

Herkunft der Lebensmittel

Ich brauche Ihnen nicht zu sagen, wie beliebt und wichtig der eigene Gemüsegarten in den letzten Jahren geworden ist. Mehr als die Hälfte aller Haushalte in den Vereinigten Staaten haben jetzt einen Garten.

Man braucht nicht auf dem Land oder in der Vorstadt zu leben, um etwas Eigenes anzubauen. Stadtgärten kann man auf Dächern, auf Ödland, in Hinterhöfen und in Kästen auf Balkons und Innenhöfen anlegen. Auch mit wenig Zeit und Geld kann man Blattsalate und kleine Tomatensorten ziehen. Und Familien, die eigenes Gemüse anbauen, merken oft, daß ihre Kinder dann keine instinktive Abneigung mehr gegen Gemüse haben. Der größte Vorteil beim Gartenbau ist neben den geringeren Ausgaben für Lebensmittel der Geschmack und Nährstoffgehalt selbstgezogener Produkte.
Wenn man nicht selbst anbaut, sind Bauernmärkte und kleine Bauernhöfe die besten Quellen für frische einheimische Ware. Wenn es möglich ist, kauft man bei einem biologischen Bauern. Warum sollten wir Pestizide mitessen, wenn wir es vermeiden können? Man kann auch in seiner Umgebung nach Obst- und Gemüseanbaubetrieben zum Selbstpflücken suchen. Man verbringt eine Stunde auf dem Feld und wird mit frischem Obst und Gemüse belohnt. Außerdem erfahren Ihre Kinder auf diese Weise, daß nicht die ganze Welt in Plastik verpackt ist.
Es ist unrentabel, Sämereien, Hülsenfrüchte und Getreide in Pfundpackungen aus dem Supermarkt zu holen. Lebensmittelkooperativen und Naturkostläden haben zumeist Waren in Kisten und Tontöpfen. Die Kunden nehmen sich, was sie brauchen. Kaufen Sie genug für ein oder zwei Wochen, nicht mehr. Getreide und Sämereien soll man kühl lagern, um sie gegen Schimmel und Nährstoffverluste zu schützen.

Besonders erwähnenswerte Nahrungsmittel

• *Bierhefe*
wird so genannt, weil sie ursprünglich ein Nebenprodukt war, das beim Brauen anfiel. Die Brauer schöpften bei der Bierherstellung das Oberste ab und trockneten den Rückstand, aus dem ein vitaminreiches Pulver entstand. Das Pulver wurde dann als Speisezusatz verkauft. Hefe ist ein Pflanzenprodukt. Jedes Pulverkörnchen ist in Wirklichkeit eine einzellige Pflanze. Sie ist ein zweihundertstel Millimeter dick, also etwa so groß wie ein menschliches Blutkörperchen. Heutzutage wird Hefe meist als Hauptprodukt hergestellt. Man züchtet sie auf Melasse oder Molke. Hefe besteht zu 50% aus Eiweiß, der NPU-Eiweißwert beträgt 67. Hefe enthält den Vitamin-B-Komplex (B_{12} kommt im Gegensatz zu anderen Vitaminen und Mineralstoffen nicht von Natur aus in Speisehefe vor. Verweist der Aufdruck auf B_{12}, dann wird dieses Vitamin vom Hersteller zugesetzt. Anders ausgedrückt: wenn B_{12} nicht erwähnt wird, ist es nicht in der Hefe enthalten.), Mineralstoffe, Spurenelemente und 16 Aminosäuren. Hefe

ist recht billig und im allgemeinen frei von Fremdstoffen und Giftrückständen. Die Naturkostläden führen verschiedene Sorten. Einigen Hefearten werden Mineralstoffe zugesetzt, um den Nährstoffwert zu erhöhen oder den von Natur aus hohen Phosphorgehalt der Hefe auszugleichen. Es gibt auch Bierhefetabletten, aber sie sind nicht empfehlenswert. Man braucht nämlich eine Handvoll Tabletten, um nur einen Teelöffel Hefepulver zu ersetzen.

Der einzige Nachteil der Hefe ist ihr Geschmack. Er variiert von annehmbar bis ungenießbar. Doch diesen Geschmack kann man leicht durch Fruchtsaft und andere Lebensmittel überdecken. Hefe kann man auch in Suppen, Mixgetränken, Pfannengerichten und Brotteig verwenden. In Maßen zugesetzt, wird die Hefe bei den meisten Speisen nicht durchschmecken.

Hierzulande gibt es Bierhefe und *Milchhefe.* Die Milchhefe ist fast geschmacklos, mild und enthält neben dem Vitamin-B-Komplex noch Vitamin C.

Bierhefe schmeckt ausgezeichnet in Kartoffelgerichten und Gemüsebrühen, Milchhefe ist geeignet zu Getreide, Süßspeisen und für kleine Kinder.

Bierhefe oder Speisehefe ist *nicht* das gleiche wie Bäckerhefe. Letzteres ist lebende Hefe, gepreßt oder in Pulverform. Sie ist zum Brotbacken bestimmt, nicht zum direkten Verzehr.

• *Algen*

werden seit Jahrhunderten von der Bevölkerung Asiens, Irlands, Schottlands, Wales' und Dänemarks gegessen. Es gibt viele Arten eßbarer Meeresalgen; man nennt sie auch Tang oder Braunalgen. Vielleicht sind die Algen deshalb in Nordamerika nicht so populär. Die Leute fühlen sich an das glitschige Zeug erinnert, das an den Wänden von Aquarien und Swimming-pools wächst.

Eine der verbreitetsten Speisealgen ist Kelp, eine kräftige Meerespflanze, die bis zu 60 Meter lang werden kann. Kelp wird mit Booten geerntet. Man schneidet die Spitzen der wachsenden Pflanzen ab. Innerhalb von zwei oder drei Tagen wächst die Pflanze wieder zu ihrer ursprünglichen Länge heran. Kelp hat einen ungewöhnlich hohen Mineralstoffgehalt. Die meisten Algen ergeben 10 bis 50% Asche. Das bedeutet, daß ihre Masse bis zur Hälfte aus Mineralstoffen besteht. Bei keiner Landpflanze ist dieser Anteil auch nur annähernd so groß. Algen enthalten *alle* für die menschliche Ernährung notwendigen Spurenelemente.

In Naturkostläden erhält man Kelp als Pulver oder gekörnt. Ganze Algen findet man ebenfalls in diesen Läden sowie in Geschäften für asiatische Spezialitäten. Fragen Sie nach Hiziki, Kombu, Wakame, Nori und Rotalgen. Getrocknete Algen kann man einweichen, kleinschneiden und mit anderem Gemüse zusammen kurz in der Pfanne garen. Die Algenarten Agar-Agar und Irish-Moos verarbeitet man zu Gelatine. Kelp-Pulver ist auch als Düngemittel und Tierfutter ausgezeichnet. Algenprodukte sind hier in Naturkostläden für Makrobioten erhältlich.

• *Sojabohnen*
brauchen nicht das einzige Nahrungsmittel eines Vegetariers zu sein, aber die Sojabohne ist so vielseitig, daß man von Sojaprodukten leben könnte, ohne je einen Teller Bohnen selbst zu essen.

Sojabohnen werden zu Recht wegen ihres Eiweißgehaltes gerühmt. Die Aminosäuren-Anordnung in Sojabohnen ähnelt dem Bauplan des tierischen Eiweißes mehr als dem des Pflanzeneiweißes. Der NPU-Eiweißwert von Sojamehl beträgt 61, bei Schrot und ganzen Bohnen 57, bei Keimlingen 56. (Der Wert für Fleisch und Geflügel beträgt, wie wir uns erinnern, 67.).

Sojaprodukte sind reich an verwertbarem Eisen, Kalium, Kalzium und Phosphor. Sojabohnen enthalten zehnmal soviel Kalzium wie Fleisch und zweimal soviel wie Eier. Die Bohnen sind reich an B-Vitaminen, sie enthalten zweimal soviel Riboflavin wie Eier. Sojaöl enthält Lezithin (das man auch isoliert kaufen kann), einen Stoff, der nach Ansicht einiger Wissenschaftler den Cholesterinspiegel des Blutes senken hilft. Das Öl enthält außerdem die Vitamine E und K.

Sojamehl und Sojaschrot kann man mühelos und mit geringen Kosten vielen Gerichten und Backwaren zufügen, um deren Nährwert zu steigern. Sojamilch kann man in Geschäften kaufen oder auch selber machen. Man verwendet sie als Trockenmilch für Kleinkinder sowie für Menschen, die keinen Milchzukker vertragen. Man kann mit Hilfe von Bakterien sogar Joghurt daraus machen. Kein Wunder, daß die Sojabohne auch Pflanzenfleisch genannt wurde.

Sojaprodukte werden gelegentlich in der Industrie verwendet, doch ihre Vielseitigkeit in der Küche ist mindestens ebenso groß. Außer den üblichen Produkten Mehl, Schrot, Pulver, Milch, Öl und Keimlingen kann man daraus Dutzende von asiatischen Spezialitäten herstellen. Zwei von ihnen verdienen besondere Erwähnung.

Tofu oder Bohnenquark ist ein Nahrungsmittel mit hohem Nährwert und gutem Geschmack. Er ist preiswert und unendlich vielseitig. Diese Speise kann man kochen, braten, gefriertrocknen, als Hauptgericht, als Nachtisch oder Zwischenmahlzeit essen, in Salaten, Soßen, Suppen, Marinaden und Brotaufstrich verwenden.

Zur Tofuherstellung weicht man ganze Sojabohnen über Nacht ein, püriert sie und erhitzt sie. Die Sojamilch wird aus dem Rückstand herausgepreßt (der Rückstand findet zu Getreidegerichten, Brot und Suppen

noch Verwendung) und gesäuert. Dadurch scheidet sich der Quark von der Molke. Der feuchte Sojaquark wird dann getrocknet und zu Tofu-Kuchen gepreßt. Das weißliche, delikate Produkt schmeckt und riecht ganz anders als die ursprüngliche Bohne.
Tofu hat einen milden Geschmack – so mild, daß er bereitwillig jedes gewünschte Aroma annimmt. Man kann Tofu in Teriyaki-Soße marinieren und grillen. Wälzen Sie ihn in Mehl oder Paniermehl, und backen Sie ihn in heißem Fett. Verrühren Sie Tofu mit Früchten zu einer Cremespeise. Schneiden Sie Tofu in Stückchen für eine Suppe oder einen Gemüseeintopf. Streuen Sie ihn in Salate. Die Vielseitigkeit von Tofu hängt allein von Ihrer Experimentierfreude ab.
Tofu ist leichtverdaulich und eiweißreich (NPU-Wert 67). 200 Gramm Tofu decken 25 bis 30% des Eiweißbedarfs eines Erwachsenen, und das sehr preiswert. Tofu ist auch kalorienarm. Auf jedes Gramm verwertbares Eiweiß kommen nur 12 Kalorien. Dieses Verhältnis ähnelt dem mancher Algenart. Tofu ist cholesterinfrei, arm an gesättigten Fetten und reich an Linolsäure.
Tofu erhält man in Deutschland in asiatischen Geschäften. Unverarbeitete Sojabohnen sind teuer, und hierzulande hergestellte Sojamilch enthält keine Mineralstoffzusätze.
Die Naturkostläden führen meist haltbare makrobiotische, sehr konzentrierte Sojagärprodukte (Miso, Tamari). Die Reformhäuser führen an Sojaeiweißträgern vor allem Milch, Mehl und Fleischersatz, wie z. B. Gulasch, Hackfleisch, Fleischwurst, Pasteten und Räucherwurst.

• *Weizenkeime*
haben einen NPU-Wert von 67, kommen also an Eiweißverwertbarkeit dem Fleisch und dem Geflügel gleich. Zwei Teelöffel Weizenkeime ergeben etwa zwei Gramm verwertbares Eiweiß. Weizenkeime sind außerdem reich an Vitamin E, Thiamin und Riboflavin. (Weißes Mehl entsteht dadurch, daß man Kleie und Keimling entfernt und nur das stärkehaltige Innere des Samens behält. Veredeltes Mehl wird angereichert, indem man nur einen Bruchteil der beim Ausmahlen verlorenen Nährstoffe wieder zusetzt.)
In größeren Mengen gekauft, sind Weizenkeime relativ billig. Man muß sie kühl lagern, damit sie nicht ranzig werden, denn sie sind sehr ölhaltig. (Frische Weizenkeime sollten süß schmecken, ranzige schmecken säuerlich.) In Reformhäusern gibt es kleine Gläser mit gerösteten Weizenkeimen, aber das ist unrentabel. Sie sind wahrscheinlich auch nicht so gehaltvoll wie die rohen Keime, die man in größeren Mengen bekommt. Das Rösten zerstört einige hitzeempfindliche B-Vitamine.
Man kann Weizenkeime im Frühstücksmüsli essen (ihr niedriger Tryptophangehalt wird durch Milch

ausgeglichen), anstelle von Paniermehl verwenden und mit Pfannengerichten, Nußauflauf, Brot und anderen Backwaren kombinieren.

• *Sonnenblumenkerne*
machen einen Papagei glücklich und ergeben gutes Rinderfutter, aber die Samen von *Helianthus annus* sind auch für den Menschen besser, als man dachte. Fast zwei Drittel des Eiweißes in Sonnenblumenkernen ist verwertbar. Drei Teelöffel ergeben etwa vier Gramm verwertbares Eiweiß. Die Samen sind eine gute Quelle für ungesättigte Fettsäuren, Kalium, Zink und Phosphor. Sonnenblumenkerne enthalten beträchtliche Mengen Magnesium und Eisen. Ihr Eisengehalt (sechs Milligramm pro 100 Gramm) kommt dem des Eigelbs und der Weizenkeime nahe. Die Samen kann man gemahlen in ein Gericht mischen oder einfach so verzehren, was leichter verdaulich ist. Man kann sie so verwenden wie Weizenkeime. Sonnenblumenkerne sind allgemein frei von Giftrückständen, da die Pflanze kaum von Schadinsekten und Krankheiten befallen wird.

• *Sesam*
ist eine der frühesten Ölsaaten in der Menschheitsgeschichte. Lange Zeit haben Sesamprodukte die Bevölkerung von Syrien und der Türkei mit Fett versorgt. Und Sesamsaat ist eine erstaunlich gute Nährstoffquelle. Hundert Gramm enthalten 1125 Milligram Kalzium. (Ein halber Liter Milch liefert 250 mg, eine Tasse Hüttenkäse 200 mg.) Außerdem enthalten die Samen ungesättigte Fettsäuren, Lezithin, B-Vitamine (hauptsächlich Inositol, Cholin und Niacin) und Vitamin E. Der NPU-Wert beträgt immerhin 53. Sesamsaat sollte in einer Handmühle oder einem Mixer zerkleinert werden, damit sie besser verdaut werden. Die verwendbarste Form ist eine Paste oder Sesambutter mit dem Namen Tahini. Man erhält sie in Naturkostläden und in Geschäften, die Spezialitäten des Nahen oder Mittleren Ostens verkaufen. Vegankostanhänger brauchen Sesamprodukte als Kalziumquelle – das Kalzium-Phosphor-Verhältnis ist 2:1. Tahini kann man als Salatmarinade, in Mixgetränken, als Brotaufstrich und zu Eintopfgerichten verwenden. Sesam in gemahlener Form kann man so wie Weizenkeime verwenden.

• *Kürbiskerne*
haben einen NPU-Wert von etwa 60. Zwei Teelöffel ergeben etwa fünf Gramm verwertbares Eiweiß, das sind ungefähr 12% des durchschnittlichen Tageseiweißbedarfs. Anders als die meisten Sämereien enthalten Kürbiskerne beträchtliche Mengen der essentiellen Aminosäuren Isoleucin und Lysin; mit gemahlenen Kürbiskernen kann man lysinarmes Getreide aufwerten. Kürbiskerne sind außerdem reich an ungesättig-

tem Fett und an Mineralstoffen. Sie enthalten mehr Phosphor und Eisen als die meisten Samen – eine Tasse z. B. 26 mg. Kürbiskerne sind außerdem zinkreich. Leicht geröstete Kürbiskerne sind eine gehaltvolle Knabberei.

• *Reis*
ist ein Grundnahrungsmittel mit verhältnismäßig geringem Eiweißanteil, aber hoher Eiweißverwertbarkeit (NPU-Wert 70). Die meisten Naturkostanhänger wählen braunen Reis. Im Gegensatz zum weißen Reis ist der braune reich an Faserstoffen und hat einen charakteristischen Geschmack und eine gewisse Festigkeit. Rundkornreis enthält mehr Kleber als Langkornreis oder mittellange Sorten.

• *Tamari*
ist eine fermentierte Sojasoße. Aber nicht alle Sojasoßen sind Tamari. Viele sogenannte Sojasoßen bestehen hauptsächlich aus gefärbtem Wasser und Geschmackszusätzen. Echtes Tamari wird aus Weizen, Meersalz und Sojabohnen hergestellt und reift mindestens zwei Jahre lang in Holzfässern. Tamari gibt Suppen, Pfannengerichten, Salatsoßen und gekochtem Gemüse Geschmack und ein paar Nährstoffe.

• *Miso*
ist eine fermentierte Sojabohnenpaste, die einige B-Vitamine und Milchsäurebakterien, ähnlich denen des Joghurt, enthält. Man kann Miso wie Tamari für vielerlei Gerichte verwenden.

• *Naturjoghurt*
gleicht an NPU-Wert, Mineralstoffgehalt und Kalorien der Milch, ist aber wertvoller als Rohmilch. Die Bakterien, die die Milch zum Fermentieren bringen, verdauen auch den Milchzucker vor. Dadurch wird Joghurt leicht verdaulich und gut verwertbar. Machen Sie Joghurt selbst, oder kaufen Sie Naturjoghurt. Meiden Sie das gezuckerte, mit Geschmacksstoffen versehene Zeug. Man kann Joghurt mit Getreide und Obst zum Frühstück essen, als Grundlage von Salatsoßen verwenden und anstelle von Quark zu Kartoffeln essen.

• *Keimlinge*
sind eine billige, nährstoffreiche und lecker aussehende Speise. Lassen Sie sie daheim in der Küche wachsen. Alle Samen können keimen. Üblich sind Mungbohnen und Sojabohnen, Linsen, Luzerne und Kichererbsen. Vergewissern Sie sich, daß Ihre Samen extra zum Keimen und Verzehren verkauft werden. Gartensaat wird oft mit Pilzbekämpfungsmitteln behandelt.
Man weicht die Samen über Nacht ein, gießt das Wasser ab, füllt sie in ein großes Einmachglas oder einen Topf und spült sie mehrmals täglich mit Wasser ab. Man kann sie gar

nicht genug spülen. Essen Sie die Keimlinge, wenn sie so lang wie der Samen oder länger sind. Man kann die Keimlinge in die Sonne stellen, dann bekommen sie kleine grüne Blätter. Geben Sie die Keimlinge kurz vor dem Servieren in Suppen, Salate und Pfannengerichte. Versuchen Sie ein Brot mit Keimlingen als Belag.

• *Melasse*
ist eine gute Quelle für Mineralstoffe. Man kann sie zu Brotteig und anderem Gebäck, zu weißen Bohnen und Pfannengerichten und Mixgetränken verwenden. Kaufen Sie die dunkle Sorte. Melasse hat einen strengen Geschmack. Nehmen Sie anfangs nur wenig davon.

• *Honig*
kann den Tafelzucker ersetzen. Wer ihn zum Brotbacken verwenden will, muß ein wenig experimentieren. Verringern Sie die Flüssigkeitsmenge gegenüber dem Rezept, da Honig zu 75% aus Wasser besteht. Im Gegensatz zu Tafelzucker hat Honig einen charakteristischen Geschmack, der von Sorte zu Sorte variiert. Je dunkler der Honig, desto stärker ist der Geschmack.

• *Fleischersatz*
besteht aus Pflanzeneiweißstoffen, die man in Aussehen, Geschmack und Struktur an Fleisch anglich. Viele Vegetarier und Wenig-Fleisch-Esser freuen sich auf ein Gericht aus Frikadellen, Hühnerfleisch oder Corned beef, und all das wird aus strukturiertem Pflanzeneiweiß hergestellt.

Aus Sojabohnen, Weizen, Erdnüssen oder anderen Pflanzenprodukten wird eine halbflüssige Breimasse hergestellt und in Maschinen gefüllt, die wie eine Spinne Fäden dieser Masse durch Düsen pressen. Das Verfahren ähnelt der Herstellung von Rayon und Nylon. Aus Tausenden von winzigen Löchern treten feine Fäden aus, die in ein Säurebad kommen und dort erstarren. Aus den Sojaeiweißfäden kann man dann Strukturen spinnen, die dem Fleisch täuschend ähnlich sind. Das Kaugefühl, das man bei Hühnerfleisch, Steak, Frikadellen und Schinken hat, kann nachgeahmt werden. Man mag dies erfreulich finden oder auch nicht.

Um die Illusion zu vervollständigen, werden die geschmacklosen Fasern mit zahlreichen Geschmacksstoffen, Farben, Zucker, Salz, Bindemitteln, Eiklar, Kleber, Öl und Zusätzen wie Natriumglutamat behandelt. Auch Vitamine und Mineralstoffe werden zugesetzt, um den Nährstoffgehalt zu erhöhen oder auszubalancieren. (Viele Kunstfleischprodukte enthalten Vitamin-B_{12}-Zusätze.)

Einer der größten Kunstfleischhersteller sagt: »Das Kunstfleisch wird den Fleischspeisen angeglichen, damit die Leute es mit ihren vertrauten Eßgewohnheiten vereinbaren können.« Wer das Fleisch jedoch aus ethischen oder ästhetischen Grün-

den ablehnt, tut gut daran, sich gerade von den traditionellen Eßgewohnheiten zu lösen. »Ich esse keine Leichen«, sagte ein mit mir befreundeter Vegatarier, »und ich wäre doch schön dumm, dann künstliche Leichen zu essen.«
Andere Vegetarier verwenden Fleischersatz häufig. Sie bleiben bei der traditionellen Vorstellung vom Hauptgericht und essen Fleischersatz mit Beilagen.
Und einige frischgebackene Vegetarier haben entdeckt, daß die vertrauten Strukturen und das Aussehen der Imitationen den Übergang von Fleisch zu Pflanzenkost erleichtern.
Die Einwände gegen Fleischersatz sind hauptsächlich ästhetisch zu begründen. Fleischersatz enthält keinerlei tierische Nebenprodukte. Und er ist cholesterinfrei, es sei denn, er wurde mit Eiproteinen hergestellt. Doch ist Fleischersatz ein recht teures Nahrungsmittel und aufwendig in der Herstellung.
Er enthält künstliche Farbstoffe und Zusätze. Anhänger naturbelassener Speisen werden ihn ablehnen.

Dieses Buch hätte nicht geschrieben werden können ohne die zahlreiche Hilfe von Freunden, Familienangehörigen und Fachleuten verschiedenster Bereiche. Besonders danke ich meiner Frau, Betsy Millmann Sussman. Ihre Liebe, ihr Rat und Beistand ließen Träume wahr werden. Ich danke auch meinem Vetter Robin Levine, der mich von Anfang an informierte, beriet und freundlich ermutigte, sowie Marilyn Mower, die uneigennützig ihre Kenntnisse als Ernährungswissenschaftlerin einbrachte (mögliche Irrtümer gehen jedoch auf mein Konto), Steve und Diane Issacs, die die ersten Kapitel lasen, redigierten und darüber diskutierten und mein einseitiges Gesprächsthema bei Tisch ertrugen. Pat Brett Pollock, die weinte, als sie von den Mastkälbern las, Bill und Kathy Wahl, die das Rohmanuskript durchsahen und meinen Bekehrungseifer gutwillig ertrugen. Don Stallone, dem reisenden Wiking, der freiwillig seine Zeit und das Geld anderer Leute zur Verfügung stellte, Tommy Dowd und Paul Weisenfeld, die mir großzügig juristischen Rat gaben, Bob und Stephanie Harris, die meine endlosen Fragen beantworteten, Judy Cottman, die beim Korrekturlesen half, und Georg Chornesky, dem Arzt, ohne dessen Hilfe dieses Buch nie geschrieben worden wäre.

Dank außerdem an Alex Hershaft vom Vegetarischen Informationsdienst, Nellie Shriver von den Amerikanischen Vegetariern, an Roger Glenn Brown vom Inscape Verlag, an das Zentrum für Naturwissenschaften im Dienste der Öffentlichkeit, an das Auskunftspersonal des Dienstes für Lebensmittelsicherheit und -qualität (FSQA), an den Gesundheitsinspektionsdienst für Tiere und Pflanzen (APHIS) des US-Landwirtschaftsministerium, an die Auskunftsbeamten der Behörde für Lebensmittel und Arzneimittel und an das Personal der Medizinischen Landesbücherei.

Meinen besonderen Dank an meinen guten Freund Alan M. Pollock, der sich schon immer gern in einem Buch gedruckt gesehen hätte. Und ich danke Roger B. Yepsen, dem Juniorchef von Rodale Press für sein verlegerisches Urteil, seine Ermutigung und seine Geduld.

Vic S. Sussman
Travilah, Maryland
Winter 1977

Dank

Literatur

Obwohl in diesem Buch fast ausschließlich auf amerikanische Quellen zurückgegriffen wird, schien es uns doch sinnvoll, die verwendeten Quellen anzugeben, damit jeder ernsthaft Interessierte die teilweise schwer zu beschaffende Literatur um des Verständnisses willen und der Nachprüfbarkeit wegen einsehen kann.

Kapitel 3

1 National Academy of Sciences, »Vegetarian Diets« (Washington, D. C.: Committee on Nutritional Misinformation, 1974), S. 1.

2 USDA, Nutrition Program News, »Vegetarian Diets«, Nancy R. Raper und Mary M. Hill (Washington D. C.: Consumer and Food Economics Institute, Agricultural Research Service, Juli–August 1973), S. 4.

3 Consumers Research Magazin, Oktober 1974, S. 65.

4 Patricia Hausman, »Vegetarianism: Out of the Closet«, Nutrition Action (Center for Science in the Public Interest, Washington D. C. Februar 1976), S. 5.

5 Economic Research Service, USDA, Washington D. C.

6 Mark Graubard, Man's Food, Its Rhyme or Reason (New York: Macmillian Co., 1943), S. 92.

7 Thomas P. Ziegler, The Meat We Eat (Danville, Illinois: The Interstate Printers and Publishers, Inc., 1968), S. 6–7.

Kapitel 4

1 Darla Erhard »Nutrition Education for the ›Now‹ Generation«, Journal of Nutrition Education, Frühjahr 1971, S. 135–139.

2 Frances Moore-Lappé, Die Öko-Diat (fischer-alternativ, 1978).

3 Karen Pryor, Nursing Your Baby (New York: Harper and Row, 1963), S. 65.

4 Interview mit Stephanie Harris, 11. Oktober 1977.

5 Hinsichtlich der Gefahren von Festnahrung bei Kleinkindern siehe E. F. P. Jelliffe, »Infant Feeding Practices: Associated Iatrogenic and Commerciogenic Disease«, Pediatric Clinics of North America, 24. (1) Februar 1977, S. 49–61.

6 »Vegan Child Seen Shorter, Lighter Than Others«, Pediatric News, 11. (4) April 1977, S. 2, 41.
Zur Analyse von Problemen der Vegankost bei Kleinkindern siehe J. R. K. Robson, »Food Faddism«, Pediatric Clinics of North America, 24. (1): 189–201, Februar 1977.

7 F. R. Ellis und P. Mumfort, »The Nutritional Status of Vegans and Vegetarians«, Proceedings of the Nutrition Society, 26: 205, 1967 (Cambridge, England). Nach unseren Studien über Vegankostanhänger hat sich gezeigt, daß diese Diät genügend Nährstoffe für Erwachsene liefert, vorausgesetzt, daß zusätzliche Vitamin-B_{12}-Gaben eingenommen werden.

8 Interview mit Dr. Seth Koch, V. M. D., 21. November 1976.

Kapitel 5

1 Maurice Maeterlinck (1862–1949), The Buried Temple.

2 M. Hindhede, »The Effect of Food Restrictions During War on Mortality in Copenhagen«, JAMA, 74 (6): 381, 1920.

3 A. Strom und R. A. Jensen, »Mortality from Circulatory Diseases in Norway 1940–45«, Lancet 260: 126, 1951.

4 Harry Benjamin, Commonsense Vegetarianism (Surrey, England: Health for All, 1967), S. 22.

5 M. Hardinge und H. Crooks, »Non Flesh Dietaries: Historical Background«, Journal of the American Dietic Association, 43 (6): 545, 1963.

6 R. L. Phillips, »Role of Lifestyle and Dietary Habits in Risk of Cancer Among Seventh Day Adventists«, Cancer Research 35: 3513 (November 1975).

7 The Evidence Leavens: »We Invite Colon Cancer«, Medical World News, 13 (3): 33 (11. August 1972).
Vgl. auch D. Burkitt, »Epidemiology of Cancer of the Colon and Rectum«, Cancer, 28 (1): 3–13 (Juli 1971).

8 Hardinge und Sanchez, zitiert nach Phillips.

9 M. J. Hill, »Metabolic Epidemiology of Dietary Factors in Large Bowel Cancer«, Cancer Research, 35: 3398, 1975.

10 G. W. Hepner, »Altered Bile Acid Metabolism in Vegetarians«, American Journal of Digestive Disease, 20 (10): 935 (Oktober 1975).

11 M. J. Hill, »Bacteria and the Aetiology of Cancer of the Large Bowel«, Lancet, 1: 95–100, 1971.

12 W. R. Bruce u. a., »Non-Volatile N-Nitroso Compounds in Human Feces«, Vortrag, gehalten vor der American Chemical Society Convention, September 1977.

13 Takeshi Hirayama, »Epidemiology of Cancer of the Stomach With Special Reference to its Recent Decrease in Japan«, Cancer Research 35: 3460–3463 (November 1975).

14 Morton Mintz, »Fat Intake Seen Increasing Cancer Risk«, Washington Post, 10. September 1976.
15 L. W. Wattenberg, »Effects of Dietary Constituents on the Metabolism of Chemical Carcinogens«, Cancer Research 35: 3326-3331, 1975.
16 W. J. Stadelman, Professor für Ernährungswissenschaft, Purdue University; Brief an den Senatsausschuß für Ernährung und menschliche Grundbedürfnisse.
17 Kaare R. Norum, »What is the Experts' Opionion on Diet and Coronary Heart Diseases?« Journal of the Norwegian Medical Association, 12. Februar 1977; zitiert von Senator Edward M. Kennedy bei der Anhörung des Senatsausschusses für Ernährung und menschliche Grundbedürfnisse, 24. März 1977.
18 USDA, Composition of Foods, Handbook 8-1, verb. Aufl., November 1976; vgl. auch R. M. Feely, »Cholesterol Content of Foods«, Journal of the American Dietic Association, 61: 134 (August 1972).
19 J. Ruys u. a., »Serum Cholesterol and Triglyceride Levels in Australian Adolescent Vegetarians«, British Medical Journal 2 (6027). 87 (10. Juli 1976).
20 F. Sacks u. a., »Plasma Lipids and Lipoproteins in Vegetarians and Controls«, New England Journal of Medicine, 292 (22): 1148 (29. Mai 1975); sowie F. Sacks, »Blood Pressure in Vegetarians«, American Journal of Epidemiology, 100 (5): 390, 1974.
21 B. Armstrong u. a., »Blood Pressure in Seventh Day Adventists«, American Journal of Epidemiology, 105 (5): 444-9 (Mai 1977).
22 C. R. Sirtori u. a., »Soybean Protein Diet in the Treatment of Type II Hyperlipoproteinaemia«, Lancet 1 (8006): 248 (5. Februar 1977).
23 E. W. Hellendoorn, »Beneficial Physiological Action of Beans«, Journal of the American Dietric Association, 69 (3): 248 (September 1976).
24 F. R. Ellis und T. Sanders, »Angina and Vegetarian Diet«, Brief an den Herausgeber, Lancet, 1 (7970): 1190 (29. Mai 1976); vgl. auch F. R. Ellis u. a., »Angina and Vegan Diet«, American Heart Journal, 93 (6): 803-5 (Juni 1977).
25 F. R. Lemon und T. T. Walden, »Death from Respiratory System Disease Among SDA Men«, JAMA, 198: 117, 1966. Adventisten erleiden ihren ersten Herzinfarkt ein Jahrzehnt später als der Durchschnitt der Gesamtbevölkerung.
26 Dr. George V. Mann, »The Saturated vs Unsaturated Fat Controversy«, Erklärung vor dem Senatsausschuß für Ernährung und menschliche Grundbedürfnisse, 24. März 1977.
27 Walter Sullivan, »High Levels of a Protein in Blood Linked to Heart Disease Prevention«. New York Times, 4. September 1977. S. 1. »›God‹ vs. ›Bad‹ Cholesterol«, Time, 21. November 1977, S. 119.
28 Julia Lamb, »The Healthiest Diet?«, Sports Illustrated 46 (10): 68, 1977. Interview mit Dr. Joan Ullyot, Health Research Institute, San Francisco.
29 David Davies, Centenarians of the Andes (New York: Anchor/Doubleday, 1975).
30 Ibid, S. 68.
31 B.N. Berg und H. S. Simms, »Nutrition and Longevity in the Rat III, Food Restriction Beyond 800 Days«. Journal of Nutrition, 74: 23, 1961.
32 »Eat Less, Live Longer«, Science Digest, Februar 1976. Berichtet über die Arbeit von M. H. Ross (Fox Chase Cancer Center, Philadelphia) und G. Bras (Rijks Universität, Niederlande).
33 Dr. D. M. Hegsted, Dietary Goals for the United States (Washington D. C.: Senatsausschuß für Ernährung und menschliche Grundbedürfnisse, Februar 1977), S. 3; siehe auch D. M. Hegsted, »Protein Needs and Possible Modifications of the American Diet«, Journal of the American Dietetic Association, 68 (4): 317-320 (April 1976); sowie Dr. Hegsteds Kommentar in Cancer Research, 35: 3541-3543 (November 1975).

Kapitel 6

1 Mulder, zitiert nach Corinne H. Robinson, Fundamentals of Normal Nutrition (New York: Macmillan Co., 1971), S. 42.
2 Roger J. Williams, Nutrition in a Nutshell (New York: Dolphin Books, 1971), S. 29.
3 R. Bressahi und M. Behar, zitiert nach U. D. Register, und L. M. Sonnenberg, »The Vegetarian Diet«, Journal of the American Dietetic Association, 62 (3) (März 1973), S. 2.
5 E. S. Nasset, »Role of the Digestive Tract in the Utilization of Protein and Amino Acids«, JAMA 164 (2): 172-177. Siehe auch: E. S. Nasset, »Amino Acid Homeostasis in the Gut Luman and its Nutritional Signification«, World Review of Nutrition and Dietetics, 14: 134-53 (1972).
6 Albert von Haller, The Vitamine Hunters (Philadelphia: Chilton Co., 1962), S. 130-133.
7 Henrietta Fleck, Introducing to Nutrition, 2. Aufl. (New York: Macmillan Co., 1971), S. 63.

8 Food and Nutrition Board, Recommended Daily Allowances (Washington, D. C.: National Academy of Sciences, 1974), S. 43.
9 L. Jean Bogert u. a., Nutrition and Physical Fitness (Philadelphia: W. B. Saunders Co., 1973), S. 96.
10 Food and Nutrition Board, »Vegetarian Diets«, S. 2.
11 M. G. Hardinge u. a., Nutrional Studies of Vegetarians: Part V, Proteins and Essential Amino Acids«, Journal of the American Dietetric Association, 48: 28 (Januar 1966).
12 D. M. Hegsted, zitiert nach Register u. a., S. 254.
13 M. G. Hardinge und H. Grooks, »Nonflesh Dietaries III, Adequate and Inadequate«, Journal of the American Dietetic Association, 45: 537 (1964).
14 Francis Moore Lappé, Die Öko-Diät (Frankfurt, fischer alternativ, 1978).
15 NPU Daten aus Lappé.
16 Anna Thomas, The Vegetarian Epicure (New York: Vintage Books, 1972), S. 4.

Kapitel 7

1 Dr. Jean Mayer, zitiert nach dem Bericht des Senatsausschusses für Ernährung und menschliche Grundbedürfnisse. Dietary Goals for the U.S. (Washington, D. C.: Februar 1977), S. 44.
2 Michael Jacobson, Nutrition Scoreboard (New York: Avon Books, 1975), S. 70–71.
3 Eva D. Wilson u. a., Principles of Nutrition, 3. Aufl. (New York: John Wiley, 1975), S. 223.
4 Ibid., S. 229.
5 Jacobson, S. 92.
6 Kampfer wird oft als gute Quelle für Vitamin B_{12} genannt. Eine neuerliche Analyse von Kampferblättern ergab jedoch, daß sie nur Spuren dieses Vitamins enthalten (etwa 0,4 Mikrogramm pro kg Blätter), kaum ausreichend für den menschlichen Bedarf. Vgl. »Vitamin B_{12} für Vegans«, Brief in Lancet, 2 (0684): 458 (13. August 1977). Einige Fehlinformationen über Vitamin B_{12} haben William Shurtleff und Akiko Aoyagi in ihrem Buch, The Book of Miso (Brookline, Massachusetts: Autumn Press, 1976), zusammengetragen.
7 Wilson, S. 156. Siehe auch S. Margen u. a., »Studies in Calcium Metabolism: I. The Calciuretic Effect of Dietary Protein«, American Journal of Clinical Nutrition, 27: 584–584 (1974).
8 Phillip L. White, Hrsg., und Nancy Selvey, Let's Talk About Food (Acton, Massachusetts: Publishing Sciences Group, 1974), S. 211.
9 L. Jean Bogert u. a., Nutrition and Physical Fitness, 9. Aufl. (Philadelphia: W. B. Saunders Co., 1973), S. 270.
10 F. R. Ellis u. a., »Veganism, Clinical Findings and Investigations«, American Journal of Clinical Nutrition, 23 (3): 253 (März 1970); U. D. Register und L. M. Sonnenberg, »The Vegetarian Diet«, Journal of the American Dietetic Association 62 (3): 253–61 (März 1973).
11 Die Verwertbarkeit von Zink aus Gemüse ist nicht so niedrig wie man bisher annahm. Siehe K. A. Haeflein und A. Rasmussen, »Zinc Content of Selected Foods«, Journal of the Amer. Dietetic Association, 70 (6): 610 (Juni 1977).
12 T. H. Maugh, »Vitamin A: Potential Protection from Carcinogens«, Science, 186: 1198, 1974; S. S. Mirvish, u. a., »Ascorbate Nitrite Reaction Possible Means of Blocking Formation of Carcinogenic N-Nitroso Compounds«. Science, 177: 65 (1972).
13 Irving Fisher, »The Influence of Flesh Eating on Endurance«, Yale Madical Journal, 13 (5): 205–221 (März 1907). H. Schouteden führte ähnliche Versuche über die Ausdauer von Vegetariern und Fleischessern 1904 an der Universität von Brüssel durch. Seine Ergebnisse ähneln denen von Fisher. »Vegetarianism«, Encyclopedia Americana, 27 (New York, Americana Corp., 1977).
14 Per-Olaf Astrand, »Something Old and Something New... Very New«, Nutrition Today (Juni 1968), S. 9–11.
15 Helen Nearing, The Good Life Album of Helen and Scott Nearing (New York: E. P. Dutton, 1974), S. 11.
16 Helen und Scott Nearing, Living the Good Life (New York, Schocken Books, 1970), S. 141.

Kapitel 8

1 Henry David Thoreau, aus »Higher Laws«.
2 S. L. Washburn und Ruth Moore, Ape into Man (Boston: Little, Brown & Co., 1974), S. 21.
3 Jane Goodall, In the Shadow of Man (Boston: Houghton Mifflin, 1971), S. 199.
4 Ibid., S. 207.
5 George Schaller, The Year of the Gorilla (Chicago: University of Chicago Press, 1964), S. 198.
6 Robert Ardrey, The Hunting Hypothesis (New York: Atheneum, 1976), S. 11.
7 Ibid., S. 58.
8 Dr. Lucille St. Hoyme, Smithsonian Institution, Washington, D. C.: Interview mit dem Autor, August 1976.

9 Dr. Charles McNett, Amer. University, Washington, D. C: Interview mit dem Autor Okt. 1976.
10 Thoreau, Walden.

Kapitel 9

1 Frank G. Ashbrook, Butchering, Processing and Preservation of Meat (New York: Van Nostrand Reinhold Co., 1955), S. 66.
2 Ibid., S. 10.
3 USDA, Statistical Summary: Federal Meat and Poultry Inspection for 1976 (Washington, D. C.: Januar 1977).
4 Ibid.
5 Consumer's Research, Oktober 1974, S. 61.
6 Government Accounting Office Report B-163450 (Washington, D. C.: 21. November 1973).
7 Beatrice Trum Hunter, Consumer Beware (New York: Bantam Books, 1972), S. 117.
8 Cooperative Farmer (Southern States Cooperatives: Richmond, Virginia, Juni/Juli 1976).
9 Jacquelin Verret und Jean Carper, Eating May Be Hazardous to Your Health (New York: Simon and Schuster, 1974), S. 176.
10 USDA, National Food Situation, Sulfa Drug Residue Violations Continue in Hogs: USDA Intensifies Monitoring« (Washington, D. C., September 1977), S. 33.
11 »No more Antibiotics in Feed?«, Cooperative Farmer (Southern States Cooperatives: Richmond, Virginia, August 1977), S. 20.
12 Verret, S. 177.
13 Ibid., S. 170.
14 Ibid., S. 176.
15 Ibid., S. 175.
16 »Food: Green Grow the Profits«, ABC News Closeup, gesendet am 21. Dezember 1973; Skript S. 25–26.
17 Edwin Chen, »Michigan: If Something Odd Happens...«, The Atlantic, 240 (2): 12–20 (August 1977).
18 Ron M. Linton, Terracide (Boston: Little, Brown and Co., 1970), S. 130.
19 National Food Situation, S. 33.
20 Thomas Whiteside, »A Reporter at Large: The Pendulum and the Toxic Cloud«, The New Yorker (25. Juli 1977), S. 55.
21 USDA, »Report of the Secretary of Agricultur to the Committee on Agricultur, House of Representatives; Committee on Agricultur and Forestry, U. S. Senate (Washington D. C.: 1972).
22 Statistical Summary, S. 3.
23 John Stowell (AP), »FDA Rejected Recall of Bad Turkey Meat«, Washington Post, 21. März 1976, S. A3.
24 Interview mit Dr. Robert H. Harris, Associate Director of the Toxic Chemicals Program, Environmental Defense Fund, Washington, D. C., 11. Oktober 1977.
25 Ibid.
26 Erklärung von Dr. H. Harris vor dem Subcommittee on Investigations and Review of the House Committee on Public Works and Transportation: Washington, D. C., 27. July 1977.
27 Ibid.
28 Ibid.
29 Ibid.
30 Ibid.
31 Jill Klein, »Shellfish are Dirty and Dangerous«, Prevention, September 1972, S. 139.
Siehe auch Harold Bengsch, The Nature of Shellfish and Ecological Factors Which Contribute to their Role in Food-Borne Human Disease«, Journal of Environmental Health, Januar/Februar 1972.
32 National Oceanic and Atmospheric Administration, National Marine Fisheries Service, Marine Fisheries Review, S. 38 (10) (Oktober 1976).
33 Lt. Harris Erklärung.
34 William K. Stevens, »Contaminated Trout Being Sold: U. S. Puts Pressure on Dealers«, New York Times, 21. Juni 1977, S. 1.
35 Op. cit. Harris.
Siehe auch Lawrence Wright, »Troubled Waters«, New Times, 13. Mai 1977, S. 27–43.
36 Jon A. McClure, Meat Eaters are Threatened (New York, Pyramid Books, 1973), S. 109.
37 »A Close Look at Hamburger«, Consumer Reports, August 1971, S. 478–483.
»Frankfurters«, Consumer Reports, Februar 1972, S. 73–79.
Siehe auch »The High-Filth Diet, Compliments of FDA«, Consumer Reports, März 1973, S. 152–154.
38 Berichtet in »All Things Considered«, National Public Radio Network, 27. Mai 1976.
39 W. Lijinski und P. Shubick, »Benzo(a)pyrene in Charcoal Broiled Meat«, Science, Nr. 145 (3. Juli 1964), S. 53. Benzopyren, das über die Mundschleimhäute aufgenommen wird, hat nicht die karzinogene Wirkung wie Benzopyren, das mit Zigarettenrauch inhaliert wird. »Aber jede Aufnahme von Karzinogenen, selbst in geringsten Mengen, stellt eine Gefahr dar«, sagt Dr. Lijinski. (Gespräch mit dem Autor am 10. Februar 1978.

40 Jean Carper, »Bacon: The Fat is in the Fire«, New Times, 6. April 1976, S. 48.
41 Interview mit Dr. Lijinski auf der WAMU-FM (Washington, D. C.), 10. Juni 1977.
Siehe auch M. Jacobson, »How Sodium Nitrite Can Affect Your Health«, (Washington, D. C.: Center for Science in the Public Interest, 1973), W. Lijinski und S. S. Epstein, »Nitrosamines as Environmental Carcinogens«, Nature, Nr. 225 (1970), S. 21–23; and The Lancet, »Nitrate and Human Cancer«, 2 (8032): 281, 6. August 1977.

Kapitel 10

1 Auswüchse bei der Produktion von Lebensmitteln sind gut dokumentiert. Vgl. Ruth Harrison, Animal Machines (London: Vincent Stuart, Ltd., 1964); Beatrice Trum Hunter, Consumer Beware (New York: Bantam Books, 1972); Peter Singer, Animal Liberation (New York: New Yorker Review of Books, 1975).
2 Singer, S. 136; siehe auch Albert Levie, The Meat Handbook, 3. Aufl. (Westport, Connecticut: AVI Publishing Co., 1970).
3 »Factory Farming«, Friends of Animals, Inc. (New York: Mai 1976), S. 9.
4 Vernon C. Thompson, »Heat Wave Killing Maryland, Virginia Chickens«, Washington Post, 17. Juli 1977.
Siehe auch Stephen Singular, »Brave New Chickens«, New Times, 29. April 1977, S. 40–55; sowie Singer, S. 105.
5 J. W. Tipton, »What Switched You On?« The Vegetarian (Cheshire, England: British Vegetarian Society, Juni 1973), S. 18.
6 Humane Slaughter Act of 1958, Public Law 85–765.
7 Richard Rhodes, »Watching the Animals«, Harper's Magazin, März 1970, S. 91.
8 »Animals and Animal Products«, Bd. 9, Kap. 3 (Meat and Poultry Inspection), Unterkap. D: Humane Slaughter of Livestock, part 390 (USDA/APHIS).
9 Ibid.
10 Geoffrey Rudd, Why Kill for Food? (Cheshire, England: The Vegetarian Society, 1956).
11 Paul J. Brandly u. a., Meat Hygiene, 3. Aufl. (Philadelphia: Lea and Febiger, 1966), S. 96.
12 Rhodes, S. 94.
13 Thomas P. Ziegler, The Meat We Eat, (Danville, Illinois: The Interstate Printers and Publishers, Inc. 1968), S. 116.
14 Singer, S. 160.
15 Sitzungsprotokolle von Veterinären und Angestellten der Abteilung für Lebensmittelsicherheit und Qualität der USDA (FSQS) und der Abteilung für Fleischbeschau und Kontrolle von Landwirtschaftserzeugnissen (APHIS) im Sommer 1977, Washington, D. C.
16 Ziegler, S. 214.
17 Henry David Thoreau, Walden (aus dem Kapitel »Higher Laws«).
18 Brigid Brophy, »The Rights of Animals« (Cheshire, England: The Vegetarian Society, 1965), S. 6.
19 USDA, »Statistical Summary: Federal Meat and Poultry Inspection for Fiscal Year 1976« (Washington, D. C.).
20 Ibid.

Kapitel 11

1 Henry David Thoreau, Walden, aus »Higher Laws«.
2 Albert Schweitzer, Was sollen wir tun? 12 Predigten über ethische Probleme, Heidelberg, 1974. S. 22 ff.
3 Oliver Goldsmith, The Citizen of the World, Letter XV.
4 Peter Singer, Animal Liberation (New York: New York Review Books, 1975), S. 254.
5 Geoffrey Rudd, The Bible and Vegetarianism (Cheshire, England: The Vegetarian Society), S. 4.
6 John B. Noss, Man's Religions (New York: Macmillan Co., 1960), S. 150.
7 Harold T. P. Hayes, »The Pursuit of Reason«, New York Times Magazin, 17. Juni 1977, S. 73.
8 Ibid., S. 76.
9 Arthur Lubow, »Riot in Fish Tank 11«, New York Times, 14. Oktober 1977, S. 48.
10 Helen Jones of the Society for Animal Rights, zitiert nach Lubow, S. 51.
11 Singer, S. 9.
12 »Cruelty to Animals«, New Catholic Encyclopedia, Bd. 4, (New York: McGraw Hill, 1967), S. 498.
13 Schweitzer, a. a. O., S. 26 ff.
14 Noss, S. 260.
15 Brigid Brophy, The Rights of Animals (Cheshire, England: The Vegetarian Society, 1965), S. 8.
16 John Vivian, The Manual of Practical Homesteading (Emmaus, Pennsylvania: Rodale Press, 1975), S. 266.
17 Richard W. Langer, Grow It! (New York: Saturday Review Press, 1972), S. 238.
18 James B. Dekorne, »Pork By the Book«, The Mother Earth News, 33: 31–2, Mai 1975.

Kapitel 12

1 Ovid, Metamorphoses.
2 Issa, A Few Flies and I (New York: Pantheon Books, 1969), S. 77.
3 Die meisten Informationen über Zusatzstoffe finden sich in verstreuten Artikeln der Fachpresse sowie bei:
Albert Levie, The Meat Handbook, 3. Aufl. (Westport, Connecticut: AVI Publishing Co., 1970).
Thomas Ziegler, The Meat We Eat (Danville, Illinois: Interstate Printers and Publishers, Inc., 1968).
4 Ziegler, S. 138.
5 Levie, S. 12.
6 G. B. Shaw in einem Brief an Symon Gould, Gründer der Amer. Vegetarian Party, zit. nach Janet Barkas, The Vegetable Passion (New York: Charles Scribner's Sons, 1975), S. 96.
7 Über Backsters Versuche hat die Presse ausführlich berichtet. Eine Zusammenfassung findet sich bei Peter Tompkins and Christopher Bird, The Secret Life of Plants (New York: Harper and Row, 1973), S. 3–16.
8 Arthur W. Galston, »Talking to Your Plants; A Yale Botanist Talks Back«, Yale Alumni Magazin, Dezember 1975, S. 27–30.
9 Ibid.
10 »Bits and Pieces«, The Mother Earth News 39, Mai 1976, S. 18.
11 Tompkins, S. 7.

Kapitel 13

1 Mikkel Hindhede, »The Effects of Food Restriction During War on Mortality of Copenhagen«, JAMA, 74 (6): 382 (7. Februar 1920).
2 Georg Borgstrom, Too Many (New York: Macmillan Co., 1969), S. XI.
3 A. M. Altschul, Proteins: Their Chemistry and Politics (New York: Basic Books, 1965), S. 264.
4 Louis H. Bean, zitiert nach Nathaniel Altman, Eating for Life (Wheaton, Illinois: Quest Books, 1973), S. 41.
5 Lester Brown, By Bread Alone (New York: Praeger Books, 1974), S. 6.
6 Frances Moore Lappé, Die Okö-Diät (Frankfurt 1978, fischer alternativ).
7 Ibid.
8 Altschul, S. 265.
9 Georg Borgstrom zitiert nach Lappé.
10 David Pimental u. a., »Energy and Land Constraints«, Science, 21. November 1975, S. 757.
11 Lawrence Pringle, Our Hungry Earth: The World Food Crisis (New York: Macmillan Co., 1976), S. 104.
12 Alan Berg, The Nutrition Factor (Washington, D. C.: The Brookings Institution, 1973), S. 66.
13 Ibid., S. 68.
14 Brown, S. 160.
15 D. S. Halacy jr., The Geometry of Hunger (New York: Harper and Row, 1972), S. 151. (Borgstrom hat nachgewiesen, daß in den USA ein Drittel aller Fischkonserven an Katzen verfüttert wird.)
16 Brown, S. 160.
17 Ibid., S. 206.
18 Richard Barnet und Ronald Muller, »How Global Corporations Compound World Hunger«, in C. Lerza and M. Jacobson, Food for People, Not for Profit (New York, Ballantine Books, 1975), S. 248.
19 Pringle, S. 108.

Deutschland

Aachen:
Restaurant Reuterhaus, Poststraße 117
Argenbühl:
Eglofs-Burg, Kurheim Helmel
Augsburg:
Ratskeller, Im Rathaus

Baden-Baden:
Pension Villa Cary (Irma Brecht)
Bismarckstraße 1
Bad Berleburg:
Reformhaus-Stuben »Im Paradies«
Poststraße
Geöffnet 11–18 Uhr
Sa bis 13 Uhr, Sonntag geschlossen
Bad Harzburg:
Kolibri-Milchbar
Herzog-Wilhelm-Straße 20
Bad Harzburg:
Hotel Schlemm, Vegetarische Abteilung
Kurhausstraße 2
Bad Harzburg:
Martins-Stuben,
Herzog-Wilhelm-Straße 44
Bad Honnef:
Diätrestaurant Kayser
Rhöndorfer Straße 87
Bad Kissingen:
Diätrestaurant Dora Colberg
Bad Kreuznach:
Fremdenheim Seidenzahl
Kaiser-Wilhelm-Straße 10
Bad Krozingen:
Gästehaus Ascona, Thürachstraße 11
Geschlossen 15.11.–15.2.
Bad Münster:
Frischkost Restaurant, Am Kurpark
Bad Neuenahr:
Hotel Krupp,
Poststraße 2–4, Telefon 02641/2273
Geschlossen 20.12.–20.01.
Bad Pyrmont:
Pyrmonia, Am Hylligen Born 9
Bad Pyrmont:
Park-Hotel Rasmussen, Hauptallee
Bad Reichenhall:
Hotel-Restaurant Deutsches Haus
Poststraße 32
Bad Sachsa:
Gesundungshaus Am Kurpark
Bad Sachsa:
Kurhotel Buchenhöhe
Bismarckstraße

Bad Schönborn:
Haus Margarethe
Richard-Wagner-Straße 21
Bad Tölz:
Gaststätte Ceres, Badstraße 15
Bad Wörishofen:
Gaststätte Ceres
Bad Wörishofen:
Gaststätte Germania,
Denkmalplatz 3
Berchtesgaden:
Milchkurgarten Sturm, Nonntal 8
Berlin 15:
Vegetarisches Restaurant
Inh. Ingeborg Natz, Kurfürstendamm 67
Mo–Do 12–20 Uhr, Sa, So 12–16 Uhr
Fr geschlossen
Berlin 30:
Peace Food, Coburger Straße 5
(zwischen Dominicus- und Innsbrucker Platz)
Di–Sa 12–14.30/18–21 Uhr, Mo geschlossen
Berlin 10:
Kien Du, Kaiser-Friedrich-Straße 89
Berlin 62:
Makrobiotisches Restaurant
Coburger Straße 5
Berlin 12:
Ashoka Taj, Indisches Restaurant
Leibnitzstraße 62
Berlin 31:
Lebensbaum, Vollwertrestaurant
Pfalzburger Straße 20
Berlin 36:
Restaurant Lausiter Straße 12
Bochum:
Belle Epoque, Nordring 65
Bonn–Bad Godesberg:
Magnolia, Ubierstraße 19
Di–So ab 12 Uhr
Bonn:
Vegetarisches Restaurant
Colmantstraße 18
Bremen:
Restaurant Martini, Böttcherstraße 2
Bremen:
Guttempler-Orden-Gaststätte
Vegesacker Straße 43
Bremen:
Haharadscha, Indisches Restaurant
Abentor Straße 10
Bringhausen:
Neuzeitliche Diät- und Lebensschule
Kurstraße 4
Burg bei Eglofs:
Kurheim Helmel

Vegetarische Restaurants

Deggendorf:
Vegetarisches Restaurant »Sesamo«
Veilchenstraße 14
tägl. 12–14 Uhr, 18–20 Uhr, Mo geschl.
Dobel:
Wagnerstübel
Wildbader Straße 45
Donaustauf:
Haus Eden
Dortmund:
Gaststätte Schröer
Lütge-Brüch-Straße 4
Düsseldorf:
Bio-Haus, Vegetarisches Vollwertrestaurant
Benrather Straße

Erlangen:
Naturkostrestaurant, Essenbacherstraße 13
Erlangen:
Gasthof Dreyzedern

Frankfurt/M:
Waerlandstube Fritz Hepp
Steinweg 10, 1. Etage
Frankfurt/M:
Im Hauptbahnhof, Vegetarischer Mittagstisch
Frankfurt/M:
Im Restaurant des Zoologischen Gartens
Vegetarische Abteilung
Frankfurt/M:
Im Restaurant des Palmengartens
Vegetarischer Mittagstisch
Frankfurt/M:
Vegetarisches Restaurant Eden
Bahnhofstraße 4
Frankfurt-Niederrad:
Pueblo Freizeitzentrum
Goldsteinstraße 11
Freiburg:
Vegetarische Gaststätte Eden
Drei-König-Straße 1
Freudenstadt:
Gaststätte Siemers, Rappenstraße 21
Freudenstadt:
Kurhaus Lauterbad, F. & W. Junge
An der Bundesstraße 294
Fulda:
Vegetarisches Restaurant
Am dicken Turm

Garmisch-Partenkirchen:
Hotel Bauer, Sonnenbergstraße
Gießen:
Zorba the Budda, Grünberger Straße 32
Göttingen:
Reformhaus Schenk, Gotmarstraße

Hahnenklee:
Cafe Mango, Vegetarischer Mittagstisch
Hamburg 36:
Vegetarische Gaststätte Gebr. Schubarth
Über den Alsterarkaden
Neuer Wall 13
Mo–Fr 11.15–19 Uhr, Sa 11.15–15.30 Uhr
Hamburg 1:
Japanischer Teegarten im Peacefood
Schmilinskystraße 22
16–20 Uhr, Mi geschlossen
Hamburg 6:
Vegetarisches Restaurant Lorien
Karolinenstraße 7–11
Di–Fr 13–15.30 und 17–22 Uhr, Sa 17–22 Uhr
Hamburg 20:
Golden Temple, Eppendorfer Baum 34
Hameln:
Schmelz-Picks, Osterstraße 18
Mo–Fr 11–18 Uhr
Hannover-Mitte:
Vegetarische Gaststätte Schmelz KG
Karmarschstraße 16
Mo–Fr 11–16 Uhr, Sa 11–15 Uhr
Hannover-Mitte:
Vegetarische Gaststätte »Bei Hiller«
Blumenstraße 3/4
täglich außer So 11.30–15 Uhr
Heidelberg:
Vegetarisches Restaurant Kurfürstenanlage
Mo–Fr 12–14 Uhr
Heilbronn:
Vegetarisches Restaurant Sonnenstube
Querlschulgasse
Herten:
Ratskeller Herten, Inh. L. Willems
Kaiserstraße 16
auf Wunsch vegetarisch
Hildesheim:
Schmelz-Picks, Hoher Weg 32/33

Isnyberg:
Gasthof Harten, Haus Calendula

Karlsruhe:
Zorba the Buddha, Akademiestraße 23
Karlsruhe:
Hotel Eden, Bahnhofstraße 17–19
Kassel:
Natures-Garden, Wilhelmshöher Allee
Kemmenau über Bad Ems:
Debke, Vegetarisches Erholungsheim
»Kur Hickethier«
Kiel:
Teestube, Schaßstraße 25

Köln:
Vegetarische Gaststätte »Vita«
Werder Straße 21, Mo–Fr 9–21.30 Uhr
Krefeld:
Veget. Abteilung im Hauptbahnhof
Krefeld:
Veget. Mittagstisch bei H. Croonenbroeck

Landshut:
Gaststätte Martinsklause
Ludwigsburg:
Diät Mittagstisch Hanne Rau
Eberhardstraße 20

Mannheim:
Vegetarische Gaststätte Redlich U 1, 2
München:
»Alpenhotel«, Adolf-Kolping-Straße 13
ganztägig geöffnet, kein Ruhetag
München:
La Tierra, Amalienstraße 38, Nähe Universität
Mo–Fr 16–23 Uhr, Sa 14–23 Uhr
München:
Erdgarten, Neureutherstraße 23, Tel. 379152
Mo–Fr 10–15 Uhr, Di–Sa 17–22 Uhr
München:
Zorba the Buddha, Amalienstraße 38
München:
Werkhaus, Leonrodstraße 19
München:
Hotel Germania, Schwanthalerstraße 28
München:
Vitamin-Büffet, Herzog-Wilhelm-Straße 25
München:
Keyno-Restaurant, Steinstraße 42

Nesselwang:
Hotel Bergcafé, Sudetenweg 2–6
Neuffen:
Restaurant Bären, Hauptstraße 51
Nürnberg:
Vegetarische Gaststätte »Ceres«
Vordere Sterngasse 1
Nürnberg-Oberbremscheid:
Vegetarisches Diätheim Waldhaus
Über der Weide

Oppenau/Baden:
Hotel zur Linde
Osnabrück:
Picknick GmbH

Reutlingen:
Vegetarische Gaststätte Zwiebel
Untere Gerberstraße 19

Rottach-Egern:
Gaststätte Weilhammer

Stadtsteinach:
Vegetarisches Restaurant
Salem-Lindenhof
Stuttgart:
Vegetarische Gaststätte »Excelsior«
Inh. Hedwig und Wilhelm Kirsten
Kienestraße 35, beim Landesgewerbemuseum
tägl. außer So 11.30–15.30 Uhr
Stuttgart:
Vegetarisches Restaurant – Café Brunner
Hauptstätter Straße 40
Sülze:
Im Kaffeegarten Lorien,
Bergener Straße 5

Tiefenhäusern:
Vegetarische Pension Wagner
bei St. Blasien (Schwarzwald)

Überlingen-Süßenmühle:
Landhaus Schwarze Chamler
nach vorheriger Anmeldung
Tel.: (07551) 63274
Ulm:
Vitalis, Neu-Ulm, Auf der Insel 5
Ulm-Unterweiler:
Gasthaus zum Adler

Wesel:
Ratskeller, Am Kornmarkt 19
Wetfelsheim bei Treuchtlingen (Altmühltal):
Schäffbräukeller
Wiesbaden:
Schloßplatz-Stuben-Reform-Restaurant
Burgstraße 16, Mo–Sa
Wiesbaden:
Waerland-Frischtisch, Friedrichstraße 7
Mo–Fr bis 14.30 Uhr
Wiesbaden:
Gaststätte Maria Hempfling
Michelsberg 28
Wildbad/Schwarzwald:
Vegetarische Gaststätte Hotel Kurgarten
Kernerstraße
Würzburg:
»mal was anderes«, Vegetarisches Restaurant
Bahnhofstraße 21
Würzburg:
Franken-Milchbar, Martinstraße 2
Würzburg:
Hotel Englert, Marktplatz 30

Register